Paranormale Behauptungen auf dem Prüfstand

Michael Jachan

Paranormale Behauptungen auf dem Prüfstand

Von Wünschelruten, Elektrosmog und Parapsychologie

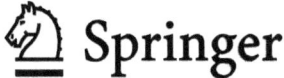

Michael Jachan
Wien, Österreich

ISBN 978-3-662-69898-3   ISBN 978-3-662-69899-0 (eBook)
https://doi.org/10.1007/978-3-662-69899-0

Die Deutsche Nationalbibliothek verzeichnet diese Publikation in der Deutschen Nationalbibliografie; detaillierte bibliografische Daten sind im Internet über https://portal.dnb.de abrufbar.

© Der/die Herausgeber bzw. der/die Autor(en), exklusiv lizenziert an Springer-Verlag GmbH, DE, ein Teil von Springer Nature 2025

Das Werk einschließlich aller seiner Teile ist urheberrechtlich geschützt. Jede Verwertung, die nicht ausdrücklich vom Urheberrechtsgesetz zugelassen ist, bedarf der vorherigen Zustimmung des Verlags. Das gilt insbesondere für Vervielfältigungen, Bearbeitungen, Übersetzungen, Mikroverfilmungen und die Einspeicherung und Verarbeitung in elektronischen Systemen.
Die Wiedergabe von allgemein beschreibenden Bezeichnungen, Marken, Unternehmensnamen etc. in diesem Werk bedeutet nicht, dass diese frei durch jede Person benutzt werden dürfen. Die Berechtigung zur Benutzung unterliegt, auch ohne gesonderten Hinweis hierzu, den Regeln des Markenrechts. Die Rechte des/der jeweiligen Zeicheninhaber*in sind zu beachten.
Der Verlag, die Autor*innen und die Herausgeber*innen gehen davon aus, dass die Angaben und Informationen in diesem Werk zum Zeitpunkt der Veröffentlichung vollständig und korrekt sind. Weder der Verlag noch die Autor*innen oder die Herausgeber*innen übernehmen, ausdrücklich oder implizit, Gewähr für den Inhalt des Werkes, etwaige Fehler oder Äußerungen. Der Verlag bleibt im Hinblick auf geografische Zuordnungen und Gebietsbezeichnungen in veröffentlichten Karten und Institutionsadressen neutral.

deblik Berlin

Planung/Lektorat: Caroline Strunz
Springer ist ein Imprint der eingetragenen Gesellschaft Springer-Verlag GmbH, DE und ist ein Teil von Springer Nature.
Die Anschrift der Gesellschaft ist: Heidelberger Platz 3, 14197 Berlin, Germany

Wenn Sie dieses Produkt entsorgen, geben Sie das Papier bitte zum Recycling.

*Das Positive am Skeptiker ist,
dass er alles für möglich hält!*

– Thomas Mann

Yeah science, bitch!

– Jesse Bruce Pinkman, Chemielaborant

Gewidmet allen Menschen, die bereit sind, ihr Weltbild zu ändern.

Vorwort

Dieses Buch richtet sich an Jugendliche, die genau wissen wollen, wie es ist, einem Rätsel auf den Grund zu gehen und sich dabei nicht ablenken zu lassen. Ein wenig mathematisches Grundverständnis und die Bereitschaft zum abstrakten Denken sind Voraussetzung für den Spaß. Auch Erwachsene werden an diesem Buch ihre Freude haben. Es wurde für Menschen geschrieben, deren Weltbild noch nicht festgefahren, sondern offen für neue Erkenntnisse ist. Es ist auch nützlich für Menschen, die ein gewisses Interesse an spirituellen, übersinnlichen und magischen Dingen haben, sich aber nicht durch oft minderwertige „Sach"bücher wühlen wollen. Auch Menschen, die streng nach religiösen oder esoterischen Vorstellungen leben, sollten es lesen. Sie können selbst entdecken, wie gut manche alte Weisheit die Welt beschreiben kann. Mehr noch: Wir können damit lernen, so manche wunderliche Behauptung selbst wissenschaftlich zu analysieren.

Wir Menschen haben ein Gehirn, das wir als Rekonstruktionsapparat nutzen können, um Muster zu erkennen und zu bewerten. Um etwas rekonstruieren zu können, müssen wir zunächst in der Lage sein, die Realität wahrzunehmen. Unsere Sinnesorgane sind jedoch keine absolut zuverlässigen Detektoren. Das Gehirn, das manchmal zu viele Muster erkennt, konstruiert aus allen verfügbaren Eingangsdaten ein halbwegs stimmiges Bild — unsere Wahrnehmung. So kann das Gehirn etwas, das es nicht sofort einordnen kann, als scheinbar übernatürlich wahrnehmen. Wir sind also in der Lage, den größten Unsinn zu glauben. Um der Wirklichkeit näherzukommen, uns nicht täuschen zu lassen und uns nicht selbst zu täuschen, hilft nur die Anwendung wissenschaftlicher Methoden.

In diesem Buch besprechen wir einige abstruse Ideen, die viele Anhänger*innen haben, und zeigen, wie man selbst testen kann, ob da etwas dran ist. Die beschriebenen wissenschaftlichen Testverfahren haben eines gemeinsam: Sie erfordern eine dritte Person, die eine geheime Liste führt, also eine*n Notar*in. Natürlich können wir hier nicht auf alle esoterischen, pseudomedizinischen und religiösen Ansichten eingehen, die Probleme mit der Evidenz haben. Dieses Buch kann eure Geldbörse entlasten, eure Gesundheit vor unwirksamen und manchmal auch gefährlichen Therapien schützen und eure geistige Freiheit vor totalitären Ansichten bewahren.

Wir müssen hier auch ein wenig grundlegende Mathematik anwenden. Dem Rechnen mit quantenphysikalisch kleinen und astronomisch großen Zahlen, das mit der Zehnerpotenzschreibweise $10^x \cdot 10^y = 10^{x+y}$ leicht zu bewerkstelligen ist, werden wir öfters begegnen. Eine Milliarde („one billion") sollte allen ein Begriff sein, da eine Bank an einem Tag so viel Geld verzocken kann. Auf Ausdrücke wie Trillionen oder Quadrillionen möchte ich verzichten, deswegen bitte ich euch, die Vorsätze für Maßeinheiten wie z. B. Milli, Mikro, Nano oder Kilo, Mega, Giga zu verinnerlichen.

So, nun tauchen wir ein in die Welt der Wissenschaft, um anschließend einen Blick in viele alternative Welten zu werfen. Ich habe in diesem Buch bewusst auf Links zu esoterischen oder pseudowissenschaftlichen Seiten verzichtet. Wer solche Seiten besuchen will, braucht nur im Internet zu suchen. Das Netz ist voll von Fehlinformationen, die oft einen hohen Suchrang haben.

Viel Spaß beim Lesen!

Michael Jachan

Danksagung

Der Autor bedankt sich für die Beiträge von

- MMag. Wilfried Apfalter,
- Dr. Mark Benecke,
- Dr. Krista Federspiel,
- Witha Feigl,
- Dr. Natalie Grams,
- Dr. Andreas Gradert,
- Dr. Holm Gero Hümmler,
- Dr. Nikil Mukerji, und
- Mag. Susanne Waldock.

Inhaltsverzeichnis

1 **Die allgemeine Verwirrung**   1

Teil I Wissenschaft

2 **Die Geschichte des kritischen Denkens**   9
   2.1   Isaac Newton und die Pseudowissenschaften   10
   2.2   Michael Faraday und der Spiritismus   18
   2.3   P. T. Barnum und der Humbug   31
   2.4   James Joule und die Energie   37
   2.5   Richard Hodgson und die Theosophie   44
   2.6   Harry Houdini und das Jenseits   57
   2.7   Albert Einstein und der Äther   66
   2.8   Karl Popper und die Falsifikation   76
   2.9   Arthur C. Clarke und das Fernsehen   79
   2.10   Richard Feynman und die Cargo-Kult-Wissenschaft   83
   2.11   Otto Prokop und die Unbestechlichkeit   96
   2.12   James Randi und die moderne Skeptiker*innenbewegung   99
   2.13   Carl Sagan und Aliens   108
   2.14   Heinz Oberhummer und die Bühne   116

3 **Theorie und Praxis**   121
   3.1   Von der Theorie zum Experiment   122
   3.2   Vom Experiment zur Theorie   125

3.3	Echte Theorien	126
3.4	Echte Experimente und Beobachtungen	127

4 Doppelblindversuche — 133
- 4.1 Statistische Grundlagen — 134
- 4.2 1-aus-c-Tests — 142

Teil II Pseudowissenschaften

5 Geheime Strahlen und Energien — 151
- 5.1 Radiästhesie — 152
- 5.2 Elektrosmog — 165

6 Wundersame Heilung — 175
- 6.1 Geistheilung — 176
- 6.2 Energetisiertes Wasser — 184

7 Parapsychologie — 195
- 7.1 Die Geschichte der Parapsychologie — 195
- 7.2 Einige paranormale Fähigkeiten — 198
- 7.3 Tests für paranormale Fähigkeiten — 202
- 7.4 Optimale Stichprobengröße — 215

Nachwort — 217

Literatur — 225

Stichwortverzeichnis — 229

1

Die allgemeine Verwirrung

Es ist leichter, Menschen zu täuschen,
als sie davon zu überzeugen,
dass sie getäuscht wurden.
  - Mark Twain zugeschrieben

In der heutigen Zeit verbreiten Anhänger*innen rechtspopulistischer Parteien seltsame Verschwörungsmythen, wie z. B. die Chemtrails-Verschwörung [25]. Angeblich werden im Auftrag unserer Regierungen dem Flugzeugtreibstoff Gifte beigemengt, um die Bevölkerung ruhigzustellen oder anderweitig zu beeinflussen, wenn sie damit besprüht werden. Kann das wirklich wahr sein? Als vermeintlicher Beweis dafür wird oft angeführt, dass die Kondensstreifen der Flugzeuge heute anders aussehen und häufiger auftreten als früher. Doch dass die vielen Kondensstreifen den Himmel gleichsam mit einem Karomuster überziehen, ist mit dem stark steigenden Flugverkehr erklärbar. Und früher hatten sie die gleiche Form wie heute, je nach Flughöhe, Wind, Luftfeuchtigkeit und Alter der Streifen.

Dass Giftbeimengungen sinnlos wären, lässt sich leicht berechnen. Eine typische Linienmaschine hat ein Tankvolumen von bis zu 250.000 Liter. Wenn geheime Mächte dem Treibstoff nur 0,1 % einer geheimen Mischung aus Nervengiften oder anderen gefährlichen Chemikalien beimengen könnten, würde dies bedeuten, dass bei jedem Flug 250 l dieses Giftcocktails in die Atmosphäre gesprüht werden könnten. Zuvor müsste allerdings festgestellt werden, ob die Substanzen den Verbrennungsprozess in den Triebwerken überstehen.

Falls nicht, könnten ja eigene Chemtrail-Sprühdüsen an jedes Flugzeug montiert worden sein, um den Chemtrail-Cocktail zu versprühen.

Heutzutage starten pro Tag bis zu 200.000 Flüge, die zu einer Gesamtmenge von 50 Megaliter an ausgebrachtem Chemtrail-Rohmaterial pro Tag führen würden, falls alle Flugzeuge Linienmaschinen wären. Einfachheitshalber nehmen wir an, dass die Dichte dieser geheimen Stoffe mit Wasser vergleichbar ist und dass der täglich versprühte Chemtrail-Stoff sich innerhalb eines Tages wieder verflüchtigt oder abbaut. Das Gewicht unserer Atmosphäre beträgt etwa fünf Millionen Gigatonnen. Mit diesen einfachen Annahmen können wir berechnen, dass ein stabiler Anteil von $10^7/10^{18} = 10^{-11}$, also ein Milliardstel eines Prozentes an Chemtrail-Material in der Atmosphäre der Erde verbliebe, falls die Chemtrail-Theorie überhaupt zutreffend ist.

Vergleichen wir nun diesen Anteil an Chemtrails mit dem Anteil an Kohlendioxid in der Atmosphäre, um ein Gefühl für Größenordnungen zu entwickeln. Der Massenanteil an Kohlendioxid ist etwa 0,06 %, also zigmillionenfach höher als der hypothetische Anteil an Chemtrails. Wie viele Chemtrail-Gläubige glauben auch an die Homöopathie? Wie viele Chemtrail-Gläubige verleugnen eigentlich den Klimawandel? Über den menschengemachten Klimawandel werden wir uns in diesem Buch keine Gedanken mehr machen, über die Homöopathie sehr wohl.

Wir haben theoretisch überschlagen, welche Giftgaskonzentrationen man mittels Chemtrail-Flügen herstellen könnte. Kehren wir nun zu der Frage zurück, wie plausibel es überhaupt ist, dass man in der Tat Chemtrails im großen Stil versprüht. Es ist eigentlich gar nicht plausibel, da man es niemals geheim halten könnte. Man müsste an etlichen Flughäfen der Welt geheime Infrastruktur aufbauen. Und wir haben weder Hinweise auf besondere Inhaltsstoffe noch ungewöhnliche Messergebnisse, die diese Theorie unterstützen könnten. Unterm Strich muss man sagen, dass die Annahme, dass Chemtrails absichtlich zu Zwecken der Massenbeeinflussung oder Ähnlichem ausgebracht werden, totaler Nonsens ist. Legen wir sie beiseite, aber bleiben wir bei den geheimen Mächten, die angeblich die Welt beherrschen.

Das Misstrauen gegenüber den Mächtigen kann so weit gehen, dass manche meinen, dass der moderne Staat in Wahrheit gar nicht souverän, sondern nur eine Finanzgesellschaft sei. Politiker*innen der „etablierten Systemparteien" seien lediglich Angestellte einer undurchsichtigen globalen Finanzelite, die im Verborgenen die Fäden zieht. Man nennt solche Verschwörungstheoretiker*innen Reichsbürger*innen. Reichsbürger*innen glauben, dass der deutsche Staat nur eine Art fremdgesteuerte Finanzfirma ist, die Steuern unrechtmäßig erhebt. Dieser Wahn baut auf der Annahme auf, dass das Deutsche Reich fortbestehe, da die Weimarer Reichsverfassung von 1919 niemals abgeschafft wurde. Die heutige Bundesrepublik Deutschland sei nicht mit dem Deutschen Reich juristisch identisch, sondern völker- und verfassungsrechtlich illegal und eigentlich gar nicht existent. Es gibt heute verschiedene Sekten von Reichsbürger*innen, also verschiedene Deutsche Reiche mit eigenen Kaiser*innen, König*innen oder Fürst*innen an deren Spitzen. Anhänger*innen dieser Gruppen weigern sich, staatliche Autoritäten wie Polizei oder Ämter anzuerkennen, zahlen keine Steuern, verzögern Amtsvorgänge und stellen einander eigene Fantasiepapiere aus. Manche dieser Gruppierungen verfolgen betrügerische Absichten mit esoterischen Wundermaschinen oder Versicherungsverträgen, die sie an ihre Anhänger*innen verkaufen. Man hört aber immer wieder, dass diese Leute trotzdem gewillt sind, finanzielle Sozialleistungen vom Staat, den sie nicht anerkennen wollen, zu beziehen. Es ist möglich, die Inhalte von Anhänger*innen solcher Ideologien im Internet zu finden und zu überprüfen, inwieweit antisemitische Aspekte in ihren Erklärungsmodellen zu finden sind.

Wechseln wir nun das politische Lager. Viele Wähler*innen sogenannter Ökoparteien sind Anhänger*innen fadenscheiniger pseudomedizinischer Heilmethoden wie der Akupunktur [40] (lat. acus „Nadel"; pungere „stechen"). Bei der Akupunktur handelt es sich um eine Methode der traditionellen chinesischen Medizin [31], bei welcher in bestimmte Stellen der Haut feine Nadeln gestochen werden. Diese Stellen sollen entlang sogenannter „Meridiane" liegen, in denen die „Lebensenergie" (siehe Abschn. 2.4.3) fließen soll. Falls der Fluss der Lebensenergie blockiert sei, entstehe Krankheit. Durch die Akupunktur an der richtigen Stelle werde die Blockade gelöst, also der Fluss der Lebensenergie werde wieder in Gang gesetzt. So soll das jeweilige Leiden geheilt oder gelindert werden können. Auch bei Tieren wird die Akupunktur eingesetzt. Eine Legende besagt, dass die Pferdeakupunktur vor etwa 3000 Jahren in China entdeckt wurde, als ein lahmes Pferd, das in der Schlacht eingesetzt wurde, gesund wurde, nachdem es von Pfeilen an bestimmten Stellen getroffen worden war.

Die Theorie der Akupunktur ist jedoch nicht widerspruchsfrei. Die angebliche Anzahl der Akupunkturpunkte hat sich im Laufe der Geschichte ständig geändert, und innerhalb der verschiedenen Schulen stimmen die Positionen der Meridiane nicht immer überein. Darüber hinaus gibt es keine einheitlichen Richtlinien zur Dauer der Nadeleinstiche.

Andere Behandlungsmethoden der Pseudomedizin wie Kinesiologie (gr. kínēsis „Bewegung", „Veränderung" [1, 116]; lógos „Wort", „Rede", „Lehre" [1, 56]) oder Chiropraktik (gr. cheir „Hand" [1, 137]; práxis „Tun", „Handlung(-sweise)" [1, 123]) verwenden Begriffe wie „Meridiane", „Lebensenergie" oder „Blockaden lösen" ebenfalls, aber die Bedeutung mag variieren. Viele Arten von Pseudomedizin bauen auf anatomischen Gegebenheiten des Körpers auf, die noch nie ein Mensch gefunden hat. Nicht im Röntgenbild, nicht mit der Computertomografie, nicht mit der Magnetresonanztomografie, nicht auf dem Seziertisch und nicht mit histologischen Techniken.

Man hat die Akupunktur wiederholt wissenschaftlich getestet [7]. Unabhängig davon, ob man in die klassischen Punkte oder daneben sticht, bringt die Akupunktur eine leichte schmerzlindernde Wirkung. Aber das ist kein Wunder, es überdeckt der Akupunkturschmerz kurz- bis mittelfristig den eigentlichen Schmerz. Akupunktur ist also so gut wie Scheinakupunktur. Es kann ihr kein Heilerfolg zugeschrieben werden – sie ist ein theatralisches Placebo (lat. placebo „ich werde gefallen").

Die Welt der Pseudomedizin ist bunt und vielfältig. Man argumentiert gerne mit den typischen logischen Fehlschlüssen, wie „natürlich ist gut", „traditionelles Wissen" oder „chemiefreie Arzneimittel". Apropos „chemiefrei", man nennt Personen, die den Nutzen von Impfungen – ganz oder teilweise – abstreiten und deswegen – alle oder manche – Impfungen ablehnen, Impfgegner*innen. Man findet Impfgegner*innen sowohl auf der politisch linken als auch rechten Seite. Die einen wollen sich keine „Gifte" spritzen lassen, die anderen haben Angst, dass man ihnen „Nanosonden" implantiert, mit denen man sie überwachen kann. Die Impfgegner*innenschaft hat eine lange historische Tradition. Als Anfang des 18. Jahrhunderts die ersten Pockenimpfungen aufkamen, dauerte es nicht lange, bis die Zeitschrift *Der Impfgegner* erschien und der *Verein impfgegnerischer Ärzte* gegründet wurde. Die Argumentation der Impfgegner*innen ist jedoch selten sachlich und wissenschaftlich korrekt. Sie sind eher dazu geneigt, Angst und plumpe Verschwörungsmythen gegen das Impfen zu verbreiten. Die wissenschaftlich bestens untersuchten Wirkungen der Impfungen werden einfach negiert bzw. kleingeredet, während die Nebenwirkungen aufgebauscht und dramatisiert werden. Neben einer Ablehnung der Wissenschaft, einem Verschwörungsglauben bezüglich der Pharmaindustrie, einem Faible für Pseudomedizin ist auch oft die Religion ein Grund, sich gegen das Impfen auszusprechen.

Die gesamte Bandbreite im politischen und im gesellschaftlichen Spektrum ist manchmal resistent gegenüber der Faktenlage, besonders dann, wenn sie einem persönlichen Glauben oder der eigenen Ideologie widerspricht.

Leichtgläubigkeit, Faktenresistenz und Verblendung sind keine Frage von Bildung oder Gesinnung. So war der hochgebildete US-amerikanische Agrarwissenschaftler und Anwalt Henry S. Olcott (1832–1907) ein Mitbegründer der *Theosophischen Gesellschaft* (siehe Abschn. 2.5.2), die wirre esoterische und zutiefst rassistische Ideen verbreitete. Die menschenverachtenden Ideen, die von den Theosoph*innen ersonnen wurden, wurden später von den

Nationalsozialist*innen in die Praxis umgesetzt. Der esoterische Guru Rudolf Steiner gründete aus der Theosophie heraus eine weitere esoterische Sekte, die *Anthroposophische Gesellschaft*. Anthroposoph*innen betreiben auch die alternativen Waldorfschulen [46], die von vielen intellektuellen Eltern für ihre Kinder favorisiert werden. Die Pädagogik der Waldorfschulen basiert auf den esoterischen Ansichten der Anthroposophie. Man geht von einer pseudowissenschaftlichen Theorie der Entwicklung des Kindes aus, die die Entwicklung in siebenjährigen Zyklen beschreibt. Die ersten sieben Lebensjahre eines jeden Kindes stehen unter dem Motto „die Welt ist gut". Es wird dem Kind grundsätzlich nichts erklärt und seine Fragen werden ausweichend beantwortet. Die nächsten sieben Jahre stehen unter dem Motto „die Welt ist schön". Es wird eine Weltsicht vermittelt, bei der alles in einen magisch-mystisch-übersinnlichen Kontext gestellt wird. Viele Eltern, die ihre Kinder lieber in eine Waldorfschule schicken, tun dies vermutlich, um die „Individualität" ihrer Kinder zu fördern. Aber kann ein Sieben-Jahre-Programm, das ein einziger Mann spirituell ersponnen hat und für alle Kinder gelten soll, dies ermöglichen? Die Theosophie und die Anthroposophie werden uns in diesem Buch noch mehrmals begegnen.

Bei den meisten Religionen sieht es nicht besser aus, denn sie verlangen von ihren Anhänger*innen blinden Glauben. Religionen erlauben es oft nicht, dass ihre Behauptungen hinterfragt werden. Gläubige Menschen haben oft andere Werte als die wissenschaftliche Wahrheit. Neben der Kritik am blinden Glauben wollen wir auch die guten Seiten des Glaubens erwähnen. Ein Glaube bietet einen übergeordneten Plan, kann Trost und Hoffnung spenden und erlaubt es, einen Beistand beim Verarbeiten von Emotionen und Ängsten zu erhalten. Für die heute kommerziell äußerst erfolgreiche Esoterik und Scheinmedizin treffen diese positiven und negativen Aspekte ebenfalls zu. Das Problem mit dem blinden Glauben an sich ist, dass Nichtgläubige, die rationale Argumente haben, die gegen die Inhalte des Glaubens sprechen, keine große Chance haben, gehört zu werden. Gläubige sind oft resistent gegenüber Fakten und sie igeln sich lieber in ihrem Glauben ein, anstatt offen für neue Evidenz zu sein. Und nur allzu oft diskreditieren Fundamentalist*innen die Nichtgläubigen und bauen Verschwörungsmythen auf, um damit ihr abgeschlossenes Weltbild zu verteidigen und um die außenstehenden Kritiker*innen zu dämonisieren.

Selbst die intelligentesten Personen auf diesem Planeten sind nicht davor gefeit, den Pseudowissenschaften anheimzufallen. So gibt es einige Nobelpreisträger, die sich im Alter zu irren und wirren Ideen hingezogen fühlen. Man nennt dies die Nobelkrankheit „nobel disease". Du wirst in diesem Buch auf einige Patienten stoßen, wobei man hier nicht zu gendern braucht!

Aber es trifft auf alle Menschen zu, dass wir uns gerne täuschen lassen. Besonders dann, wenn uns jemand unsere Träume und Wünsche zu erfüllen scheint oder wenn es um die eigene Gesundheit geht. Wir erwarten nicht, getäuscht zu werden, weil wir uns gerne selbst überschätzen und weil wir nicht gerne zugeben wollen, einen Fehler gemacht zu haben.

> Online-Material: **Die allgemeine Verwirrung**
> 1. „Informationsnetzwerk Homöopathie" GWUP, 2024, https://netzwerk-homoeopathie.info.
> 2. „Leave the Needles in the Haystack." Bravo Sierra Equestrian, 26.12.2023, https://www.facebook.com/bravosierra.equestrianblogger/posts/pfbid035j4ssHPn3hyvWHaJjviuYhSwsD9DNwLKi1SiSGqq6N3dgtL9fkYj2mBR2kn19sPPl.
> 3. „Chemtrails: Was verstehen Verschwörungstheoretiker darunter?" Bundesverband der Deutschen Luftverkehrswirtschaft e. V., 2024, https://www.klimaschutz-portal.aero/faq/was-verstehen-verschwoerungstheoretiker-unter-chemtrails.
> 4. „Impfen." Bundesministerium für Soziales, Gesundheit, Pflege und Konsumentenschutz, 2024, https://impfen.gv.at.
> 5. „Reichsbürger und Selbstverwalter." Bundesamt für Verfassungsschutz, 2024, https://www.verfassungsschutz.de/DE/themen/reichsbuerger-und-selbstverwalter/reichsbuerger-und-selbstverwalter_node.html.

Teil I

Wissenschaft

2

Die Geschichte des kritischen Denkens

Lasst uns, um die allgemeine Verwirrung auflösen zu können, durch die Vergangenheit streifen und einige Persönlichkeiten vorstellen, die wesentlich dazu beigetragen haben, die wissenschaftliche Methodik zu entwickeln und Unsinn, Quacksalberei und Betrug aufzudecken. Es befinden sich nicht nur Wissenschaftler*innen, sondern auch Entertainer*innen und Bühnenmagier*innen unter diesen Persönlichkeiten. Und wir wollen auf die Fantasie nicht verzichten. Wir werden auch Science-Fiction-Autor*innen kennenlernen, die die heutige Welt maßgebend mitgestaltet haben. Auch Fernsehmoderator*innen und Kabarettist*innen vermitteln die Wissenschaften und das kritische Denken.

Man könnte beliebig weit in der Menschheitsgeschichte zurückgehen, um die Ursprünge der Vernunft, des Experiments und des kritischen Denkens zu finden. Die Ignoranz, die Leichtgläubigkeit, der Betrug und der Selbstbetrug waren aber immer einen Schritt voraus. Dies soll aber auf keinen Fall pessimistisch klingen, denn die Wissenschaft sitzt, zumindest langfristig betrachtet, am längeren Hebel, weil sie allgemeingültig, nachprüfbar und öffentlich verfügbar ist. Wie auch immer, Menschen lassen sich von Fakten kaum überzeugen.

Beginnen wir unseren Streifzug mit einer Persönlichkeit, die aus einer Zeit vor der modernen Wissenschaft kam.

2.1 Isaac Newton und die Pseudowissenschaften

Sir Isaac Newton (siehe Abb. 2.1) war zwar der Begründer des modernen Naturwissenschaftsbegriffes, aber da er aus der Zeit vor unserem Wissenschaftsverständnis kam, arbeitete er auch auf höchst unwissenschaftlichen Gebieten. Er interessierte sich für die Alchemie [24] (gr. chymós „Saft", „Feuchtigkeit" [1, 190]), die Theologie (gr. theós „Gott" [1, 105]; lógos „Wort", „Rede", „Lehre" [1, 56]) und die Weissagung aus den Sternen. Er arbeitete an einer Hohlerdentheorie, studierte die Bibel und sagte einen Weltuntergang voraus. Ich möchte mit diesen Worten Sir Isaac Newton nicht diskreditieren. Er stammte, wie gesagt, aus einer Zeit, in der es noch kein modernes Wissenschaftsverständnis gab – er brachte es! Vor ihm gab es keine Trennung zwischen den damaligen Disziplinen Naturwissenschaften, Alchemie, Philosophie und „Natürliche Theologie". Mit „Natürlicher Theologie" wurde und wird in christlichen Kulturen der Versuch bezeichnet, aus natürlichen Quellen Erkenntnis über „Gott" zu gewinnen.

Im Alter von achtzehn Jahren ging Isaac an das *Trinity College* in Cambridge, wo er mithilfe von Stipendien studieren konnte. Kurz nach dem Abschluss seines Studiums wurde das College wegen der Großen Pest geschlossen, weswegen er in sein Elternhaus zurückkehrte und an der Optik, der Algebra und der Mechanik arbeitete. Er war also im Lockdown recht produktiv.

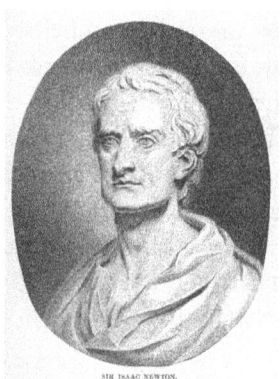

Abb. 2.1 Sir Isaac Newton (Mathematiker, Physiker, Finanzbeamter; * 4.1.1643, Lincolnshire, † 31.3.1727, Kensington). Begründete die klassische Physik und trug zur Optik, Astronomie und zur Mathematik bei. Er stand auf den Schultern von Giganten und konnte so weiter sehen als andere. Aber Newton war auch Alchemist, Astrologe und eine sehr schwierige Persönlichkeit. (Public Domain, https://commons.wikimedia.org/w/index.php?curid=2461)

Isaac Newton stand auf den Schultern von Giganten und konnte somit viel weiter blicken als der gewöhnliche Mensch. Die Giganten, die er meinte, sind der preußische Astronom, Mathematiker und Kartograf Nikolaus Kopernikus (1473–1543), der italienische Philosoph, Mathematiker, Physiker und Astronom Galileo Galilei (1564–1642), der deutsche Mathematiker, Astronom und Optiker Johannes Kepler (1571–1630) sowie der französische Philosoph, Mathematiker und Naturforscher René Descartes (1596–1650). Kopernikus stieß die Erde aus dem Mittelpunkt des Universums und etablierte so das heliozentrische (gr. hélios „Sonne" [1, 126]) Weltbild, in dem sich die Sonne im Mittelpunkt befindet. Vor ihm galt das ptolemäische bzw. geozentrische (gr. gē „Erde", „Boden", „Land" [1, 140]) Weltbild, in dem die Erde und der Mensch sich im Mittelpunkt befinden und sich alles darum dreht. Kopernikus meinte, dass beide Weltbilder äquivalent seien, aber die Planetenbahnen sich im neuen Modell einfacher verstehen ließen. Man muss aber auch sagen, dass es bereits in der griechischen Antike und im Indien des 5. Jahrhunderts heliozentrische Ansätze gab, die jedoch keine allgemeine Akzeptanz erfahren konnten. Galilei untersuchte den freien Fall und formulierte das Pendelgesetz, womit er schließlich auch die Bewegung von Geschossen beschreiben konnte. Mit seinem Teleskop sah er als erster Mensch die Ringe des Saturn, aber konnte sie noch nicht als isolierte Objekte wahrnehmen, sondern beschrieb sie als Henkel. Er sah auch die vier großen Jupitermonde, die um den Gasriesen kreisen. So bewies er, dass die Erde nicht im Mittelpunkt des Universums steht, dass sich nicht alles um sie dreht. Galilei glaubte noch, dass im Himmel andere Gesetze als auf der Erde herrschen, doch durch ihn haben wir erkannt, dass die Gesetze im Himmel dieselben wie auf der Erde sind. Wegen der Befürwortung des heliozentrischen Systems wurde er von der Inquisition der Ketzerei angeklagt. Kepler entdeckte die Gesetze der Planetenbewegungen, arbeitete an der Optik und führte das Rechnen mit Logarithmen ein. Descartes trug zur Mathematik bei und fasste die vier Kriterien der Wissenschaftlichkeit (siehe Kap. 3) zusammen, doch er vermutete noch, dass das Universum eine große Maschine, ein Uhrwerk, sei.

Aus ihren Beobachtungen konnte Newton die Gesetze der klassischen Physik ableiten. Äpfel, Menschen, Autos, Flugzeuge, Raumschiffe, Asteroiden, Monde, Planeten, Sterne, Galaxien und Schwarze Löcher bewegen sich nach seinen und Albert Einsteins (siehe Abschn. 2.7) Gesetzen.

2.1.1 Klassische Physik

*I'm extremely skeptical about
the role of fruit in Newton's life.*
 - Simon Schaffer, Wissenschaftshistoriker

Heute wissen wir, dass die klassische Physik nach Newton ein Spezialfall der allgemeinen Relativität nach Einstein ist. Raum und Zeit werden klassisch als unabhängige und absolut unveränderliche Größen betrachtet. Alle physikalischen Phänomene sind an Raum und Zeit gebunden. In der Newton'schen Physik kann man Raum und Zeit als die Bühne verstehen, auf welcher die Materie ein Stück aufführt, also sich bewegt. Mit Einstein ist dies nicht mehr möglich. Und die klassische Physik nach Newton ist auch eine makroskopische Betrachtung der Quantentheorie (siehe Abschn. 2.10.1), sie kann also nur Massen beschreiben, die merklich größer als ein Atom sind.

Die Grundbausteine der klassischen Physik, die drei Newton'schen Gesetze, kennen wir aus dem Physikunterricht. Das erste Newton'sche Gesetz ist das Trägheitsgesetz: Ein Körper verharrt im Zustand der Ruhe oder der gleichförmig geradlinigen Bewegung. Wenn aber eine Kraft auf einen Körper einwirkt, ändert sich sein Bewegungszustand – er wird beschleunigt. Das zweite Newton'sche Gesetz, das Aktionsprinzip, lautet somit $F = m \cdot a$, wobei a die resultierende Beschleunigung, also die Änderung der Geschwindigkeit ist, die die Masse m durch die Kraft F erfährt. Für mathematisch Interessierte sei noch angemerkt, dass F und a vektorielle Größen sind. Dieser Satz ist eine der grundlegenden Erkenntnisse der nichtrelativistischen Physik. Er erklärt uns, dass Masse und Gewichtskraft verschiedene Dinge sind. Die Masse eines Kilogramms Eisen auf dem Mond ist gleich der Masse eines Kilogramms Eisen auf der Erde – eine Balkenwaage steht auf dem Mond und auf der Erde im Gleichgewicht, sofern man links und rechts gleiche Massen auflegt. Jedoch ist ein Kilogramm Eisen auf dem Mond nur ein Sechstel so schwer wie auf der Erde – eine Federwaage, an der eine gewisse Masse hängt, wird auf der Erde sechsmal weiter ausgezogen als auf dem Mond. Sein drittes Gesetz ist, dass jede Kraft eine gleich große Gegenkraft hervorruft oder wie er es sagte: „Der einzige Weg, damit Menschen irgendwo hinkommen, ist, indem sie etwas zurücklassen".

Sein Hauptbeitrag ist das Gravitationsgesetz, das die gegenseitige Anziehung von zwei punktförmigen Massen, m_1 und m_2, beschreibt. Die Kraft F_{grav}, die die beiden Massen aufeinander ausüben, ist proportional dem Produkt beider Massen und umgekehrt proportional dem Quadrat ihres Abstandes r. Die Proportionalitätskonstante ist die Gravitationskonstante $G \approx 6,7 \cdot$

$10^{-11} \, \mathrm{m}^3/(\mathrm{kg}\,\mathrm{s}^2)$. Das Gravitationsgesetz lautet somit $F_{\mathrm{grav}} = G \cdot m_1 \cdot m_2 / r^2$. Das ist also das Gesetz, dem Äpfel, Planeten und alle anderen Massen unterliegen. Es sagt uns, dass keine Masse sich unabhängig von anderen Massen durch das Weltall bewegen kann. Die Gravitationskraft ist immer anziehend und sie kann durch nichts abgeschirmt werden.

1682 stand der Halley'sche Komet am Himmel. Newton und der englische Astronom, Mathematiker, Kartograf, Geophysiker und Meteorologe Edmond Halley (1656–1742) berechneten, wann er zurückkommen werde. So erbrachten die beiden den Beweis, dass das Gravitationsgesetz auch in den Weiten des Weltalls gültig ist. Aber bis heute wissen wir nicht, wodurch die Gravitation eigentlich verursacht wird. Alle anderen Naturkräfte haben wir verstanden, die Gravitation jedoch noch nicht. Newton beantwortete die Frage, was genau die Gravitation sei und wie sie Kraft übertrage, mit „das interessiert mich nicht".

Sein erster Beitrag zur Physik, der lange Zeit unveröffentlicht blieb, war die spektrale Zerlegung des Lichts mithilfe eines Prismas. Er nahm aber auch noch ein zweites Prisma, das er in den roten Strahl hielt, um zu versuchen, ihn weiter aufzuspalten. Als das nicht gelang, verstand er, dass die Regenbogenfarben zusammen das weiße Licht ergeben. Er konnte den Effekt des ersten Prismas auch umkehren und so die Farben wieder zu Weiß zusammenfügen. Dass Glas das Licht in Farben zerlegt, war schon früher bekannt, aber erst mit Newton verstand man, wie. Glaslinsen produzieren seltsame Fehlabbildungen, nämlich farblich ausgefranste Ränder. Beides wird dadurch erklärt, dass Licht unterschiedlicher Wellenlänge bzw. Farbe im Glas verschieden stark gebrochen wird.

Außerdem sind Linsenteleskope lang und schwer und die Linsen mussten damals händisch geschliffen werden. Newton konnte die riesigen Linsenteleskope durch wesentlich kleinere Spiegelteleskope ersetzen. Sein sechs Zoll langes Teleskop brachte eine vierzigfache Vergrößerung, womit er Jupiter und seine großen Monde klar erkennen konnte. Es ersetzte ein handelsübliches sechs Fuß langes Linsenteleskop. Er sah sein Spiegelteleskop nur als ein Spielzeug an, aber es barg großes Potenzial, denn die Herstellung von Hohlspiegeln ist viel einfacher als die von Linsen. Als der König davon erfuhr, wurde Newton über Nacht berühmt und man wählte ihn in die *Royal Society*. Erst jetzt veröffentlichte er die spektrale Zerlegung des Lichts. 1669 wurde er Professor an der *University of Cambridge*, wo er den berühmten Lucasischen Lehrstuhl für Mathematik innehatte, welcher in unserem Jahrhundert von Stephen W. Hawking (1942–2018) besetzt war. Möglicherweise wird dieser eines Tages von Lt. Cmdr. Data (ca. 2336–2379) besetzt sein, wie in *Star Trek: The Next Generation* erklärt wird.

Schon zu Newtons Zeiten wusste man nicht, ob das Licht Welle oder Teilchen ist (siehe Abschn. 2.10.1). Das Wellenmodell des Lichts wurde vom niederländischen Astronomen, Mathematiker und Physiker Christiaan Huygens (1629–1695) in den 1670er- Jahren vorgeschlagen. Es erklärt Brechung, Beugung und Reflexion und es baute auf dem Äther bzw. dem Feinstoff (siehe Abschn. 2.7.1) auf, in dem sich die Wellen ausbreiten sollen. Das Huygens'sche Prinzip erklärt die gesamte Welle als eine Summe kleinster Kugelwellen und es ist seither die Grundlage der Wellenoptik. Mit James Clerk Maxwell (siehe Abschn. 2.2.1) können wir die Wellenoptik auch als ein elektromagnetisches Wellenproblem modellieren. Newton war ein Anhänger der Korpuskulartheorie des Lichts. Nach ihm bestehe es aus kleinsten Teilchen, die von einer Lichtquelle ausgestoßen werden und sich geradlinig ausbreiten. Der Farbeindruck in unserem Auge entstehe durch die unterschiedlichen Größen der Korpuskeln. Er meinte auch, dass es durch die Gravitation abgelenkt werden könne. So weit, so gut, jedoch Phänomene wie Beugung, Brechung und Polarisation konnte er damit nicht erklären. Newtons Ansichten setzten sich trotzdem durch, bis der englische Augenarzt und Physiker Thomas Young (1773–1829) 1802 die Wellennatur des Lichts mit dem Doppelspaltexperiment nachweisen konnte. Anderseits hat man es in Photonen, also in Teilchen, zerlegt. Ist das Licht nun Welle oder Teilchen? Beide Theorien stehen auch heute noch nebeneinander.

2.1.2 Newtons dunkle Seite

Der Mensch Isaac Newton war ein sehr schwieriger. Er war ein Einzelgänger, dem soziale Kontakte und Freundlichkeiten schwerfielen. Gegen seinen Willen wurde er berühmt und zu einer öffentlichen Person. Er war nicht nur fleißig und genial, er war auch intrigant, rachsüchtig, überempfindlich, nachtragend, bösartig, karriere- und streitsüchtig [10].

Zwischen Newton und dem englischen Universalgelehrten Robert Hooke (1635–1703) bestand ein andauernder Streit. Newton verweigerte dem Entdecker des Elastizitätsgesetzes jegliche Anerkennung für seine Beiträge zum Newton'schen Gravitationsgesetz. Als Hooke Newtons Ansichten über das Licht kritisierte, zog Newton sich erbost von der Wissenschaft zurück und ging zur königlichen Münze in London und wurde zu ihrem Direktor. Seine neue Herausforderung wurde es, Geld fälschungssicher zu machen und Fälscher zu jagen.

1703 kehrte Newton wieder zur Wissenschaft zurück und wurde der Präsident der *Royal Society*, die unter seiner strengen Führung einen Aufschwung erfuhr. Im selben Jahr begann auch der Streit mit dem deutschen Universalgelehrten Gottfried W. Leibniz (1646–1716) über die Erfindung der Differentialrechnung. Diese Kontroverse ist eine der bekanntesten Kontroversen der Wissenschaftsgeschichte. Bei der Differentialrechnung geht es – im weitesten Sinne – darum, eine Tangente an eine Kurve zu legen. Newton gab an, er habe 1666 an seiner Formulierung der Differentialrechnung zu arbeiten begonnen. Er betrachtete Kurven als das Resultat einer stetigen Bewegung. Da er seine Ergebnisse nicht publizierte, wurde die Differentialrechnung von Leibniz ab 1674 unabhängig von Newton erneut erfunden. Leibniz betrachtete die Kurve als ein Unendlicheck, sodass eine Tangente die Kurve in einer unendlich kleinen Strecke schneiden muss. Beide Formulierungen sind äquivalent, aber heute verwenden wir Leibniz' Ansatz, da er einfacher formuliert ist. Newton, der Präsident der *Royal Society*, berief 1710 eine Kommission, deren Zusammensetzung lange Zeit geheim blieb, um den Fall zu untersuchen. Er erstellte sogar eigenhändig ein Gutachten, das Leibniz des Plagiats bezichtigte. Man kann ihm wahrlich vorwerfen, intrigant gewesen zu sein.

Er brachte den englischen Astronomen John Flamsteed (1646–1719) beinahe um sein Lebenswerk, das aus detaillierten astronomischen Beobachtungen besteht. Als Präsident verfügte er 1712, dass Flamsteeds Daten veröffentlicht werden müssen. Danach veröffentlichte sie Newton unter seinem eigenen Namen erneut, ohne Flamsteed zu nennen. Über Jahre hinweg kaufte Flamsteed die meisten Kopien von Newtons Buch auf, um sie schließlich öffentlich vor dem Royal Greenwich Observatory zu verbrennen. Zu Ehren Flamsteeds wurde der Mondkrater Flamsteed nach ihm benannt und der Nullmeridian läuft durch sein Büro in Greenwich.

Isaac Newton beschäftigte sich immer schon mit vielzähligen Pseudowissenschaften aus seiner Zeit, wurde aber in seinen späteren Jahren besonders aktiv. Der britische Ökonom und Politiker John M. Keynes (1883–1946) entdeckte Newtons düsteres Geheimnis, als er 1936 den Nachlass seiner Schriften kaufte und analysierte. Viele davon waren in einer Geheimschrift verfasst. Darin wurden auch seine alchemistischen und anderen pseudowissenschaftlichen Aktivitäten offenbart. 1669, im selben Jahr, als er Professor in Cambridge wurde, kaufte er zwei Öfen, etliche Chemikalien, ein paar seltsame Bücher und wurde zum Alchemisten. Zu Newtons Lebzeiten war die Chemie noch gar nicht entwickelt, so war es verständlich, dass auch er die Alchemie betrieb, doch viele seiner Kolleg*innen waren entsetzt, und die ganze Welt wunderte sich, warum gerade der große Isaac Newton sich so intensiv damit beschäftigte. Er kochte Rezepte, die er aus alten Mythen ableitete. Er schrieb, dass es ihm ein großes Anliegen sei, den Stein der Weisen und das heiß begehrte Elixier des Lebens zu entdecken.

Newton studierte auch die Theologie und entwickelte seine eigenen Ansichten über die christliche Dreieinigkeitslehre, was damals als strafbare Ketzerei galt. Er war von der Bibel besessen und glaubte sogar, dass er der Auserwählte sei, der sie interpretieren soll. Er las aus dem apokalyptischen Buch Daniel heraus, dass sich im Tempel in Jerusalem der gesamte Kosmos spiegeln soll. Schließlich errechnete er einen Weltuntergang für das Jahr 2060, bei dem es zur biblischen Schlacht zwischen der Menschheit und „Gott" kommen sollte. „Es könnte später enden, aber ich sehe keinen Grund, dass es früher enden sollte", meinte er. Bis jetzt ist diese Hypothese noch nicht zu verwerfen. Vielleicht meinte er aber auch die Ankunft der Vulkanier*innen, die wahrscheinlich am 5. April 2063 sein wird, nachdem Zefram Cochrane (geb. ca. 2030) den ersten „Warp-Flug" absolviert haben wird.

In mehreren Passagen erwähnte er auch Atlantis. Newton vermutete, dass Homers *Odyssee* 896 v. u. Z. auf der Insel Ogygia, auf der Atlas' Tochter Calypso lebte, begann. Somit könnte man meinen, dass Ogygia eigentlich Atlantis ist. Es wird oft gemunkelt, dass Isaac Newton Mitglied in so mancher Geheimgesellschaft war. Da es schwer ist, eine Mitgliedschaft in geheimen Clubs nachzuweisen, ist dies nicht belegt.

Sir Isaac Newton war ein leidenschaftlicher Student der Astrologie [42] (gr. ástron „Himmelskörper", „Stern" [1, 278]; lógos „Wort", „Rede", „Lehre" [1, 56]). Eigentlich gibt es viele verschiedene Astrologien, welche alle die folgende Grundhypothese vertreten: Eine Astrologie geht davon aus, dass ein Zusammenhang zwischen der Bewegung bestimmter Himmelskörper und Geschehnissen auf der Erde, im Besonderen dem Schicksal der Menschen, besteht. Dieser Zusammenhang muss jedoch nicht notwendigerweise kausal sein. Heutige Astrolog*innen sind der Meinung, dass das Schicksal und der Charakter eines Menschen aus dem Stand der Sterne zu seiner Geburt ermittelbar seien. Laut dem Physiker Sheldon L. Cooper (geb. 1980) ist die Astrologie eine massenkulturelle Häresie, der zufolge die Position der Sonne im Verhältnis zu willkürlich festgelegten Sternbildern zum Zeitpunkt deiner Geburt einen Einfluss auf deine Persönlichkeit habe.

Die Astrologie ist wahrscheinlich die älteste Pseudowissenschaft, die auch heute noch in Gebrauch ist. Ihre Geschichte ist ein Auf und Ab, es gibt keine klare Entwicklung, wie es sie bei einer Wissenschaft geben müsste. Ihre Anfänge liegen in der Hammurapi-Dynastie in Babylonien, wo sie um 1500 v. u. Z. am Königshof entstand. Die frühe ägyptische Astrologie war weniger mathematisch und weniger beobachtend als die babylonische und der Tierkreis kam erst im 6. Jahrhundert v. u. Z. von Mesopotamien nach Ägypten.

Wenn es einen Zusammenhang zwischen dem Gang der Himmelskörper und dem Leben der Menschen gäbe, so könne man durch die Beobachtung der Planeten Vorhersagen über das Leben der Menschen anstellen. Mehr als typische Barnum-Aussagen (siehe Abschn. 2.3.2) kann man von Astrolog*innen jedoch nicht erwarten. Wenn die Astrologie eine Wissenschaft wäre, hätte man mit ihrer Hilfe die Planeten Uranus und Neptun entdecken können. Jedoch hat bisher kein*e Astrolog*in einen neuen Planeten entdeckt. Es hat auch noch keine*r geschafft, verlässliche konkrete Vorhersagen aus einem Horoskop (gr. hōra „Zeitabschnitt", „Tageszeit", „Stunde", „(Blüte-)Zeit" [1, 231]; skopós „Seher", „Späher" [1, 114]), einer schematischen Darstellung der Gestirne, herauszulesen.

In der Physik gibt es solche Zusammenhänge zwischen „Himmel" und Erde selbstverständlich und wir können sie erklären. So ist die Gravitation, die Mond und Sonne auf die Erde ausüben, die Ursache der Gezeiten. Wenn wir die Position von Mond und Sonne kennen, können wir vorhersagen, wie stark die Gezeiten an jedem Ort der Erde sein werden. Da die Astrologie die Entfernungen zwischen den Himmelskörpern nicht beachtet, kann man mit der Gravitation jedoch keine astrologischen Effekte beschreiben.

Seit dem Mittelalter hat die Bedeutung der Astrologie immerzu abgenommen. Sie ist immer noch sehr beliebt, obwohl allgemein bekannt ist, dass Astrologie Nonsens ist. Obwohl Newton ihr sehr zugetan war, hat er die Astrologie schließlich ihrer Macht beraubt. Seine Erkenntnisse bewirkten, dass man astrologische Konstellationen auf rein materielle Vorgänge zurückführen kann. Als sich Edmond Halley despektierlich über sie äußerte, sagte Newton angeblich „Sir Halley, I have studied the matter, you have not!" Mit der Aufklärung wandten sich die Naturwissenschaften von der Astrologie ab und es begann ihr Abstieg.

Keynes erkannte in Newton nicht den Ersten im Zeitalter der Aufklärung, sondern den Letzten der Magier*innen. Newton hinterließ uns mehr Schriften über Alchemie und andere Pseudowissenschaften als über die Wissenschaften. Zu Newtons Zeiten waren die Geheimnisse der Alchemie ebenso mysteriös wie die Geheimnisse der Massenanziehung. Er suchte nach den Antworten auf die grundlegenden Fragen und ging dafür alle damals gangbaren Wege. Über die Alchemie und die Chemie wissen wir heute sehr gut Bescheid, aber selbst nach Albert Einstein ist die Gravitation immer noch mysteriös für uns.

*

1705 wurde Newton für seine politische Betätigung zum Ritter geschlagen. Bei seinen alchemistischen Experimenten vergiftete er sich des Öfteren selbst. Nach seinem Tod wurde sein Haar untersucht, wo Quecksilber gefunden wurde.

Dies könnte die Exzentrizität in seinen späten Jahren erklären. 1948 wurde die physikalische Einheit der Kraft, $1\,\text{N} = \text{kg}\,\text{m}/\text{s}^2$, nach ihm benannt.

> Online-Material: **Isaac Newton**
> 1. „Newton's Dark Secrets." Nova, PBS, 2005, http://www.pbs.org/wgbh/nova/physics/newton-dark-secrets.html.
> 2. „Isaac Newton sagte Weltende für 2060 voraus." Die Welt, 19.6.2007, https://www.welt.de/wissenschaft/article956955/Isaac-Newton-sagte-Weltende-fuer-2060-voraus.html.
> 3. „Genius of Britain Episode 1." Channel 4, 2010, https://www.imdb.com/title/tt1673443.
> 4. „Isaac Newton – Das Universum in Gleichungen." Zwischen Himmel und Erde, Arte, 2014, http://programm.ard.de/TV/Programm/Sender/?sendung=2872414613094023.
> 5. „Gravitation, die rätselhafte Kraft." Frag den Lesch, 2014, https://www.fernsehserien.de/frag-den-lesch/folgen/167-gravitation-die-raetselhafte-kraft-655980.
> 6. Klus, H. „Chapter 5. Newton's Theory of Gravity." Thestargarden.co.uk, 18.12.2017, http://www.thestargarden.co.uk/Newtons-theory-of-gravity.html.
> 7. „Isaac Newton." Biography.com Editors/A&E Television Networks, 6.2.2019, https://www.biography.com/people/isaac-newton-9422656.

2.2 Michael Faraday und der Spiritismus

Michael Faraday (siehe Abb. 2.2), der Mann, der die elektrischen Lichter der Welt angeschaltet hat, lernte in der Schule nur lesen und schreiben. Da er aus einfachen Verhältnissen kam, begann er bereits mit dreizehn Jahren eine Lehre als Buchbinder. Er band die Bücher nicht nur, er las sie auch. So kam er mit der *Encyclopædia Britannica* in Berührung und baute elektrische Apparaturen nach, die dort beschrieben waren. Sein Interesse verlagerte sich vom Buchbinden hin zu den Naturwissenschaften. Der berühmte englische Chemiker Sir Humphry Davy (1778–1829) hielt in London eine Vorlesung über die Elektrolyse. Faraday verfolgte sie aufmerksam und fertigte eine Mitschrift mit eigenen Zeichnungen an, die er an Davy sandte und ihn um eine Position als Laborgehilfe bat. Davy war davon sehr beeindruckt und stellte ihn ein.

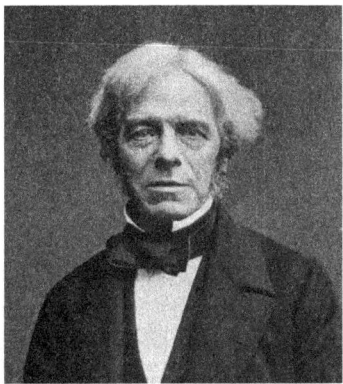

Abb. 2.2 Michael Faraday (Naturforscher; * 22.9.1791, Surrey, † 25.8.1867, Middlesex). Entdeckte das Prinzip des Elektromotors, der elektromagnetischen Induktion und viele chemische Verbindungen. Er begann als Buchbinderlehrling und fand im Experiment die Grundprinzipien des Elektromagnetismus, was unsere heutige Elektroindustrie ermöglicht. (By Probably albumen carte-de-visite by John Watkins – Opposite p. 290 of Millikan and Gale's Practical Physics (1922), Public Domain, https://commons.wikimedia.org/w/index.php?curid=2525521)

Dort konnte Faraday auch eigene Experimente durchführen. Als Davys Diener durfte er auf eine Europareise mitkommen, wo er führende Wissenschaftler von damals kennenlernen konnte. Er wurde 1833 Professor für Chemie in London, womit seine eigene wissenschaftliche Karriere begann. Er entdeckte einige Kohlenwasserstoffe, darunter Benzol und Buten, und er formulierte die Grundgesetze der Elektrolyse. Aber seine wichtigsten Arbeiten waren auf dem Gebiet der Elektrizitätslehre.

2.2.1 Elektromagnetismus

Elektrizität und Magnetismus wurden früher als zwei komplett getrennte Phänomene wahrgenommen. Gemein haben beide, dass sie eine Kraftwirkung über den leeren Raum hinweg verursachen können. Auf den ersten Blick sieht das magisch aus, aber auch die Gravitation wirkt über den leeren Raum hinweg. Im alten Ägypten um 2750 v. u. Z. kannte man schon die elektrischen Schocks, die Fische wie der Zitterrochen erzeugen können. Bernstein (gr. élektron „Bernstein" [1, 244]) kann Stroh und Federn anziehen, wenn man ihn an textilem Gewebe reibt. Heute wissen wir, dass das Reibmaterial eine positive Ladung durch Abgabe von Elektronen erhält, der Bernstein wird im Gegenzug mit den aufgenommenen Elektronen negativ aufgeladen. So wurde Bernstein zum Namensgeber für die Elektrizität.

Natürliche Magnete waren dem Menschen immer schon zugänglich, aber sie waren ebenso geheimnisvoll. Im China des 5. Jahrhunderts v. u. Z. wurde der Kompass entwickelt, indem man mit Magnetit, einem natürlich vorkommenden Mineral mit starker magnetischer Anziehungskraft, experimentiert hat. Dass elektrische und magnetische Kräfte zusammenhängen und dass ein Gewitter den Gesetzen des Elektromagnetismus folgt, haben wir erst viel später erkennen können. Der italienische Arzt, Philosoph und Mathematiker Gerolamo Cardano (1501–1576) und der englische königliche Leibarzt und Physiker William Gilbert (1544–1603) unterschieden erstmals zwischen statischer Elektrizität und Magnetismus. Manche ihrer Zeitgenoss*innen waren der Meinung, dass die Spitze einer Kompassnadel vom Polarstern angezogen werde. Gilbert konnte aber zeigen, dass die Erde als Ganzes ein Magnet mit zwei Polen ist. Manche glaubten damals auch, dass man mit Knoblauch einen Magneten entmagnetisieren und mit einem Diamanten seine Kraft verstärken könne. Der englisch-amerikanische Philosoph, Chemiker und Physiker Joseph Priestley (1733–1804) konstruierte 1767 eine Elektrisiermaschine. Durch Reibung wurden Funken erzeugt, es ist also das gleiche Prinzip wie beim Reiben des Bernsteins. Er hatte eine Hochspannungsquelle erfunden. So kam das Gewerbe der umherziehenden Elektrisierer*innen auf, die auf Jahrmärkten und in Shows Haare zu Berge stehen lassen konnten und mit einem Funken Weingeist entzünden konnten. Der italienische Arzt und Biophysiker Luigi Galvani (1737–1798) stellte unwissentlich über einen Froschschenkel einen Stromkreis her, worauf dieser zuckte. Dazu brachte er die Nervenenden der Schenkel, die als Elektrolyt fungierten, mit Kupfer und Eisen in Berührung. Er meinte, dass in den Froschschenkeln eine „thierische Elektrizität" stecke, die er entdeckt habe. Er erkannte jedoch nicht, dass es sich anders verhält. Die Elektrizität kam nicht aus den Froschschenkeln heraus, er musste sie erst erzeugen, um das Zucken auszulösen. Der italienische Physiker Alessandro Volta (1745–1827) wiederholte Galvanis Experimente und konnte die erste Zink-Kupfer-Batterie entwickeln. Dies war ein Meilenstein, da man nun erst dauerhaft Elektrizität mit konstanter Spannung herstellen konnte. Priestleys Elektrisiermaschine war dazu nicht sonderlich geeignet. Der italienische Physiker Giovanni Aldini (1762–1834), ein Neffe Galvanis, experimentierte mit elektrischem Strom an tierischen und menschlichen Leichen. Er durfte seine Experimente, die er auch öffentlich vorführte, nur an enthaupteten oder erhängten Straftäter*innen durchführen. Er konnte Zuckungen der Muskeln der Leiche, auch im Gesicht, erzeugen, wodurch er meinte, die Lebenskraft verstanden zu haben. Die Zuschauer*innen hatten wohl den Eindruck, er habe in der Tat Tote wieder zum Leben erweckt. Die Schriftstellerin Mary Shelley (1797–1851) erwähnte zwar Aldini nicht direkt, ließ sich aber für ihren Roman *Frankenstein oder Der moderne Prometheus* von ihm und vom Galvanismus inspirieren.

Der französische Physiker und Mathematiker André-Marie Ampère (1775–1836) entdeckte die Kraft, die zwei parallele stromdurchflossene Leiter aufeinander ausüben. Die Stromrichtung bestimmt, ob die Kraft anziehend oder abstoßend wirkt. Dem dänischen Physiker und Chemiker Hans C. Ørsted (1777–1851) gelang es 1819, eine Kompassnadel mit Strom abzulenken und stellte so eine Verbindung zwischen Elektrizität und Magnetismus her. Auch der berühmte deutsche Mathematiker, Astronom, Geodät und Physiker Carl F. Gauß (1777–1855) beschäftigte sich mit dem Magnetismus. Er und sein Assistent Wilhelm E. Weber (1804–1891) erforschten das Erdmagnetfeld, wozu sie eisenfreie Häuser brauchten, um die Messungen unverfälscht durchführen zu können. Sie spannten auch einen Draht quer durch Göttingen und bauten damit den ersten Telegrafen. Der niederländische Mathematiker und Physiker Hendrik A. Lorentz (1853–1928) formulierte das Gesetz, dem Ladungen in magnetischen oder elektrischen Feldern unterliegen. In einem Magnetfeld werden nur bewegte elektrische Ladungen abgelenkt, während ein elektrisches Feld auch auf unbewegte wirkt.

Ørsteds Versuch, eine Magnetnadel abzulenken, wurde von Faraday wiederholt und verbessert. Dabei gelang es ihm erstmalig, eine durch Strom ausgelöste Rotationsbewegung zu erzeugen. 1821 war sein Prototyp des Elektromotors fertig. Er bemühte sich, diesen Effekt umzukehren. Mehrere Versuche mit einem konstanten Magnetfeld schlugen jedoch fehl. Erst zehn Jahre später konnte er diesen Effekt umkehren und so einen Generator entwickeln, als er durch Zufall bemerkte, dass nur ein veränderliches Magnetfeld eine elektrische Spannung erzeugt. Der Generator ist im Wesentlichen auf dem Induktionsgesetz, Faradays größter Leistung, begründet. Er entdeckte Folgendes: Ein Stromkreis wirkt als Elektromagnet, den man an- und ausschalten kann, indem man ihn schließt oder unterbricht. Wird eine Leiterschleife, also ein kreisförmig gebogenes Stück Draht, in die Nähe des Stromkreises gelegt, erzeugt das An- und Abschalten des elektrischen Stromes eine Änderung im von ihm erzeugten Magnetfeld, was in der Leiterschleife eine kurze Spannungsspitze erzeugt, also induziert. Jedoch, wenn der Strom konstant fließt, passiert nichts. Die Änderung eines Magnetfeldes induziert also Spannung. Solange der Stromkreis und die Leiterschleife elektrisch isoliert bleiben, kann man sie gemeinsam über einen Eisenkern wickeln, was den Induktionseffekt massiv verstärkt. Der Eisenkern leitet den magnetischen Fluss viel besser als Luft, wodurch das Feld im Kern konzentriert wird. Wir kennen dieses Prinzip vom Transformator, der eine Wechselspannung herab- oder hinauftransformieren kann.

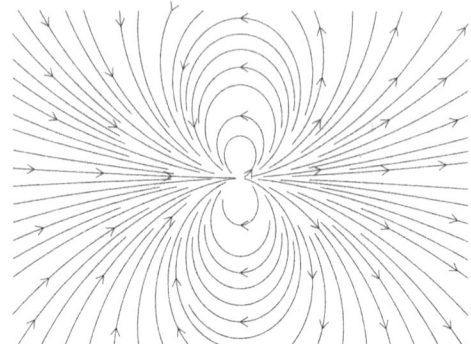

Abb. 2.3 Magnetische Kraftlinien, die sich zwischen Nord- und Südpol einstellen. Im Ursprung sei ein kleiner Stabmagnet, dessen Nordpol nach rechts zeigt

Faraday konnte sehr gut veranschaulichen, was denn da wirkt, was denn da Energie über den leeren Raum überträgt, indem er die Kraftlinien eines Magneten mit Eisenfeilspänen sichtbar machte, womit er die Struktur des Magnetfeldes (siehe Abb. 2.3) entdeckte. Wenn man genau hinsieht, so erkennt man, dass jede magnetische Kraftlinie geschlossen ist, wenn auch erst im Unendlichen.

Neben dem Induktionsgesetz ist Faraday für den Begriff des Faraday'schen Käfigs bekannt. Er fand 1836 heraus, dass im Inneren eines geschlossenen Metallkäfigs kein elektrisches Feld herrschen kann. Dieses Prinzip ist vor allem im Blitzschutz anwendbar. Insgesamt führte er etwa 30.000 Experimente durch und veröffentlichte hunderte wissenschaftliche Artikel, eine beachtliche Anzahl. Der britische Finanzminister soll ihm einst die Frage gestellt haben, wozu denn das alles gut sei. Faraday soll mit „Someday you can tax it" auf diese Frage geantwortet haben. Ab 1836 war er als wissenschaftlicher Berater bei der Schifffahrtsbehörde, die auch die englischen Leuchttürme betrieb, tätig. Nachdem er viele Verbesserungen an den bestehenden Leuchten vorgenommen hatte, führte er schließlich eine elektrische Beleuchtung ein. Serienreife elektrische Glühlampen wurden aber erst später von Thomas A. Edison (1847–1931) entwickelt. Der schottische Physiker James Clerk Maxwell (1831–1879) erkannte die vollständige Theorie des Elektromagnetismus. Seine Gleichungen erlauben auch Wellen als Lösung, die vom deutschen Physiker Heinrich R. Hertz (1857–1894) im Labor erzeugt werden konnten. Alle Arten von Licht, also alles, was Photonenstrahlung ist, ist eine elektromagnetische Welle.

Mit Thomas Edison beschließen wir auch den wissenschaftlichen Teil dieses Kapitels und tauchen in die Pseudowissenschaften ein. Übrigens, Edison war von der Idee besessen, mittels eines Radioapparats eine Kommunikation mit dem Jenseits zu ermöglichen.

2.2.2 Spiritismus bis Faraday

A well done medium is rare.
  - im Internet gefunden

Kommen wir nun von Faradays produktiven Beiträgen zu jenen, die Pseudowissenschaften, im Besonderen den Spiritismus, dekonstruierten. Spiritismus [38] (lat. spiritus „Geist", „Hauch", „Atem", „Seele") ist das Beschwören von Geistern in seiner „modernen Form". Mit „älteren Formen" mögen religiöse Traditionen und Gebräuche anderer Kulturen gemeint sein. Ein Glaube an Geister oder ähnliches ist wohl in jeder Gesellschaft zu finden, und er ist ein großes Kulturgut. Nichtsdestotrotz müssen wir diesen Glauben kritisch hinterfragen. Im Christ*innentum waren Geschichten von Wiedergänger*innen aus dem Jenseits schon früh bekannt. Skeptiker*innen, die nicht an Geister glauben, wurden bis ins 18. Jahrhundert als Gottlose angesehen. Die moderne Form der Geisterbeschwörung beginnt in der Mitte des 19. Jahrhunderts, als es gesellschaftlich hochmodern wurde, Séancen (frz. séance „Sitzung") abzuhalten, um Kontakt zu Verstorbenen herzustellen. Dazu kommen mehrere Teilnehmer*innen zusammen, wovon eine Person das Medium ist, das die Gabe haben soll, Nachrichten aus dem Jenseits zu empfangen. Es existieren mehrere spiritistische Praktiken, z. B. Trance-Kontakte, Gläser- bzw. Tischrücken, Hexenbrett (Ouija-Brett), Channeling, automatisches Schreiben. Das alles ist, trotz fehlendem Funktionsnachweis, ein einträglicher Geschäftsbereich.

John Dee und Edward Kelley
Der englische Mathematiker, Astronom, Geograf und Astrologe John Dee (1527–1608) prägte Englands Rolle als aufstrebende Kolonialmacht in Konkurrenz zu Portugal und Spanien entscheidend mit. Er war Experte in Navigation und hat die Entdeckungsreisen über den Atlantik maßgeblich mitgestaltet. Der Ausdruck British Empire geht auf ihn zurück. Er verkehrte in den höchsten Kreisen der Gesellschaft und baute die größte Privatbibliothek mit über viertausend Bänden auf, die viele Gelehrte anzog. Doch er hatte auch viele Interessen anderer Art. Unter Königin Maria I. wurde er 1555 verhaftet und der schwarzen Magie und Zauberei angeklagt. Nach einer kurzen Haft wurde er wieder freigelassen. Unter der Thronfolgerin Elisabeth I. wurde er schließlich zum Hofastrologen und königlichen Berater ernannt. Er legte ihren Krönungstermin astrologisch fest und unterrichtete sie und ihre führenden Minister in dieser Kunst. In der Wissenschaft erzielte er immer weniger Erfolge, also versuchte er Ergebnisse auf spiritistischem Wege zu erhalten. Er beschäftigte sich

auch mit jüdisch-christlicher Magie, hermetischer Philosophie und dem Kontakt mit Engeln. Dee nahm nicht selbst Kontakt zur Engelswelt auf, er überließ dies dem Alchemisten und Spiritisten Edward Kelley (1555–1597). Angeblich waren Kelley wegen Urkundenfälschung zuvor schon beide Ohren abgeschnitten worden, aber als Medium schien er zuverlässig zu sein. Die beiden suchten nach Geldgeber*innen in ganz Europa. Schließlich zerstritten sie sich, da Kelly einen Frauentausch forderte, so sei der göttliche Wille. Oder aber es war wegen Dees junger dritter Frau. Ihr Kind könnte eventuell von Kelley sein. Dees guter Ruf war ruiniert.

Joseph Glanvill und die Royal Society
Der englische Autor und Philosoph Joseph Glanvill (1636–1680) war ein Visionär, der voraussagte, dass man mittels „Magnetwellen" über den Globus hinweg kommunizieren können werde, wie man es erst im 19. Jahrhundert lernte. Er war auch einer der Ersten, der in Großbritannien paranormale Phänomene (siehe Kap. 7) wissenschaftlich untersuchte. Als Mitglied der *Royal Society* versuchte er, deren Mitglieder für die Erforschung des Übernatürlichen zu interessieren. Einige Mitglieder zeigten Interesse, denn die Gesellschaft meinte damals nicht, dass das Paranormale mit ihren bisherigen Forschungen unvereinbar sei. Es kam jedoch nie so weit, dass sie dieses Feld bearbeiteten. Für Glanvill war der Gebrauch der Vernunft von größter Bedeutung, da nur auf diese Weise die Natur erkannt werden könne. Diejenigen, die nicht an Hexen, Dämonen und Geister glaubten, leugneten, seiner Meinung nach, alle Beweise, denn es gebe eine große Anzahl von Aufzeichnungen seriöser Leute, die dies alles bezeugen. Dies führte ihn zu der Ansicht, dass Hexen, Dämonen und Geister real seien und dass „Seelen" existieren, was praktischerweise auch den Atheismus widerlege. Er nahm auch an, dass es ein Leben nach dem Tode im Jenseits gebe, was damals auch Gegenstand wissenschaftlicher Interessen war.

In einem Buch kritisierte er die Tendenz mancher Menschen, alles außerhalb der Reichweite ihrer rationalen Erklärung abzulehnen. In einem weiteren Werk befasste er sich mit dem Phänomen der Geistererscheinungen und versuchte, sie als Beweis für die Unsterblichkeit der Seele und die Existenz einer spirituellen Welt zu interpretieren. Er sammelte Berichte über angebliche Geistererscheinungen und versuchte, sie rational zu erklären, ohne sie einfach als Betrug oder Täuschung abzutun. So wurde er zum ersten offiziellen Geisterjäger Englands.

Emanuel Swedenborg und das Ektoplasma

Der schwedische Wissenschaftler, Mystiker und Theologe Emanuel Swedenborg (1688–1772) war für seine wissenschaftlichen Leistungen auf den Gebieten der Metallurgie, Astronomie, Physik, Anatomie und Zoologie bekannt. Er lebte in einer protestantischen Umgebung und nannte sich selbst einen „Diener seines Herrn Jesus Christus". Am Osterwochenende 1744 begann seine „spiritistische Entwicklung", mit der er sich auf einen „von Gott selbst ihm eingegebenen Beruf" vorbereiten und eine neue Kirche begründen wollte. So sei es ihm im *Buch der Offenbarung* verheißen. Er erforschte, ob man mit dem Reich der Toten Kontakt aufnehmen kann. In seiner ersten Vision sah er eine Art Dunst aus den Poren seines Körpers strömen, der anschließend zu Boden fiel. Eventuell war das die Vorlage für das Ektoplasma (gr. ektós „(dr)außen"; plásma „Gebildete"), das spätere Spiritist*innen angeblich während Séancen öfters ausschieden. Vom Tag seiner ersten Vision an bis zu seinem Tode stand er angeblich in konstantem Kontakt mit der anderen Welt. Er meinte auch, dass es mehrere Himmel und mehrere Höllen gebe und dass die Geistwesen zwischen „Gott" und den Menschen vermitteln.

Swedenborg warnte andere davor, mit den Geistwesen Kontakt aufzunehmen, aber viele versuchten es dennoch. Seine theologischen Ansichten fanden Eingang in die Theosophie (siehe Abschn. 2.5.2), die Homöopathie, in einige christliche Randgruppen und in den aufkommenden Spiritismus.

Daniel Home und seine Tricks

Der schottische Zauberkünstler Daniel D. Home (1833–1886) gilt als eines der bedeutendsten Psychokinese-Medien des viktorianischen Englands. Kurz nach dem Tod seiner Mutter, die angeblich selbst oft Visionen empfing, begannen in seiner Gegenwart Psi-Phänomene aufzutreten. Man glaubte, dass er vom Teufel besessen sei und holte zwei Priester herbei, um einen Exorzismus durchzuführen. Doch diese Phänomene verschwanden nicht, im Gegenteil, es kamen noch andere Poltergeist-Phänomene hinzu. Er machte diese Gabe später offenbar zu seinem Beruf. Auf der Bühne konnte er Gegenstände und Personen in verschiedenen Höhen angeblich schweben lassen und mit Toten sprechen. Er konnte auch Klopfgeräusche in Häusern willentlich erzeugen und Erdbeben auslösen – zumindest in einem bestimmten Raum. Und er konnte mit einem Stück heißer Holzkohle hantieren, wobei er es sogar noch mit seinem Atem anfachte. Man konnte ihm nie Schwindeleien nachweisen, obwohl viele versuchten, ihn zu analysieren. Der schottische Magier und Trickexperte John H. Anderson (1814–1874), der die Zauberkunst von der Straße auf die Bühne brachte, hatte Home sogar zu seinem Todfeind erkoren. Anderson war der Meinung, dass der Spiritismus ein Irrglaube sei, der Zehntausende in den USA verrückt gemacht habe, und hatte es sich im Alter zum Ziel gesetzt, die Tricks der Medien und Spiritist*innen aufzuzeigen. Aber es konnten nicht alle Effekte Homes erklärt werden. Homes größter Kritiker war jedoch der britische Schriftsteller Frank Podmore (1856–1910), der ein Mitglied der *Society for Psychical Research* (siehe Abschn. 2.5.1) war und sich vor allem mit dem Spiritismus befasste. Schließlich war es möglich, den Großteil von Homes Wundern zu erklären, dennoch bleiben einige seiner Kunststücke bis heute ein Rätsel. Er war wohl ein sehr guter Trickkünstler und auch einige der Menschen, die ihn analysierten, unterlagen unbewussten Fehlinterpretationen. Vier Jahrzehnte nach Homes Tod beschäftigte sich Harry Houdini (siehe Abschn. 2.6) mit dessen Tricks und Methoden. Er beschrieb Homes als einen der hervorstechendsten seiner Art und Generation, betonte aber auch, dass er der Vorläufer jener Medien sei, deren Stärke auf der Leichtgläubigkeit der Öffentlichkeit beruhe. Houdini kündigte an, Homes Effekte gänzlich zu kopieren, was ihm aber nicht gelang.

*

Medien können ihre Tricks als übernatürliche Gaben präsentieren, wenn sie gut genug sind. Betrachten wir nun aber einige Fälle, in denen es einem Medium nicht so ganz gelang, seine Tricks verborgen zu halten. Es gab mit der Zeit immer mehr harte Beweise für Schwindeleien.

Sir Reginald Scot und das Zauberlehrbuch
Beginnen wir beim englischen Arzt und Skeptiker Sir Reginald Scot (ca. 1538–1599), der es sich zur Aufgabe gemacht hatte, dem Irrglauben ein Ende zu bereiten. In seinem 1584 erschienenen Buch *The Discoverie of Witchcraft* erklärte er die Zauber- und Taschenspielertricks von damals. Darunter waren Tricks mit Karten, Münzen, Bällen, Bechern, Messern und anderen Gegenständen und ein sogenanntes „Enthauptungsexperiment". Er erklärte auch den Einsatz von Verbündeten. Im 17. Jahrhundert wurden große Teile seiner Texte in zwei Pamphlete, *The Art of Juggling (Die Kunst des Jonglierens)* und *Hocus Pocus Junior: The Anatomie of Legerdemain (Hokus Pokus Junior: Die Anatomie der Täuschungsmanöver)*, übernommen. Heute noch werden diese drei Werke als Lehrbücher von angehenden Zauber*innen benutzt. Scot behandelte neben Taschenspielertricks und Zauberei auch die Alchemie und den Glauben an Geister und Hexen. Er erklärte, dass man Hexen nicht verbrennen müsse, da sie gar keine magischen Kräfte besitzen können. William Shakespeare (1564–1616) ließ sich von Scots Buch zu seinem Bild der Hexen in *Macbeth* inspirieren. Alle erhältlichen Kopien von Scots Werk wurden 1603 nach dem

Amtsantritt von James I. verbrannt. Mit seinem dreiteiligen Buch *Demonology* wollte James I. die Hexenverfolgung in England und Schottland fördern. Scots Anliegen, dem Irrglauben ein Ende zu bereiten, blieb also weiterhin aktuell.

The Fox Sisters
Der Spiritismus erfuhr 1848 mit den Schwindeleien der drei *Fox Sisters* aus Hydesville, New York, seinen großen Durchbruch. Jenes Haus in Hydesville, das seit 1847 im Besitz der Familie Fox war, war vorher schon dafür bekannt, dass es dort spuken soll. Es sei ein sporadisches Klopfen darin zu hören gewesen. Die beiden jüngeren Schwestern Kate Fox (1837–1892) und Margaret Fox (1833–1893) konnten die älteste Schwester Leah Fox (1831–1890) davon überzeugen, dass es ihnen gelungen war, mit dem Geist eines Toten in Kontakt zu treten. Sie behaupteten, dass es sich dabei um den Geist eines im Keller des neu bezogen Hauses begraben liegenden Hausierers handele. Sie konnten ihm Fragen stellen, die scheinbar mit „ja" oder „nein" beantwortet wurden, und sie kodierten auch die Buchstaben des Alphabetes mit einer steigenden Anzahl von Klopfern.

Das Haus füllte sich mit Besucher*innen, die die Geräusche ebenfalls hören konnten. Tische bewegten sich, Türen öffneten und schlossen sich wie von selbst und alle Anwesenden fühlten angeblich Berührungen von kalten Händen. Man hob den Keller aus, um die Leiche des Hausierers zu bergen. Erfolglos. Die Schwestern behaupteten nicht nur, in Séancen Verstorbene zu Klopfzeichen aus dem Jenseits anregen zu können, sondern auch, dass einer der Geister darauf bestanden habe, öffentliche Demonstrationen abzuhalten, um die Wahrheit über das Leben nach dem Tode zu verbreiten. Bei ihrer ersten öffentlichen Demonstration waren vierhundert zahlende Gäst*innen anwesend. Ab 1849 traten sie auf, um ihre wunderlichen Gaben vorzuführen, womit die Karriere der drei Schwestern als professionelle Medien begann.

Im November 1849 versuchten drei separate Komitees den wahren Ursprung der Geräusche herauszufinden. Man ließ die beiden Schwestern auf Kissen stehen, ließ sie durchsuchen und hielt ihre Füße fest, man ließ sie auf einer Glasfläche stehen, um sie elektrisch zu isolieren. Doch die Geräusche waren auch unter diesen Umständen wahrnehmbar. Verärgert über den Misserfolg ihrer Unternehmungen stürmten die Kritiker*innen das Treffen, und die Schwestern mussten unter Polizeischutz gestellt werden.

Doch schon einige Monate später erhärtete sich der Verdacht, dass die Schwestern die Knackgeräusche durch ihre Zehengelenke erzeugen konnten. 1851 erklärte eine Mitarbeiterin der Schwestern schriftlich, wie sie mithalf, bei den Séancen die Schwestern anzustupsen, um das Klopfgeräusch im richtigen Moment zu erzeugen. Es kam auch zutage, dass ein Dienstmädchen, das sich im Keller aufhielt, mit den Fingerknöcheln auf die Kellerdecke klopfte, „wann immer sie die Schwestern die Geister rufen hörte". Im selben Jahr untersuchten drei medizinische Professoren die drei Schwestern. Sie berichteten, dass keine Geräusche zu hören waren, wenn deren Knie gehalten wurden oder wenn Kissen unter deren Füße gelegt wurden. Sie kamen zum Schluss, dass es sich bei den Gaben der Schwestern um physische Phänomene handelt. 1857 offerierte der *Boston Courier* einen Preis von fünfhundert US-$ für die Demonstration paranormaler Aktivitäten. Die Schwestern nahmen am Test teil, aber das Komitee konnte nicht von der Übernatürlichkeit dieser Knochen- und Fußgeräusche überzeugt werden.

Trotz der frühen Zweifel wurde der Spiritismus in nur drei Jahren ein Welthit. Bald traten in den ganzen USA derartige Medien auf, vor allem im evangelikal geprägten Nordosten. Auf dem Höhepunkt dieser ersten Spiritismus-Welle um 1855 waren mehrere Millionen US-Amerikaner*innen von der Realität der angeblichen Geisterbeschwörungen überzeugt.

1888 gab Margaret Fox öffentlich zu, die Geräusche mit ihren Zehengelenken erzeugt zu haben. Der Grund für dieses Geständnis war, dass sie sich bei einer ihrer Schwestern rächen wollte, die sie als Alkoholikerin geoutet hatte. Es sei nun ihre Pflicht, dieses Vorgehen aufzuzeigen, auf dass sie den Tag erleben könne, an dem der Spiritismus-Boom wieder abgeklungen sein werde. Da sie die Erste in diesem Feld war, habe sie das Recht, die Sache auch aufzuklären. Sie erklärte auch, wie sie als junge Mädchen ihre Gabe entwickelten. Die schelmischen Mädchen banden einen Apfel an eine Schnur und ließen ihn wiederholt auf den Boden fallen. Ihre Mutter hörte diese nächtlichen Geräusche, die sie sich nicht erklären konnte. Da die drei Schwestern noch so jung waren, kam sie nie auf die Idee, dass dies ein Kinderstreich gewesen sein könnte. Die Mutter rief schließlich die Nachbar*innen herbei und erzählte von den Vorfällen. Dies war für die Mädchen der Auslöser, das Geisterklopfen weiterzuentwickeln.

Margaret versuchte später, ihr Geständnis zurückzuziehen, aber ihr Ruf war dahin. Die gesamte spiritistische Community erlitt einen schweren Schlag und verlor ihr Ansehen. Aber langfristig nahm die Szene keinen Schaden. Die *Fox Sisters* verstarben in Armut, dennoch hat der Spiritismus viele Medien reich gemacht.

Sir William Crookes und die Geisterhand

Der britische Physiker, Chemiker, Parapsychologe und Theosoph Sir William Crookes (1832–1919) machte die Kathodenstrahlen sichtbar, entdeckte die Lumineszenz, Thallium und einige Isotope und erarbeitete Methoden zum Nachweis radioaktiver Strahlung. Und er war auch dem Spiritismus zugetan. Er bestätigte, dass Daniel Home fünf bis sieben Fuß über dem Boden schweben könne. Über die *Fox Sisters* berichtete er, dass er die Schwestern „auf jede erdenkliche Weise getestet" habe und nun überzeugt sei, dass es sich dabei um „objektive Ereignisse, die nicht durch Tricks hervorgerufen wurden", handele. Er fand, dass Kate Fox Geräusche besser als jedes andere Medium, dem er jemals begegnet war, hervorrufen konnte. Bei ihr sei es, im Gegensatz zu den anderen, nicht nötig, eine formelle Sitzung abzuhalten, da es in ihrem Fall nur notwendig sei, dass sie ihre Hand auf einen beliebigen Gegenstand legt, damit ein lautes Klopfen zu hören ist. Er erzählte auch, dass bei einer Sitzung eine leuchtende Hand aus dem oberen Teil des Raumes herabschwebte, einen Bleistift aus seiner Hand nahm und etwas auf ein Blatt Papier schrieb, wonach die Hand wieder verschwand. Währenddessen hielt er jedoch beide Hände von Kate Fox fest. In der gleichen Situation erschallte auch eine Glocke im dunklen Raum, wobei die Geräuschquelle sich bewegte. Danach bemerkte er, dass es seine Glocke war, die er jedoch in seiner Bibliothek, die verschlossen war, aufbewahrt hatte.

Crookes ließ sich auch vom berühmten Medium Anna E. Fay Pingree (1851–1927) täuschen. Im Februar 1875 fand in seinem Haus in London eine Versuchsreihe statt, bei der Fay mit beiden Händen an ein Galvanometer angeschlossen wurde. Dies diente dazu, sicherzustellen, dass sie ihre Hände nicht benutzen konnte, während im Raum Gegenstände bewegt wurden und ein Musikinstrument gespielt wurde. Sie war also in ihrer Bewegungsfreiheit stark eingeschränkt, während durch ihre Kräfte angeblich Geister agierten. Crookes wurde darauf hingewiesen, dass sie andere Körperteile oder einen Metalldraht hätte verwenden können, um den Stromkreis geschlossen zu halten, während sie ihren Bewegungsradius erweiterte. 1913 gestand sie, dass sie Crookes und andere Wissenschaftler*innen betrogen hatte. 1924 verriet sie Harry Houdini, der sie nach ihrer Pensionierung interviewte, ihre Tricks. Sie nahm den Anschluss des Galvanometers von einer ihrer Hände und hielt ihn im Kniegelenk. So blieb der Stromkreis geschlossen und sie hatte eine Hand frei. Nun ja, bei spiritistischen Sitzungen herrscht gemeinhin eine recht geringe Beleuchtung oder das Wesentliche findet hinter einer Wand statt.

Faradays Beitrag

Auch Michael Faraday machte sich einen Namen bei der Untersuchung spiritistischer Phänomene. Er wies nach, dass die Bewegungen des Tisches beim Tischrücken durch unbewusste Muskelaktivität der Hände ausgelöst werden. Mysteriöse neue Kräfte konnte er keine finden. Um das Rücken zu untersuchen, klebte er Karten mit einem sehr weichen Klebstoff auf den Tisch, der bei einer Séance zum Einsatz kommen sollte. Immer, wenn einer der Finger eine Kraft auf den Tisch ausübte, sah man einen entsprechenden Abdruck im

Klebstoff. Falls der Tisch von Geistern bewegt werden würde, sollten solche Spuren nicht auftauchen, da in diesem Fall von den Fingern keine Kräfte auf den Tisch übertragen werden würden. In Wahrheit aber unterliegen die Beteiligten dem ideomotorischen Effekt bzw. dem Carpenter-Effekt. Dieses Phänomen wurde erstmals vom englischen Physiologen und Naturforscher William B. Carpenter (1813–1885) beschrieben. Sobald den Beteiligten klar wird, dass es ihre Finger sind, die den Tisch bewegen, verschwinden die Phänomene im Allgemeinen. Man kann die Teilnehmer*innen beim Tischrücken aber nicht pauschal der Täuschung beschuldigen, da solche Bewegungen oft unbewusst ablaufen.

Faraday entwickelte auch einen Apparat, der aus zwei Brettern bestand, zwischen denen Glasrollen lagen, die mit Gummibändern befestigt waren. Das obere Brett war somit unter seitlichem Druck beweglich und konnte sich verschieben (siehe Abb. 2.4). Ein Zeiger hob sich, sobald solche Bewegungen auftraten.

Faraday entlarvte mit wissenschaftlichen Methoden die Täuschungen von Spiritist*innen und Hellseher*innen und konnte auch zeigen, dass die Öffentlichkeit lieber etwas glaubte, als etwas wusste. Im Besonderen erhob er Einwände gegen Behauptungen, dass elektrische oder magnetische Kräfte für paranormale Phänomene wie Tischrücken und Kommunikation mit Toten verantwortlich seien. Er konnte selbstverständlich nicht beweisen, dass alle

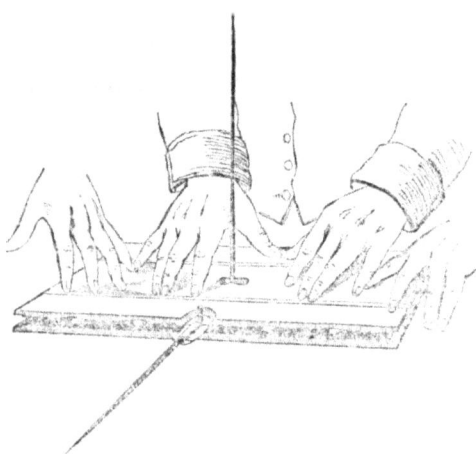

Abb. 2.4 Faradays Apparat zur experimentellen Demonstration der ideomotorischen Wirkung auf das Tischrücken. (By Michael Faraday – The Illustrated London News 1853-07-16 Vol 23 Issue 633, Public Domain, https://commons.wikimedia.org/w/index.php?curid=68413526)

Tischbewegungen ideomotorisch waren, Geister könnten immer noch ab und zu ihre Finger im Spiel gehabt haben.

Trotz Faradays Bemühungen stieg die Faszination der viktorianischen Gesellschaft für das Paranormale. In den 1850er-Jahren startete er eine Kampagne gegen Pseudowissenschaft und Spiritismus. Er meinte, dass das Schulsystem unzureichend sei, weil auch viele gebildete Menschen der Scharlatanerie anheimfallen. Wir stehen heute noch vor der gleichen Situation. Michael Faraday starb 1867 in seinem Haus und wurde auf dem Highgate Cemetery begraben.

Online-Material: **Michael Faraday/Spiritismus**
1. „Genius of Britain Episode 3." Channel 4, 2010, https://www.imdb.com/title/tt1673443.
2. „Michael Faraday (1791–1867)." BBC, 2014, http://www.bbc.co.uk/history/historic_figures/faraday_michael.shtml.
3. „The First Electric Motor." ScienceOnline, 7.2.2015, https://www.youtube.com/watch?v=8LTP49d7KF8.
4. Hong, J. „I Asked Psychics to Connect with My Non-Existent Dead Sister." VICE, 5.6.2015, https://www.vice.com/en_ca/article/vdxeqb/i-asked-psychics-to-connect-with-my-non-existent-dead-sister.
5. „Michael Faraday." Science History Institute, 5.12.2017, https://www.sciencehistory.org/historical-profile/michael-faraday.
6. Waschkau, A. & Waschkau, A. „Folge 230: Die Fox-Schwestern." Hoaxilla Podcast, 31.5.2019, https://hoaxilla.com/hoaxilla-230-die-fox-schwestern.

2.3 P. T. Barnum und der Humbug

Phineas Taylor Barnum (siehe Abb. 2.5), der Prinz des Humbugs, leitete dreiundzwanzig Jahre lang *Barnum's American Museum* am Broadway in Manhattan, New York City, das eine Kombination aus Zoo, Museum, Wachsfigurenkabinett, Kuriositätenkabinett, Theater und völkerkundlicher Ausstellung war. Er war auch der Entdecker und Manager einiger Künstler*innen. 1842 entdeckte er den kleinwüchsigen Zirkuskünstler und Schauspieler Charles S. Stratton (1838–1883), der von nun an unter dem Namen *General Tom Thumb* aufzutreten pflegte. Dieser lernte singen, tanzen und das Imitieren bekannter

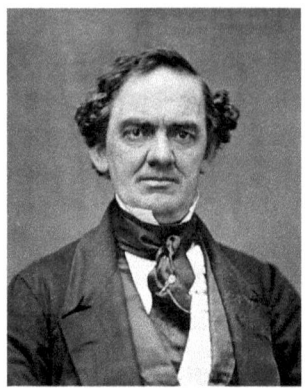

Abb. 2.5 Phineas T. Barnum (Zirkuspionier, Politiker; * 5.7.1810, Connecticut, † 7.4.1891, ebenda). Führte ein Museum, das jedem Geschmack etwas bieten konnte. Er war ein Schwindler, setzte Humbug in die Welt, aber er war auch ein Aufdecker von Schwindel und Betrug. Und er schrieb einen Geldpreis für den Nachweis paranormaler Fähigkeiten aus. (By unattributed – Harvard Library, Public Domain, https://commons.wikimedia.org/w/index.php?curid=47588191)

Personen. 1844 gingen sie auf Europa-Tournee, wo *General Tom Thumb* in London und in Paris sogar den königlichen Familien vorgestellt wurde. Barnum machte auch aus der schwedischen Opernsängerin Jenny Lind (1820–1887) über Nacht einen internationalen Star, die *schwedische Nachtigall*. Als sie 1846 in Wien auftrat, war der Dichter Franz Grillparzer von ihr begeistert. Barnum organisierte ihr Merchandising, was damals noch ungewöhnlich war, und eine zweijährige US-Tournee. So hatte der Starrummel ein bis dato unbekanntes Ausmaß erreicht.

2.3.1 Humbug

There's a sucker born every minute.
(Jede Minute wird ein Dummkopf geboren.)
  - P. T. Barnum

Barnum's American Museum konnte jedem Geschmack etwas bieten „a little something for everybody". Es beinhaltete ausgestopfte Vögel, exotische Musikinstrumente, eine Sammlung von Rüstungen, die Gipsbüste eines „Kannibalenhäuptlings", verschiedenste Automaten, mechanische Figuren und einen Hund, der eine Strickmaschine bediente. Mumien, Skelette, wilde

Tiere, ein Flohzirkus, eine bärtige Lady, sich ständig streitende siamesische Zwillinge, ein Bauchredner und eine Handleserin vervollständigten das Angebot an exotischen Exponaten. Jedoch gab es nicht einmal ansatzweise den Versuch einer wissenschaftlichen Gliederung der Exponate. Bei manchen davon wäre dies sicher möglich und sinnvoll gewesen, denn das Museum befasste sich auch mit Wissenschaft, Geschichte und Kunst.

Es gab darin jedoch auch eine „Fiji-Meerjungfrau", eine Montage bestehend aus dem Oberkörper eines Affen und dem Unterleib eines großen Fisches. Barnum stellte auch einen Baumstamm aus, auf dem angeblich schon die Jünger von Jesus gesessen hatten. Und er akquirierte „Azteken-Kinder" bei einem nahegelegenen Hospital für geistig behinderte Menschen, die tagsüber im Museum ausgestellt wurden. Abends brachte er sie wieder zurück.

Schon zu Beginn Barnums Karriere als Schausteller begab sich eine für heutige Verhältnisse ähnlich unfassbare Geschichte. Er behauptete, 1835 auf die angeblich einhunderteinundsechzig Jahre alte Amme George Washingtons gestoßen zu sein, die er in New York City als seine erste große Attraktion ausstellte. Die Wahrheit aber ist, dass er eine gebrechliche, blinde Sklavin namens Joice Heth (1756–1836) kaufte und sie allerlei Anekdoten aus Washingtons Leben erzählen ließ. Den Einkaufspreis hatte er bald eingespielt. Als nach einigen Monaten das Interesse an ihren Darbietungen abgenommen hatte, setzte er das Gerücht in die Welt, dass seine Amme Washingtons ein Automat sei. Daraufhin kamen wieder mehr Besucher in sein Museum. Nach ihrem Tod organisierte er eine öffentliche Obduktion, um die Frage über ihr Alter zu beantworten. Es nahmen weit über tausend zahlende Zuschauer*innen daran teil. Die Obduktion ergab ein Alter von maximal achtzig Jahren, woraufhin Barnum meinte, dass die Leiche nicht Joice Heth sei, denn diese toure gerade durch Europa. Später gab er zu, dass auch dies ein Hoax gewesen war.

Im Juli 1865 wurde sein Museum in einem der spektakulärsten Brände New Yorks vom Feuer vernichtet. Er eröffnete es wieder, doch es fiel 1868 erneut einem Feuer zum Opfer. Danach ging er, im Alter von sechzig Jahren, ins Zirkusgeschäft. Er fusionierte mit dem Schausteller James A. Bailey zu einem Wanderzirkus namens *Barnum and Bailey: The Greatest Show on Earth*, der bis 2017 bestand.

Auch nach dem Ende seines Museums blieb Barnums Dreistigkeit ungebrochen. 1869 vergrub jemand in Cardiff, New York eine Gipsstatue eines über drei Meter großen Riesen, die als der *Riese von Cardiff* bekannt wurde. Dabei handelt es sich um eine der größten wissenschaftlichen Fälschungen in der Geschichte der nordamerikanischen Archäologie. Der Atheist George Hull stellte das Objekt her, um biblischen Kreationist*innen, die glauben, dass es in alter Zeit Ries*innen auf der Erde gab (GEN 6, 4), einen Streich zu spielen. Hull erwarb einen Gipsblock in Iowa, ließ ihn in Chicago behauen, benutzte Säuren, Farben und Stahlnadeln, um ihn altern zu lassen, und transportierte die Statue mit der Bahn, um sie auf dem Gelände seines Verwandten und Komplizen William Newell zu vergraben. Die beiden warteten ein Jahr und heuerten dann einen Brunnengräber an, der den Riesen im Oktober 1869 „entdeckte". Newell stellte ein Zelt über den Riesen und verlangte Eintrittsgeld von den zahlreichen Besucher*innen, die den Riesen sehen wollten. Einige Tage nach dem Fund konnte man den Schwindel aufdecken, jedoch verteidigten einige Theologen und Prediger seine Echtheit.

Barnum war einer der ersten Besucher*innen am Fundort. Erst nachdem sich der Riese als Fälschung entpuppt hatte, begann er, mit einem eigenen Duplikat der Fälschung Tourist*innen anzulocken. Nachdem das Interesse der Öffentlichkeit an der eigentlichen Fälschung abgeflaut war, entwickelte sich Barnums Duplikat zum Publikumsmagneten. Er hatte den Sinn gezielter Promotion sehr gut verstanden. All seine Ausstellungen und Zirkustourneen wurden mit viel Aufwand von ihm beworben und in allen lokalen Zeitungen wurde jedes Mal „die größte Sensation aller Zeiten" angekündigt.

2.3.2 Der Barnum-Effekt

Sie sind auf die Zuneigung und Bewunderung anderer angewiesen, neigen aber dennoch zu Selbstkritik. Ihre Persönlichkeit weist einige Schwächen auf, die Sie aber im Allgemeinen ausgleichen können. Beträchtliche Fähigkeiten lassen Sie brachliegen, statt sie zu Ihrem Vorteil zu nutzen. Äußerlich diszipliniert und selbstbeherrscht, neigen Sie dazu, sich innerlich ängstlich und unsicher zu fühlen. Mitunter zweifeln Sie stark an der Richtigkeit Ihres Tuns und Ihrer Entscheidungen. Sie bevorzugen ein gewisses Maß an Abwechslung und Veränderung und sind unzufrieden, wenn Sie von Verboten und Beschränkungen eingeengt werden. Sie sind stolz auf Ihr unabhängiges Denken und nehmen anderer Leute Aussagen nicht unbewiesen hin. Doch finden Sie es unklug, sich anderen allzu bereitwillig zu öffnen. Manchmal verhalten Sie sich extrovertiert, leutselig und aufgeschlossen, dann aber auch wieder introvertiert, skeptisch und zurückhaltend. Manche Ihrer Erwartungen sind ziemlich unrealistisch.

- Bertram R. Forer

Der US-amerikanische Psychologe und Wissenschaftsphilosoph Paul E. Meehl (1920–2003) benannte nach Barnum den Effekt, dass Menschen dazu neigen, vage und allgemeingültige Aussagen über die eigene Person als zutreffende Beschreibung zu akzeptieren. Man nennt dies auch Täuschung durch persönliche Validierung. Später nannte man diesen Effekt auch den Forer-Effekt nach dem US-amerikanischen Psychologen Bertram R. Forer (1914–2000), der psychologische Studien durchführte, um ihn wissenschaftlich zu erforschen. Schon vor Forer war dieser Effekt bekannt und auch schon eingehend untersucht worden. Die Psychologen H. Krüger und K. Zietz führten 1933 Experimente zum sogenannten Verifikationsproblem durch. Jedem*r Proband*in wurde vorgegaukelt, dass man ein Persönlichkeitsgutachten aufgrund seiner*ihrer Grafologie, also seines*ihres Schriftbildes, gemacht habe. Jedoch erhielt jede*r Proband*in einen Standardtext mit typischen Barnum-Aussagen. Alle waren sehr zufrieden und bewerteten es mit „völlig zutreffend" bzw. „im Wesentlichen richtig". Barnum-Aussagen sind generelle Aussagen, die jedem Geschmack etwas zu bieten wissen. Sie sind immer wahr, da sie oft als „Sowohl-als-auch"-Aussagen formuliert sind. Sie sind spezifisch unspezifisch, so unklar wie möglich formuliert, nichts- und allessagend.

Auch in der Astrologie (siehe Abschn. 2.1.2) leisten Barnum-Aussagen gute Dienste. Der französische Psychologe, Statistiker und Astrologe Michel Gauquelin (1928–1991) wollte die Validität der Astrologie demonstrieren, aber stand ihr durchaus skeptisch gegenüber. 1968 schickte er ein „ganz persönliches Horoskop" an einhundertfünfzig Personen, die er über ein Zeitungsinserat angeworben hatte. Aber wie bei Forers Experimenten gab es auch da einen Haken. Alle Teilnehmer*innen erhielten das Persönlichkeitsprofil eines Serienmörders, das von einem Astrologen anhand der Daten des Mörders erstellt worden war. Der Astrologe wusste jedoch nicht, um wessen Daten es sich dabei handelte. Gauquelin bat die Versuchspersonen um Bewertungen ihrer „individuellen" Profile, die äußerst positiv ausfielen. Vierundneunzig Prozent erkannten ihre Persönlichkeit darin wieder und neunzig Prozent fanden die Beschreibung sehr passend. In den 1980er-Jahren wiederholte er dieses Experiment, wiederum per Inserat, und erhielt dieselben hohen Zustimmungen.

P. T. Barnum war voll und ganz Amerikaner, der aus nichts und ein paar Tricksereien Geld machen konnte. Er war eine Größe der Unterhaltungsindustrie, der für heutige Begriffe zweifelhafte Vorführungen präsentierte, aber als typischen Betrüger kann man ihn keinesfalls betrachten. Barnum war nicht nur jemand, der selbst zur Unterhaltung seiner Kund*innen Humbug in die Welt setzte, er setzte sich auch dafür ein, Humbug zu entlarven. Er verachtete spiritistische Medien, die mit betrügerischen Absichten Geld zu machen versuchten. Als der Geisterfotograf William H. Mumler (1832–1884) des Betruges angeklagt wurde, wurde Barnum in den Zeugenstand gerufen. Geisterfotograf*innen, die Bilder aufnahmen, die auch ein Abbild bzw. den Schleier eines Abbildes einer verstorbenen Person zeigten, waren damals hoch in Mode, und Mumler war dafür recht bekannt geworden. Er stellte unabsichtlich eine Geisterfotografie von sich und dem Geist seines verstorbenen Cousins her, woraufhin er seinen Beruf als Graveur aufgab, um sich in einem neuen Feld zu betätigen. Vor Gericht ging es um sein Bild von Mary Todd Lincoln mit dem Geist ihres Mannes Abraham Lincoln. Barnum konnte erklären, wie man Geisterfotos auch ganz ohne Geister herstellen kann. Er zeigte sogar ein Geisterfoto von Abraham Lincoln und ihm selbst, das er bei einem Daguerreotypisten, einer frühen Form eines Fotografen, hatte machen lassen. Geisterfotograf*innen benutzten präparierte Fotoplatten und die Technik der Doppelbelichtung; heutige Geisterfotograf*innen müssten nur einen Kurs in digitaler Grafikbearbeitung besucht haben. Mumlers Aktivität wurde klar als Humbug bezeichnet, er wurde zwar für nicht schuldig befunden, aber seine Karriere als Geisterfotograf war dahin. Seine Fotos sind heute noch berühmt.

Barnum war ein Vorgänger Harry Houdinis (siehe Abschn. 2.6) und James Randis (siehe Abschn. 2.12), die ebenfalls berühmte Aufdecker von Schwindler*innen gewesen sind. Sein Buch *The Humbugs of the World* von 1865 enthielt auch das Angebot eines Preises von fünfhundert US-$ für den Nachweis der Kommunikation mit Toten. Ich wüsste nicht, dass sich jemand dieses Preisgeld jemals abholen konnte.

Barnums Methoden, Aufsehen zu erregen, sind – aus heutiger und auch aus damaliger Sicht – moralisch fragwürdig. Aber er ging auch gegen Betrug vor und er hatte auch eine selbstlose Seite. Er spendete einen Teil seines Vermögens an Forschungseinrichtungen und humanitäre Einrichtungen und unterstützte den Kampf gegen den Alkoholismus und die Sklaverei. Von 1875 bis 1876 war er zudem Bürgermeister der Stadt Bridgeport, Connecticut. Phineas Taylor Barnum erlitt 1890 einen Schlaganfall während einer Vorstellung und starb im April 1891 an dessen Folgen.

Online-Material: **P. T. Barnum**
1. „The Lost Museum." American Social History Productions, Inc., 2015, http://lostmuseum.cuny.edu.
2. McGrath, J. „How P.T. Barnum Worked." HowStuff-Works, 2017, http://entertainment.howstuffworks.com/arts/circus-arts/p-t-barnum.htm.
3. Iken, K. „Wie ‚König Humbug' die Welt das Gaffen lehrte." Der Spiegel, 4.1.2018, https://www.spiegel.de/geschichte/p-t-barnum-koenig-humbug-und-showbiz-erfinder-a-1184262.html.
4. Assarian, S. „5 People Who Used Magic To Publicly Debunk Fraudsters." HowStuffWorks, 6.6.2018, https://www.themodernrogue.com/articles/2018/6/5/5-people-who-used-magic-to-publicly-debunk-fraudsters.

5. „P. T. Barnum." Biography.com Editors/A&E Television Networks, 6.2.2019, http://www.biography.com/people/pt-barnum-9199751.
6. Hemmer, R. & Meßner, D. „Folge 328: P. T. Barnum und die größte Show der Welt." Geschichten aus der Geschichte Podcast, 5.1.2022, https://www.geschichte.fm/archiv/gag328.
7. „P. T. Barnum: Das legendäre Leben eines Zirkus-Narren." Circus-weltweit.de, 2024, http://www.circus-weltweit.de/p_t_barnum.

2.4 James Joule und die Energie

Um uns auf die Analyse einiger Pseudowissenschaften vorzubereiten, werden wir nun den zentralen Begriff der Physik, die Energie (gr. enérgeia „Wirksamkeit", „Verwirklichung" [1, 284]), näher betrachten. Die Wortfolge „die Energie" hat in der Physik die exakt gleiche Bedeutung wie die Wortfolge „die Fähigkeit, Arbeit zu verrichten, Strahlung auszusenden oder Hitze zu erzeugen". Der Begriff der Energie wurde relevant, als man Fremdenergie zu nutzen lernte.

Der britische Bierbrauer und Physiker James Prescott Joule (siehe Abb. 2.6) konnte als Erster die Energie als solche verstehen, indem er Messungen der Energieumwandlung mit bis dato unerreichter Genauigkeit anstellte. Er war der Sohn eines Brauereibesitzers und leitete *Joule's Brewery* auch. Seit seiner Kindheit litt er an einer Wirbelsäulenerkrankung, weshalb er Privatunterricht erhielt. Ab 1834 war der englische Chemiker und Physiker John Dalton (1766–1844) sein Lehrer, bei dem er Mathematik und Naturwissenschaften studierte.

James Joule verlor bei einem Experiment seine Augenbrauen, ließ Drachen bei Gewitter steigen, wie auch Benjamin Franklin (1706–1790) es tat, und traktierte ein Dienstmädchen mit Elektroschocks. Er steigerte die Spannung so weit, bis sie bewusstlos wurde. Nun, das war weder feministisch noch sozial gerecht.

1837 begann er, sich ein Labor im Keller seiner Brauerei einzurichten. Er untersuchte verschiedenste Bereiche der Physik und erkannte, dass die Energie eine universelle Erhaltungsgröße ist. Hierfür nutzte er auch einen batteriebetriebenen Elektromotor, der auf die Arbeiten Alessandro Voltas und Michael Faradays (siehe Abschn. 2.2) zurückging. Er beobachtete, dass die mechanische Leistung des Motors schwach war und dass die Leitungsdrähte sich erwärmten. Auf diese Beobachtung geht das Gesetz zurück, dass die erzeugte Wärme

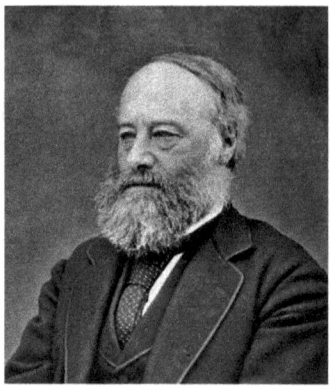

Abb. 2.6 James P. Joule (Brauer, Physiker; *24.12.1818, Manchester, † 11.10.1889, ebenda). Erforschte die Energie und ihre Wandlungsfähigkeit, ausgehend von Fragen des Maschinenbaus und des Brauereiwesens. Später dehnte er seine Arbeit auch auf die Elektrizität aus und konnte die Energie als zentrale Erhaltungsgröße erkennen. (By Henry Roscoe – The Life & Experiences of Sir Henry Enfield Roscoe (Macmillan: London and New York), p. 120, Public Domain, https://commons.wikimedia.org/w/index.php?curid=3119134)

proportional zum Quadrat des Stromes ist. Er baute auch rein mechanische Apparate, die ein Seil verwendeten, um die Fallenergie eines Gewichtes in eine Rotation umzuwandeln. Mit der Rotation bewegte er einen Wassersprudler, der dadurch das Wasser in einem Gefäß erwärmte. Er entwickelte sehr genaue Thermometer, um diese minimale Erwärmung messen zu können. So konnte er die Energiebilanz für verschiedene Arten der Energieumwandlung berechnen.

2.4.1 Energie und Leistung

Anfang des 18. Jahrhunderts wurde die Dampfmaschine vom englischen Erfinder Thomas Newcomen (1663–1729) erfunden. Eine wesentliche technische Verbesserung konnte der schottische Erfinder James Watt (1736–1819) erzielen, welche den Wirkungsgrad von Dampfmaschinen steigerte, was der industriellen Revolution den Weg ebnete. Er definierte auch ein Maß für die Leistungsfähigkeit dieser neuen Maschine, indem er errechnete, wie viele Pferde sie ersetzen konnte.

Zuerst ersetzten Dampfmaschinen Wasserräder und Windräder im Kohlebergbau und dienten zum Antrieb von Textilmaschinen. Sie waren also ortsfest in einer Fabrik montiert. James Watt gelang es, die Maschine so zu verkleinern, dass sie im Verkehr eingesetzt werden konnte. Es gab Dampfschiffe, Dampflokomotiven und Lokomobile. Ein Lokomobil war eine Dampfmaschine, die auf einem Wagen Platz fand. Man konnte sie so zum Einsatzort schieben – selbst fahren konnte sie zunächst nicht. Erst später wurden auch Dampfautomobile konstruiert. Selbst das erste Luftschiff wurde mit einer Dampfmaschine angetrieben. Eine Dampflok erreichte Geschwindigkeiten bis ca. 30 km/h. Kritiker*innen meinten damals, dass so hohe Geschwindigkeiten auf alle Fälle tödlich für den menschlichen Körper sein müssen. Heute haben Menschen eher Angst vor einem Weltuntergang, der am *CERN* verursacht werden könnte (siehe Abschn. 3.1), vor bösen Mobilfunkstrahlen (siehe Abschn. 5.2) oder vor Chemtrails (siehe Kap. 1).

Es konnte jedoch noch niemand genau erklären, wie eine Dampfmaschine funktioniert – es gab keine Theorie dafür. Der französische Physiker und Ingenieur Nicolas L. Carnot (1796–1832) lieferte 1824 die erste theoretische Arbeit über die Dampfmaschine. Vor ihm konnte man, wie auch James Watt, die Dampfmaschine nur empirisch, also durch Versuch und Irrtum, verbessern. Man konnte keine Modellrechnungen mit Papier und Bleistift anstellen. Weiterentwicklung war teuer, unsicher und langsam. Durch Carnots Erkenntnisse konnte man, ohne in die Werkstatt zu gehen, gewisse Aspekte der Maschine vorab auf dem Papier optimieren.

Joules Experimente der Energieumwandlung blieben, wie auch Carnots Theorie der Dampfmaschine, lange Zeit unbeachtet. Erst der britische Physiker William Thomson, 1. Baron Kelvin (1824–1907) nahm sie ernst. Schon als junger Professor erforschte er die Natur der Wärme und entwickelte eine Temperaturskala. Thomson konnte die theoretischen Arbeiten Carnots und die praktischen Messungen Joules vereinigen. Joule und Thomson wurden Freunde und arbeiteten fortan zusammen. Sie erweiterten ihre Experimente auch auf Gase. Der Joule-Thomson-Effekt, also die Abkühlung eines Gases bei seiner Ausdehnung, wird heute noch zur Verflüssigung von Gasen verwendet.

Lord Kelvin entwickelte auch eine Methode, um das Alter der Erde zu berechnen: Er schätzte es auf etwa einhundert Millionen Jahre, indem er die in der Erde vorhandene Wärme abschätzte und die Abkühlungsdauer berechnete. Kelvin wusste nichts von der Radioaktivität im Erdinneren und unterschätzte daher die gesamte Wärmeenergie massiv. Er wusste jedoch, dass die Evolution nach Darwin weit mehr als ein paar Dutzend Millionen Jahre benötigt und postulierte deshalb, dass das Leben durch einen Meteoriten auf die Erde gekommen sei. Heute kennen wir das Alter des Universums, etwa vierzehn Milliarden Jahre, und das Alter der Erde, etwa viereinhalb Milliarden Jahre, die durch mehrere unabhängige Methoden bestimmt wurden. Lord Kelvins Methode ist immer noch gültig, jedoch hat sich herausgestellt, dass die Menge der verfügbaren Wärmeenergie im Erdinneren viel größer ist als von ihm ursprünglich angenommen.

Die Arbeiten des schottischen Physikers und Chemikers Joseph Black (1728–1799) führten zur Erkenntnis, dass Temperatur und Wärmeenergie zwei verschiedene Größen sind. Black konnte zeigen, dass schmelzendes Eis, das von einer Flamme Energie bezog, trotzdem auf einer Temperatur von exakt null Grad Celsius blieb. Heute weiß man, dass, während die Temperatur konstant bleibt, die Energiezufuhr dazu verwendet wird, die Eiskristalle aufzulösen.

Um ein bisschen mehr Formelwerk zu produzieren, werde ich jetzt ein paar Arten der Energie, die bisher bekannt sind, vorstellen. Ich hoffe, dass die paar Formeln bei euch keine negativen Energien hervorrufen werden. Energie ist teuer. Ich werde euch an einigen Beispielen zeigen, was man mit einer Kilowattstunde, also mit einer Energie von 3,6 MJ, so alles machen kann.

Potenzielle Energie
Wenn eine Masse m auf der Oberfläche eines Planeten oder eines ähnlichen Körpers um eine Höhe h angehoben werden soll, so ist dafür die potenzielle Energie $E_{pot} = m \cdot g \cdot h$ aufzuwenden. Die Masse m nimmt im Gegenzug die Energiemenge E_{pot} auf, somit wurde die Energie nur umgewandelt, nicht aber erzeugt oder vernichtet. Auf der Oberfläche unseres Klasse-M-Planeten ist die Fallbeschleunigung $g = 9{,}81\,\text{m/s}^2$ und nimmt nach oben hin ab. Somit ist man im Weltall schwerelos bzw. annähernd schwerelos. Mit einer Kilowattstunde kann eine Person, also ca. einhundert Kilogramm Masse, um $E_{pot}/(m \cdot g) = 3{,}6 \cdot 10^6/981 = 3{,}67\,\text{km}$ angehoben werden.

Kinetische Energie
Wenn eine Masse auf die Geschwindigkeit v beschleunigt werden soll, so ist dafür die kinetische Energie $E_{kin} = m \cdot v^2/2$ aufzuwenden. Beachte, dass die kinetische Energie nichts mit der Schwerkraft der Erde zu tun hat. Auch ein Raumschiff im Weltall zu beschleunigen, kostet Energie. Selbstverständlich nimmt dann diese Masse eine Energieportion von E_{kin} auf. Mit einer Kilowattstunde kann eine Person, also ca. einhundert Kilogramm Masse, auf eine Endgeschwindigkeit von $\sqrt{(2 \cdot E_{kin}/m)} = \sqrt{(7{,}2 \cdot 10^6/100)} = 268{,}3\,\text{m/s}$ bzw. 966 km/h beschleunigt werden.

Kalorische Energie
Wenn eine Masse m, die aus einem Material mit der spezifischen Wärmekapazität s besteht, um eine Temperatur von Θ Kelvin erwärmt werden soll, so ist dafür eine kalorische Energie von $E_{cal} = m \cdot s \cdot \Theta$ aufzuwenden. Die spezifische Wärmekapazität s für z. B. Wasser beträgt 4182 J/(kg K). Mit einer

Kilowattstunde können 100 kg Wasser um $E_{cal}/(m \cdot s) = 3{,}6 \cdot 10^6/418.200 = 8{,}6°$ erhitzt werden.

Leistung

Kommen wir zum Begriff der Leistung, $P = E/T$, also Arbeit in der Zeit. Die Einheit der Leistung ist ein Watt bzw. ein Joule pro Sekunde und sie ist nach James Watt benannt. Somit können wir die Definition einer Pferdestärke verstehen. Watt wählte ein Grubenpferd als Referenz, da er Dampfkraftmaschinen an Bergwerksbetreiber*innen vermieten wollte. Ein typisches Pferd kann 550 Pfund über eine Höhe von einem Fuß in einer Sekunde heben. Heute ist eine Pferdestärke als jene Leistung definiert, die man benötigt, um 75 kg auf der Erdoberfläche mit einer Geschwindigkeit von einem Meter pro Sekunde zu heben. Somit ergibt sich $1 \, PS = m \cdot g \cdot v = 735$ Watt. Ein PS ist also ca. 3/4 kW. Die Leistung eines Autos wird traditionell in PS angegeben, eine Angabe in Kilowatt wäre jedoch moderner. Vielleicht ist der Grund für die Beibehaltung der Leistungsangabe in PS, dass die Zahl in PS größer ist als die Zahl in Kilowatt.

Elektrische Leistung

Eine elektrische Batterie, z. B. der Akku eines Elektroautos, die die Gleichspannung U Volt und einen Strom I Ampere liefert, bietet eine Leistung von $P_{el} = U \cdot I$ Watt an. Die Definition der elektrischen Leistung und Energie ist nicht direkt mit einer Masse verbunden. Sie beschreibt lediglich das Vermögen einer elektromagnetisch-mechanischen Maschine, eine gegebene Masse m zu beschleunigen, zu heben oder zu erwärmen.

Elektromagnetische Energie kann auch in der Form von Strahlung auftreten. Eine elektromagnetische Welle mit einer elektrischen Feldstärke von E Volt pro Meter und einer magnetischen Feldstärke von H Ampere pro Meter transportiert, wenn sie durch die Fläche von A Quadratmetern dringt, eine Leistung $P_{em} = E \cdot H \cdot A$ Watt. In unserer vereinfachten Mathematik entspricht das Produkt $E \cdot H$ der Leistungsdichte der Strahlungsquelle und wird in der Einheit $1 \, W/m^2$ angegeben. Um dies mathematisch genau verstehen zu können, muss man wissen, dass eine elektromagnetische Welle ihre Leistung in Ausbreitungsrichtung transportiert.

Nun können wir auch verstehen, wie viel der Leistung einer punktförmigen Quelle, z. B. der Sonne, im Abstand r, wo sich ein Empfänger, z. B. unsere Hautoberfläche, befindet, ankommt. Der Sender gibt die Gesamtleistung P gleichförmig in eine ihn umgebende Kugelfläche mit Radius r ab. Auf der Kugeloberfläche ergibt sich eine gewisse Leistungsdichte. Wenn sich der Radius verdoppelt, so vervierfacht sich die zugehörige Kugelfläche und die

Leistung pro Quadratmeter sinkt auf ein Viertel. Ob der Sender die Sonne oder ein technisches Gerät ist, ist unerheblich, wobei man beachten muss, dass eine Antenne nicht in alle Richtungen gleich stark strahlt. Aber das Gesetz „doppelter Abstand bedeutet ein Viertel der empfangenen Leistung" bleibt bestehen.

2.4.2 Die Energieerhaltung

Der Energieerhaltungssatz drückt die Erfahrungstatsache aus, dass die Energie eine Erhaltungsgröße ist, dass also die Gesamtenergie eines abgeschlossenen Systems sich nicht mit der Zeit ändert. Energie kann zwischen verschiedenen Energieformen umgewandelt werden, beispielsweise von Bewegungsenergie in Wärmeenergie. Außerdem kann sie aus einem System heraus oder in ein System hinein transportiert werden, es ist jedoch nicht möglich, Energie zu erzeugen oder zu vernichten. Die Energieerhaltung gilt als wichtiges Prinzip aller Naturwissenschaften.
 - Wikipedia

Thomson lieferte auch wesentliche Beiträge zu den Hauptsätzen der Thermodynamik, welche aussagen, dass Energie eine Erhaltungsgröße ist und dass es kein Perpetuum mobile (lat. perpetuum mobile „(etwas) sich ständig Bewegendes") gibt. Das universelle Gesetz der Energieerhaltung wurde erst in der Mitte des 19. Jahrhunderts erkannt, jedoch wird die Energieerhaltung bereits von der Newton'schen Mechanik (siehe Abschn. 2.1.1), die wesentlich älter ist, erfüllt. Auch die relativistische Physik erfüllt die Energieerhaltung. Man kann zwar noch keine Raketen bauen, die schnell genug fliegen, um es nachzumessen, aber die Teilchen in einem Beschleuniger sind relativistisch zu betrachten. Auch Werner Heisenberg musste mathematisch beweisen, dass seine neue Quantentheorie der Energieerhaltung genügt, ansonsten hätte sie keine Gültigkeit erlangen können. Sie tut es und sie beschreibt die Quantenwirklichkeit hervorragend genau.

2.4.3 „Energie"

Nennen wir noch die ominöse „Lebensenergie" E_{vit}, die immer null zu sein scheint. Bis jetzt ist sie immer exakt gleich null Joule, unabhängig von Leben oder Tod (siehe Abschn. 2.11.1). In den Naturwissenschaften wie der Physik, der Chemie oder der Biologie wird sie nicht gebraucht. Sie ist nicht da und sie fehlt nicht. Lebensenergie kann alles zwischen Energie, Atem, Hauch, Fluidum, Luft, Gas, Dampf, Feinstoff, Atmosphäre, Kraft oder Temperament bedeuten. An dieser Vielfalt sieht man jedoch bereits, dass dieser möglicherweise Jahrtausende alte Begriff mit einer wohldefinierten Fähigkeit, Arbeit zu verrichten, Strahlung auszusenden oder Hitze zu erzeugen, nichts zu tun hat.

Nichtsdestotrotz wird jener bedeutungslose Begriff von traditionellen Medizinsystemen aus Fernost bemüht. In China nennt man es Qì oder Ch'i, in Japan Ki, in Korea Gi und in Indien Prana (sanskr. prāṇa „Lebensatem", „Lebenshauch"). Laut alten asiatischen Lehren habe der Mensch sieben Chakren (sanskr. cakra „Rad", „Diskus", „Kreis"), also „Energiezentren", die durch Nadis (sanskr. nāḍi „Kanal", „Röhre"), also „Energieleitbahnen" verbunden seien. Darin zirkuliere das Ch'i. Da diese Philosophien bzw. Denksysteme sehr alt sind, müssen sie auch wahr sein – könnte man meinen. Diese Lebensenergie ist auch ein Begriff aus der nichtwissenschaftlichen europäischen Lehre des Vitalismus [33] (lat. vita „Leben"). Auf dem Planeten Bajor, der der *Vereinigten Föderation der Planeten* beitreten will, nennt man diese Energieform „Pagh". Die bajoranische Spiritualität und Kultur wurden über Jahrtausende von den Wurmlochwesen, die als eine „zeitlose, raumlose Spezies" modelliert werden, beeinflusst. Da die Wurmlochwesen in *Star Trek* real sind, ist aus dieser Perspektive auch das Pagh real.

Das Wort Energie hat von der Wissenschaft eine exakt definierte Bedeutung erhalten. Alle Sätze, die ihre Bedeutung verlieren, wenn man das Wort „die Energie" durch „die Fähigkeit, Arbeit zu verrichten, Strahlung auszusenden oder Hitze zu erzeugen" ersetzt, sind an sich bedeutungslos. Solche Sätze wären ja nicht der Rede wert, wenn sie nicht von Heilpraktiker*innen [26], Schaman*innen, Geistheiler*innen (siehe Abschn. 6.1) oder spirituellen Lebensberater*innen aller Art ständig in Verkaufsgesprächen benutzt werden würden, ohne jedoch etwas zu bedeuten. Erwähnenswert ist auch noch das pseudomedizinische Gewerbe der Energiemedizin bzw. der Energetik [44], das z. B. in Österreich offiziell anerkannt ist. In Gesprächen mit pseudomedizinischen Heiler*innen und Berater*innen wird das Wort Energie viel häufiger benutzt als bei einer Vorstandssitzung des größten Stromerzeugers der Welt.

Moderne Esoteriker*innen benutzen gerne die an sich ebenfalls bedeutungslosen Floskeln „gute" oder „positive" Energie und „schlechte" oder „negative" Energie. Mit „böser" oder „negativer" Energie werden oft die bohrenden Fragen skeptischer Diskussionspartner*innen bezeichnet, die nicht gewillt sind, esoterische Behauptungen einfach so hinzunehmen.

Wir können Gravitationswellen (siehe Abschn. 3.4) aus dem Universum messen, die eine sehr kleine Energie zu uns transportieren, aber die ominöse Lebensenergie bleibt uns verborgen. Wenn es diese geheimnisvolle Lebensenergie Ch'i oder Qì in der Tat gäbe, so müsste man sie in der Einheit Joule messen können. Da die Energiebilanz des Systems Mensch genau bestimmbar ist, müsste eine fehlende Energie feststellbar sein. Diese fehlende Energieportion, sobald sie gefunden wird, könnte dann in der Tat das Ch'i, das Qì, sein!

Die Energiebilanz des Systems Mensch ist jedoch korrekt, bis heute ist die Annahme einer Lebensenergie durch nichts gerechtfertigt und unnötig.

*

James Joule wurde krank und verarmte, weswegen er ab 1878 eine kleine Pension von Königin Victoria gewährt bekam. Seine geistigen Kräfte schwanden und er starb im Oktober 1889 nach langer Krankheit. Die physikalische Einheit der Energie wurde 1978 in Joule umbenannt. Auch Thomson hat viel für die Elektrotechnik geleistet. Auf ihn geht die Methode zur Berechnung des Alters der Erde aus der in ihr gespeicherten Wärmeenergie zurück. 1892 wurde er zum Ritter geschlagen und in den erblichen Adelsstand erhoben. Nach Lord Kelvin ist die Einheit der Temperatur Kelvin benannt.

Online-Material: **James Joule**
1. „James Watt (1736–1819)." BBC, 2014, http://www.bbc.co.uk/history/historic_figures/watt_james.shtml.
2. „James Prescott Joule." Duden Learnattack GmbH, 2024, https://www.lernhelfer.de/schuelerlexikon/physik/artikel/james-prescott-joule.
3. „William Thomson, Baron Kelvin, Scottish engineer, mathematician, and physicist." Encyclopædia Britannica, 2017, https://www.britannica.com/biography/William-Thomson-Baron-Kelvin.
4. Nelson, K. „Physics for Kids: Energy." Ducksters, 2017, http://www.ducksters.com/science/energy.php.

2.5 Richard Hodgson und die Theosophie

Lasst uns hier nochmals auf den Spiritismus, im Besonderen auf die Zeit nach Michael Faraday (siehe Abschn. 2.2.2), eingehen. Wir werden sehen, dass immer weniger Medien ihren Mythos aufrechterhalten konnten, als man damit begann, den Spiritismus wissenschaftlich zu analysieren. Auf diese Weise konnte man noch mehr Schwindeleien aufdecken, aber keinen einzigen paranormalen Effekt finden. Man muss aber auch sagen, dass der Glaube an den Spiritismus trotzdem bestehen blieb.

2.5.1 Spiritismus nach Faraday

The Davenport Brothers und die Seiltricks
Wenig mysteriös blieben die Künste des US-amerikanischen Magierduos *The Davenport Brothers* Ira E. Davenport (1839–1911) und William H. Davenport (1841–1877), die die erfolgreichste spiritistische Show des 19. Jahrhunderts präsentierten. Das Duo behauptete nie selbst, übernatürliche Kräfte zu besitzen, aber sie verneinten solche Fragen auch nicht. Einige ihrer Fans glaubten jedenfalls daran. In ihren Séancen konnten sie allerlei Darbietungen erbringen, während sie gefesselt waren. Die Brüder hatten von 1869 bis 1873 auch einen Mitarbeiter namens Harry Kellar, der später zum bekanntesten amerikanischen Zauberkünstler seiner Zeit wurde. Sie waren in den USA bekannt und gingen während des Bürgerkrieges nach Europa. Es gab aber keinen Anlass zu glauben, dass die Gebrüder Davenport tatsächlich übernatürliche Kräfte besaßen. Einigen berühmten Magier*innen gelang es, ihre Tricks zu kopieren. P. T. Barnum (siehe Abschn. 2.3) befasste sich mit ihnen und schrieb in seinem Buch *The Humbugs of the World* über sie. Der französische Zauberkünstler und Automatenkonstrukteur Jean E. Robert-Houdin beschrieb ihre Tricks und konnte sie auch selbst nachmachen. Über Kellar und Robert-Houdin werden wir im Kapitel über Harry Houdini (siehe Abschn. 2.6) mehr erfahren.

Auch der britische Uhrmacher und Magier John N. Maskelyne (1839–1917) konnte verstehen, wie das „Geisterkabinett" der Gebrüder funktionierte und baute es nach. Er war selbst ein begabter Künstler, der Menschen schweben lassen konnte, weswegen manche Spiritist*innen dachten, er besitze wirklich übernatürliche Kräfte. Da er sich weigerte, seine Tricks zu verraten, blieb der Mythos bestehen. Er war aber nicht nur ein brillanter Magier, der mit seinem Schnurrbart Banjo spielen konnte, sondern er gründete auch ein Komitee, um die Ansprüche auf übernatürliche Kräfte zu untersuchen und Betrug aufzudecken. Er befasste sich auch mit den Tricks Daniel Homes, konnte aber nicht alle Schleier lüften. Daher muss man ihn, neben Harry Houdini, als einen der Väter der skeptischen Bewegung ansehen. Als jedoch der junge Houdini einen Brief an Maskelyne schrieb, um sich als Assistent zu bewerben, erhielt er nur die knappe Antwort, dass keine Stelle frei sei.

Die *The Davenport Brothers* ließen sich fesseln und in ihr „Geisterkabinett" einsperren. Auf dem Boden lagen viele Musikinstrumente, alle außerhalb ihrer Reichweite. Sobald die Séance startete und der Raum abgedunkelt wurde, begannen die Musikinstrumente wie von selbst zu spielen. Manchmal durfte sogar eine*r der Zuschauer*innen währenddessen in das Kabinett, um zu überprüfen, ob die Fesseln auch gut sitzen. Eines Tages war Maskelyne im Publikum und konnte im Streulicht beobachten, wie einer der Brüder eine Glocke läutete. Sie konnten sich also nach Belieben aus den Fesseln befreien und sie danach wieder anlegen. Harry Kellar entwickelte einen eigenen Trick dafür, es dürfte viele Varianten geben, Seile und Knoten zu manipulieren.

Sir Oliver Lodge und Sir Arthur Conan Doyle
Der britische Physiker Sir Oliver J. Lodge (1851–1940), der unabhängig von Heinrich Hertz die elektromagnetische Strahlung entdeckte, eine Zündkerze entwickelte und einen Radiowellendetektor baute, hatte sich ebenfalls zum Ziel gesetzt, einen Beweis für die Kommunikation zwischen dieser und der nächsten Welt zu erbringen. Bei jeder Gelegenheit erklärte er, dass der Tod nicht das Ende sei und dass es höhere Wesen gebe, mit denen man auch in Kontakt treten könne. Durch seine wissenschaftlichen Arbeiten zur elektromagnetischen Strahlung war Lodge davon überzeugt, dass ein Äther (siehe Abschn. 2.7.1) existiert, auf dem die Geisterwelt beruht. 1883–84 machte er seine ersten Erfahrungen in der Parapsychologie (siehe Kap. 7), als er in Liverpool bei Untersuchungen der Telepathie mithalf. 1892 führte er eigene Studien in Pörtschach am See, Kärnten, durch. Er war Fan des hellsichtigen Mediums Annie Brittain. Bei einer Séance machte sie jedoch völlig falsche Angaben über einen Polizisten, der als Bauer verkleidet war.

Der Arzt und Autor Sir Arthur Conan Doyle (1859–1930), der ebenfalls ein Fan des Spiritismus war, erstellte eine Liste von Medien, die von Annie Brittain angeführt wurde. Harry Houdini hingegen meinte nach einem Besuch bei ihr, sie sei nicht überzeugend. Später wurde sie wegen betrügerischer Wahrsagerei verhaftet und verurteilt. Im Gegensatz zur Detektivfigur Sherlock Holmes, der sehr kritisch zu denken vermochte, war sein Erfinder Doyle eher leichtgläubig. Doch das ist verständlich, da er und sein Freund Lodge das Schicksal teilten, im Ersten Weltkrieg einen Sohn verloren zu haben. Sie versuchten, mittels Medien Kontakt zu ihren verstorbenen Söhnen aufzunehmen. Lodge und seine Frau wandten sich an das Trancemedium Gladys O. Leonard (1882–1968), um mit ihrem verstorbenen Sohn Raymond Kontakt aufzunehmen. In einem Buch schrieb Lodge, dass Raymond während der Séancen mit unserer Welt kommunizierte und wie seine Erfahrungen in der Geisterwelt waren. Raymond berichtete, dass es drüben auch Häuser, Bäume und Blumen, aber keinerlei Krankheit gebe. Die im Ersten Weltkrieg gestorbenen Soldaten rauchten Zigarren und tranken Whisky. Lodges Buch wurde heftig kritisiert. Man schrieb, seine Geschichte übertrumpfe alle früheren Erzählungen der medialen Überlieferung in der Dummheit seiner Offenbarungen, wobei der traurigste Teil davon in der Tatsache bestehe, dass ein großer Wissenschaftler das Buch veröffentliche und dafürstehe. Manche seiner wissenschaftlichen Kollegen fragten sich, ob sein Verstand beeinträchtigt sei. Seine Physikerkollegen Heinrich Hertz und Max Planck bekundeten allerdings Interesse an seinen Untersuchungen des Spiritismus. Er stand mit beiden in Kontakt, doch der Spiritismus wurde trotzdem nicht zu einer Wissenschaft. Lodge war überzeugt davon, dass Leonards spirituelle Meisterin „Feda" mit seinem Sohn kommunizierte, gab aber auch zu, dass ein Großteil der Informationen aus dem Jenseits Unsinn war. Als in den 1920er-Jahren die Relativitätstheorien die Äther-Annahme überflüssig machten, wies Lodge Einsteins Arbeiten zurück.

Eusapia Palladino und der schwebende Tisch
Das italienische Medium Eusapia Palladino (1854–1918) konnte angeblich physische Phänomene wie Klopfzeichen, schwebende Tische oder sogenannte ektoplasmatische Materialisierungen hervorbringen.

Es kam damals in Mode, dass ein Medium im Trancezustand angeblich Ektoplasma, auch Teleplasma oder Geistmaterie genannt, absonderte, das den Medien bei Séancen aus den Körperöffnungen strömte und danach auf ebenso magische Art wieder verschwand. Der Begriff des Ektoplasmas geht wohl auf Emanuel Swedenborgs Berichte (siehe Abschn. 2.2.2) zurück, wurde jedoch erst vom französischen Mediziner und Nobelpreisträger Charles R. Richet (1850–1935) geprägt und erlangte schließlich durch die *Ghostbusters* allgemeine Bekanntheit.

Oft wird Ektoplasma durch Mullbinde realisiert. Der Séancenraum ist klarerweise abgedunkelt und so konnte man das angeblich grau-weiße oder rosafarbene, schaumig oder leicht Fäden ziehende Ektoplasma nicht so genau erkennen. Jedenfalls durften sich die damaligen Skeptiker*innen mit diesem Material bzw. mit diesem Trick immer wieder auseinandersetzen. Manche Medien schluckten sogar solcherart Materialien, um sie später wieder auszuspucken. Der Fantasie der Medien und Trickkünstler*innen sind keine Grenzen gesetzt, wenn es um das Verstecken von Utensilien am und im Körper geht.

Im mystischen Halbdunkel spielte ein von Eusapia Palladino beschworener Geist namens „John King" auf einer Spielzeugtrompete, einem Tamburin oder einer Gitarre. Sie konnte diese Phänomene mit hoher Zuverlässigkeit erzeugen, sodass sie die Aufmerksamkeit von Wissenschaftler*innen aus ganz Europa auf sich zog. Sie war eines der am intensivsten untersuchten Medien aller Zeiten und viele Ermittler*innen waren von der Echtheit ihrer Effekte überzeugt. In gutem Licht waren ihre Tricks jedoch erkennbar.

Sir Oliver kam bei Sitzungen in Charles Richets Haus zur „allgemeinen Schlussfolgerung, dass Dinge, die bisher unmöglich waren, tatsächlich geschehen". Er sah „nämlich die Bewegung eines unberührten Objekts in ausreichendem Licht" und er war überzeugt, dass „bestimmte Phänomene, die normalerweise als paranormal angesehen werden, zur Naturordnung gehören, und als Konsequenz daraus, dass diese Phänomene von an Naturwissen interessierten Personen und Gesellschaften untersucht und aufgezeichnet werden müssen." 1894 verfasste er einen Artikel in der Zeitschrift der *Society for Psychical Research* über Eusapias Fähigkeiten.

Die Nobelpreisträger*innen Marie Curie (1867–1923), Pierre Curie (1859–1906) und andere Wissenschaftler*innen hatten 1905 in Paris einigen von Palladinos Sitzungen beigewohnt. Sie fanden Anzeichen von Schummeleien, konnten aber nicht alle ihrer Phänomene erklären. Nach einer steilen Karriere in Europa wurde sie 1909 bei einer Sitzung in den USA vom deutschamerikanischen Psychologen und Philosophen Hugo Münsterberg (1863–1916) entlarvt. Er fühlte den Geist „John King", wie er an seinem Ärmel zupfte. Doch dann ertönte, wie der Wissenschaftler bemerkte, ein markerschütternder Schrei. Einer von Münsterbergs Assistenten hatte sich, flach auf dem Fußboden liegend, mit festem Griff des medialen Fußknöchels bemächtigt, als dieser im Begriff war, nach einem Tisch zu angeln, der programmgemäß hätte levitiert werden sollen. Ihre etwas unhöflichen Manieren und die offensichtliche Neigung zu betrügen, wann immer sie die Gelegenheit dazu erhielt, machten sie zu einer kontroversen Figur.

Die SPR und die Creery Sisters
1855 wurde in Cambridge der *Ghost Club* gegründet, bei dem auch der englische Schriftsteller Charles J. Dickens (1812–1870) Mitglied war. Neben Spiritisten, die wir bereits kennengelernt haben (Sir Oliver Lodge, Sir William Crookes oder Sir Arthur C. Doyle), waren auch Wissenschaftler wie der Mathematiker und Erfinder Charles Babbage (1791–1871) oder der Biologe Sir Julian S. Huxley (1887–1975) Mitglieder. Der Club untersuchte die Kontaktaufnahme mit Toten und ähnliche Phänomene, wie die der *Davenport Brothers*. Doch als Dickens starb, begann der *Ghost Club* sich aufzulösen. Er wurde 1882 neu gegründet, aber die ebenfalls 1882 gegründete *Society for Psychical Research (SPR)* war erfolgreicher. Sie war die erste Vereinigung wissenschaftlich arbeitender Parapsycholog*innen mit dem Ziel, wissenschaftliche Studien anzustellen, wohingegen die Mitglieder des *Ghost Clubs* von der Existenz von Geistern und spiritistischen Phänomenen ohnehin schon überzeugt waren. So waren verstorbene Mitglieder des *Ghost Clubs* immer noch als aktive Mitglieder gelistet.

Neben Geistern befasste sich die *SPR*, wie auch Venkman, Stantz und Spengler, mit der Telepathie (siehe Abschn. 7.2.1). Ihr Ziel war es herauszufinden, ob gewisse Phänomene real waren, möglicherweise auch unerklärlich, oder ob sie durch Schwindelei erzeugt wurden bzw. ob die Untersucher*innen sich hatten täuschen lassen. Wir werden sehen, dass Letzteres nicht selten der Fall war.

Sogar Heinrich Hertz und Nobelpreisträger*innen, darunter Marie Curie oder Brian Josephson, waren bzw. sind Mitglied. Ihre Gründung geht auf den Journalisten und Spiritisten Edmund Rogers (1823–1910) und den Physiker Sir William F. Barrett (1844–1925) zurück. Rogers studierte die Arbeiten des schwedischen Wissenschaftlers und Mystikers Emanuel Swedenborg (siehe Abschn. 2.2.2). Er nahm an Séancen von verschiedenen Medien teil und wurde selbst Spiritist. Er half bei der Gründung der *British National Association of Spiritualists* und gründete auch eine spiritistische Zeitschrift. Barrett interessierte sich seit den 1860er-Jahren für das Paranormale, wie z. B. Gedankenübertragung und Poltergeister. 1881 veröffentlichte er in der Zeitschrift *Nature* vorläufige Berichte über seine Experimente mit Gedankenübertragung, was für Kontroversen sorgte. Daraufhin beschloss er, eine Gesellschaft gleichgesinnter Personen zu gründen.

Barrett leitete von 1882 bis 1888 die erste Studie der *SPR*, den Fall *Creery Sisters*. Die *Creery Sisters*, vier Töchter eines Geistlichen und ein Dienstmädchen zwischen zehn und siebzehn Jahren, behaupteten, dass sie telepathisch kommunizieren können. Eines der Mädchen wurde hinausgeschickt und Barrett schrieb dann einen Begriff auf ein Stück Papier, das den anderen Mädchen gezeigt wurde. Das Mädchen, das danach wieder hereingeholt wurde, konnte alsbald herausfinden, was auf dem Papier stand, ohne mit den anderen Mädchen zu kommunizieren. Nach einer Reihe von Versuchen kam man zum Schluss, dass die Mädchen mit einer Wahrscheinlichkeit von über 142 Mio. zu eins der Telepathie mächtig seien. Die Kommission publizierte einen Bericht, der das Bestehen des Tests bezeugte. Erst später ist den Ermittler*innen klar geworden, wie die Mädchen geheime Signale austauschten. Bei einer zweiten Versuchsreihe mit Spielkarten konnte man ihren Trick entlarven. Sie benutzten eine Vielzahl subtiler Signale wie minimale Kopfbewegungen, Husten oder Kratzen der Beine. Ein paar Mädchen haben mehrere Wissenschaftler*innen von hoher Integrität hinters Licht geführt. Es dauerte sechs Jahre, bis man ihre Tricks erkannte.

Albert von Schrenck-Notzing und die Psychologische Gesellschaft
Der Münchner Mediziner Albert Freiherr von Schrenck-Notzing (1862–1929) ist bekannt für seine Arbeiten an der Psychologie, der Psychotherapie, der Sexualmedizin und der Hypnose. Als er reich geheiratet hatte, konnte er es sich

erlauben, seine Interessen hin zum Okkultismus und Spiritismus zu verlagern. Sein Feuer wurde entfacht, als er 1905 in Algerien bei einer Séance als Zuseher teilnahm. Er richtete sich ein Laboratorium ein, in dem er viele berühmte Medien seiner Zeit wie z. B. Eusapia Palladino untersuchte. Sie schaffte es, viele Investigator*innen zu täuschen, auch Schrenck-Notzing. Er kam mit einigen Forschern wie Charles Richet oder dem deutschen Mediziner und Psychologen Max Dessoir (1867–1947) in Kontakt. Dessoir interessierte sich schon als Student für Ideen wie Telepathie (siehe Abschn. 7.2.1) und bewegte sich später in den Kreisen des Okkultismus und Spiritismus, wo er auch Madame Blavatsky (siehe Abschn. 2.5.2) kennenlernte. Er war Mitglied der *Society for Psychical Research* und stand dem Spiritismus sehr skeptisch gegenüber. Er befasste sich auch mit den sogenannten „Geheimwissenschaften" wie z. B. der Anthroposophie, die er ebenfalls scharf kritisierte.

Schrenck-Notzing gehörte zu den Gründern der *Psychologischen Gesellschaft*, die 1886 nach dem Vorbild der *Society for Psychical Research* entstand. Ihre Mitglieder wollten Begabungen wie Telepathie, Hellsehen (siehe Abschn. 7.2.2) und Psychokinese (siehe Abschn. 7.2.4) unter harten experimentellen Bedingungen nachweisen. Er wurde zum einflussreichsten Vertreter der deutschen Parapsychologie, man nannte ihn den „Geisterbaron". Schrenck-Notzing schaffte es, immer strengere Versuchsbedingungen zu entwickeln. Er spannte elektrische Stolperdrähte, installierte Infrarot-Geräte, machte Fotos, filmte, nähte Medien in Trikotanzüge ein, um ihre Fingerfertigkeiten zu unterbinden und ihre Köperöffnungen zu blockieren. Er untersuchte sogar die Körperöffnungen der Medien und verabreichte ihnen Abführ- und Brechmittel, um sicher zu sein, dass das Verdauungssystem nicht als Schmuggelpfad benutzt werden konnte.

Sein wahrscheinlich kontroversester Fall war der des französischen Mediums Marthe Béraud (1886–1943), genannt „Eva Carrière", das Ektoplasma ausschied. Arthur C. Doyle und Schrenck-Notzing waren der Meinung, dass sie in der Tat Ektoplasma erzeugte, doch Harry Houdini behauptete, sie betrüge. Schrenck-Notzing fütterte Eva Carrière sogar mit Heidelbeermus, um herausfinden zu können, ob das Ektoplasma eventuell jene Farbe annahm. Doch sie produzierte neblig-weißes Ektoplasma, wie es sein sollte. Ihre Begleiterin führte vor den Séancen ihren Finger in Evas Vagina ein, um zu demonstrieren, dass dort kein Ektoplasma versteckt war. Am Ende einer Séance entkleidete sich das Medium und verlangte eine weitere gynäkologische Untersuchung. Man vermutete, dass die beiden Damen, das Medium und ihre Assistentin, eine Beziehung hatten und mit ihren Vorführungen das meist männliche Publikum zu erotisieren versuchten.

1920 wurde Eva von Forscher*innen der *SPR* in London untersucht, die entdeckten, dass ihr Ektoplasma aus zerkautem Papier bestand und dass sie einige Effekte durch Erbrechen erzeugte. Dem britischen Parapsychologen, Autor und Geisterjäger Harry Price (1881–1948) zufolge sah das Ektoplasma auf den von Schrenck-Notzing aufgenommenen Fotos künstlich und zweidimensional aus. Man konnte Fotografien und Falzspuren im Ektoplasma erkennen, gerade so, als ob es aus Papier von Zeitschriften bestünde. Außerdem beanstandete man, dass sie während der Séancen beide Hände frei hatte. Schrenck-Notzing verteidigte Eva, sie habe die Zeitschrift gelesen, und ihr Gedächtnis habe die Bilder wieder hervorgeholt, so hätten sie sich im Ektoplasma materialisiert.

Lasst uns die Geschichte des Spiritismus mit den Brüdern Willy Schneider (1903–1971) und Rudi Schneider (1908–1957) aus Braunau am Inn abschließen. Sie wurden in den 1920er-Jahren zu Starmedien der okkultistischen Salons von München, Paris und London. Rudis mediale Fähigkeiten zeigten sich bereits im Alter von elf Jahren. Er hielt seine erste Séance 1919 in Braunau ab, worauf die Medien, also die Printmedien, auf ihn aufmerksam wurden. Schrenck-Notzing förderte das junge Brüderpaar und der deutsche Schriftsteller und spätere Nobelpreisträger Thomas Mann (1875–1955), der angeblich sein Patient war, nahm an drei Séancen teil. Er schrieb zwar, dass Schrenck-Notzings Buch über Materialisationsphänomene „einen voll ausgewachsenen öffentlichen Skandal" hervorrief, schien aber auch von den Erlebnissen bei den Séancen begeistert zu sein. Zu den Fähigkeiten der Gebrüder Schneider, die er vielleicht als echt annahm oder über die er sich vielleicht lustig machte, schrieb er: „Der Blitz soll mich treffen, wenn ich lüge."

Die *SPR* untersuchte die Gebrüder Schneider ebenfalls. Obwohl sie in mit einem durchsichtigen Stoff bespannten Käfigen eingesperrt wurden, schepperten sie mit Instrumenten, rückten Tische und ließen Tücher durch den Raum schweben.

Die Geisterjagd
Heute bieten Gruppen von Jugendlichen ihre Dienste an, um angeblichen Geisterphänomenen wie Poltergeistern oder Spuk auf den Grund zu gehen. Sie nennen sich Geisterjäger*innen. Eine typische Geisterjäger*innengruppe legt sich eine Hightech-Ausrüstung zu, um nachts auf die Pirsch zu gehen: Messgeräte, um elektromagnetische Felder messen zu können, Infrarotkameras, um nachts filmen zu können, Mikrofone, Digitalrekorder, modifizierte Radioempfänger, um im Rauschen zwischen den Sendern Geisterstimmen empfangen zu können, Infrarotthermometer, um die Raumtemperatur überwachen zu können [2]. Sie bieten ihre Dienste oft gratis an, um darüber zu bloggen, aber man kann die eine oder andere Gruppe auch engagieren, um professionelle

paranormale Untersuchungen und Eliminierungen durchführen zu lassen. Who you gonna call?

Dabei entsteht eine Datenflut, aus der man immer etwas Ungewöhnliches herauslesen und irgendwas hineininterpretieren kann. Das Vorgehen von Geisterjäger*innen ist recht unwissenschaftlich. Wie könnte es auch wissenschaftlich sein – es gibt nicht den kleinsten Hinweis auf die Existenz von Geistern. Wir haben noch kein Geisterphänomen gefunden, für das man ein Versuchsdesign entwickeln könnte. Wenn sie eine formuliert hätten, so wäre die Arbeitshypothese der Geisterjäger*innen, dass Geister über die elektromagnetische Kraft wirken. Laut aller bisherigen Beobachtungen trifft dies jedoch nicht zu, da keines der bekannten elektromagnetischen Phänomene mit der Geisterdimension zu interagieren bzw. Energie auszutauschen scheint.

Dennoch ist die Arbeit von Geisterjäger*innen oft nützlich. Oft können sie die Ursachen – meist von irdischer Natur – für außergewöhnliche Beobachtungen finden. So kam es schon einmal vor, dass ein metallener Teekessel Sprache und Musik erzeugte – weil er die Funkwellen des benachbarten Radiosenders empfing und demodulierte. Aber heute, im Zeitalter des Digitalfunks, ist dies nicht mehr möglich. Die Menschen suchen eine Antwort auf die Frage, ob es in ihrem Hause spukt. Die Antwort kann gegeben werden: Nein, es spukt nicht!

2.5.2 Die Coulomb-Affäre

Kommen wir nun zur Begründerin der Theosophie (gr. theós „Gott" [1, 105]; sophía „Geschicklichkeit", „Weisheit" [1, 154]), der deutsch-russischen Abenteurerin und Okkultistin Helena P. Blavatsky (1831–1891). Sie war eine unabhängige Frau aus reichem Hause und konnte es sich leisten, durch die Weltgeschichte zu reisen. Sie konvertierte zum Spiritismus, nachdem sie als Assistentin des Spiritisten Daniel Home gearbeitet hatte. Auf ihren Reisen lernte sie viele Kulturen und Religionen kennen und wollte die Überzeugungen, die sie gesammelt hatte, in ein neues Konzept verpacken. Sie behauptete, Teil einer universalen spirituellen, intellektuellen und ethischen Bewegung zu sein, die schon seit jeher bestehe. Es sei im Universum, das keinen Anfang und kein Ende habe, alles mit allem verbunden, woraus man schließen könne, dass wir es mit einem kosmischen Bewusstsein zu tun haben.

Um es mit ihren Worten bzw. mit den typischen Worten aus der heutigen Esoterikszene zu sagen: Sie hatte eine alte, verloren gegangene Geheimlehre neu entdeckt und sah sich selbst als ein Sprachrohr unsichtbarer Prophet*innen und spiritueller Meister*innen, die sie oft im Geiste besuchten. Sie ersann die „sieben Wurzelrassen", die die „kosmische Evolution" erklären sollten.

Man kann dies auch anders ausdrücken: Sie begann als spiritistisches Medium, ging aber darüber hinaus, indem sie ihrem Publikum den Aufstieg in höhere Sphären und die Entwicklung übernatürlicher Fähigkeiten anbot. Sie erschuf eine okkulte Lehre, indem sie Elemente bestehender Religionen wie Hindu-Religionen und Buddhismus und verschiedener Esoterik-Strömungen ausschlachtete, neu zusammensetzte und selbsterfundene wirre Dinge dazumischte. Ihre Lehre ist auch abgrundtief rassistisch und faschistoid. Die „germanische Unterrasse" der „arischen Wurzelrasse" war für sie die gegenwärtig höchste Stufe der Entwicklung. Frühere, und somit niedrigere, Wurzelrassen seien mythischen Gegenden wie z. B. Atlantis entsprungen und hätten sich über die Zeit weiterentwickelt. In diesem abstrusen Gedankenkonstrukt kommen auch „unentwickelte dunkelhäutige Nachkommen der Atlantier" vor. Die Entwicklungsstufen der Wurzelrassen wurden pauschal auf Völker abgebildet, also gab es auch minderwertige Völker. Die Juden und Jüdinnen waren nach Helena Blavatsky ein „abnormales und unnatürliches Bindeglied zwischen der vierten und fünften Wurzelrasse". Die Ausrottung der meisten Naturvölker war für sie eine „karmische Notwendigkeit" [45] (sanskr. karman „Wirken", „Tat", „Handeln"). Dies ersann sie zu einer Zeit, als der britische Naturforscher Charles R. Darwin (1809–1882) die Herkunft der Arten bereits mit der Evolutionsbiologie erklären konnte. Man hatte ihr immer schon Betrug und Schwindelei vorgeworfen. Um übernatürliche Phänomene hervorzurufen, sind Taschenspielertricks, die sie bei Home gelernt haben könnte, ausreichend.

Die *Theosophische Gesellschaft* wurde 1875 von Blavatsky und den Rechtsanwälten Henry S. Olcott und William Quan Judge (1851–1896) in New York gegründet. Sie hatte regen Zulauf und verbreitete sich über die gesamte Welt. Auch einige Gründungsmitglieder der *SPR* waren Mitglied der *Theosophischen Gesellschaft*. Blavatsky machte oft Schlagzeilen mit paranormalen Phänomenen, die sie scheinbar hervorrufen konnte. Im Hauptquartier der *Theosophischen Gesellschaft* in Adyar, Indien, führte sie Séancen durch, wobei sie so manchen übernatürlichen Effekt mit, wie sich herausstellte, präparierten Utensilien vollbringen konnte. Der wesentliche Trick war, Briefe der spirituellen Meister*innen materialisieren zu lassen, also aus dem Nichts heraus erscheinen zu lassen. Diese spirituellen Meister*innen, auch Mahatmas genannt, seien in astraler Form präsent und sie würden die Theosoph*innen geistig führen. Ihre Briefe erschienen angeblich in einem bestimmten Schrank an der Wand, der als der okkulte Schrein bezeichnet wurde.

Der okkulte Schrein im indischen Hauptquartier der *Theosophischen Gesellschaft* war der Hauptgegenstand sowohl der *Coulomb-Affäre* als auch des *Hodgson Reports,* die wir nun beleuchten wollen.

Das Ehepaar Coulomb war mit Helena Blavatsky befreundet und sie wurden Angestellte der *Theosophischen Gesellschaft*. Madame Blavatsky verfügte, dass nur Emma Coulomb ihre Privaträume in Ordnung halten solle, und übergab ihr die Schlüssel, während sie auf Reisen war. Es kam aber zu einem Streit zwischen den Coulombs und der Leitung der *Theosophischen Gesellschaft* und in dessen Folge zu einem Erpressungsversuch der Coulombs, worauf diese fristlos entlassen wurden. Bei der Schlüsselrückgabe inspizierten andere Theosoph*innen Blavatskys Zimmer, das zufällig an den Séance-Raum angrenzte. Sie fanden in der Wand hinter dem okkulten Schrein einen Durchbruch und eine Geheimtür, die mit dem Schrein im Séance-Raum verbunden war. Darüber hinaus gab das Ehepaar Coulomb an ihren christlichen Missionar einige geheime Briefe Helena Blavatskys weiter. Darin wurde Madame Blavatsky als Fälscherin der Meister*innenbriefe enttarnt. Die beiden berichteten auch, wie sie bei der Vorführung von spiritistischen Phänomenen geholfen hatten. Der Geistliche publizierte Ausschnitte dieser Briefe im Monatsmagazin seiner Kirche, die sich wie ein Lauffeuer über Indien, Europa und Amerika verbreiteten.

Der australische Parapsychologe Richard Hodgson (siehe Abb. 2.7) entlarvte die Machenschaften der Madame Blavatsky, der spiritistischen Meisterin der *Theosophischen Gesellschaft*, was vernichtend für sie und ihre Gesellschaft war. Er wurde in Melbourne in einen methodistischen Haushalt hineingeboren, konnte aber mit der Religion nichts anfangen und löste sich davon. Er studierte Jura in Melbourne und ging anschließend nach England, um in Cambridge Moralphilosophie zu studieren. 1882 wurde er zum Mitbegründer der *SPR*

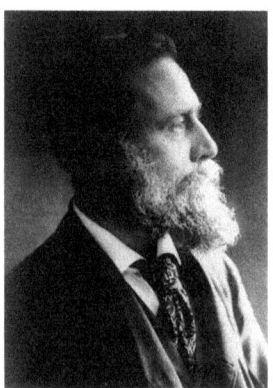

Abb. 2.7 Richard Hodgson (Parapsychologe, Skeptiker, Jurist; * 24.9.1855, Melbourne, † 20.12.1905, Boston). Entlarvte Schwindel in der *Theosophischen Gesellschaft*. Er war auch ein Gründungsmitglied der *Society for Psychical Research*, einer Vereinigung von Parapsycholog*innen, die damals wissenschaftlich arbeiteten, heute jedoch nicht mehr. (© Mary Evans Picture Library/picture alliance)

und untersuchte mehrere spiritistische Medien, darunter auch Eusapia Palladino. Die meisten von ihnen konnte er beim Schwindeln ertappen. Daraus zog er die Schlussfolgerung, dass beinahe alle professionellen Medien eine „gemeine Gaunerbande," die untereinander verschworen sind, seien. In seinem späteren Leben jedoch wurde Hodgson selbst ein spiritistisches Medium und glaubte, mit Geistern in Verbindung zu stehen.

Aus unserer Sicht halten wir sie weder für das Sprachrohr unsichtbarer Propheten noch für eine gewöhnliche Abenteurerin; wir meinen, dass sie ein Anrecht auf dauernde Erinnerung als eine der vollendetsten, genialsten und interessantesten Schwindlerinnen der Geschichte hat.
- Richard Hodgson

Hodgson wurde 1884 vom Präsidenten der *SPR* in das Hauptquartier der Theosophischen Gesellschaft nach Indien gesandt, um den Fall, der als *Coulomb-Affäre* bekannt wurde, zu untersuchen. Er traf im Dezember 1884 ein und blieb für drei Monate. Er verfasste einen zweihundertseitigen Bericht, der von einem Komitee geprüft wurde. Es wurde so ziemlich alles gefunden, was man an Bühnenrequisiten finden kann. Alles, was Madame Blavatsky bei ihren Séancen vorführte, wurde als Schwindel entlarvt. Hodgson äußerte sogar den Verdacht, dass sie eine russische Spionin sein könnte.

Hodgson ließ auch eine Expertenanalyse der Handschrift jener Briefe, die angeblich von den Mahatmas stammten, durchführen. Es wurde befunden, dass Blavatsky die Briefe selbst geschrieben hatte. Sie und ein paar ihrer Kompliz*innen hatten die anderen Theosoph*innen zum Narren gehalten. Hodgsons Untersuchung wurde publik, und die ganze Welt diskutierte darüber, wie die *SPR* den Schwindel nachgewiesen hatte. Blavatsky ging daraufhin nach London, wo sie schließlich ihr bekanntestes Buch *The Secret Doctrine* schrieb. Die *Theosophische Gesellschaft* zerfiel zunächst in mehrere Sekten, erholte sich später aber wieder.

Richard Hodgsons Bericht wurde in späteren Jahrzehnten mehrmals überprüft und es wurden ein paar kleinere Beanstandungen erhoben. Die *SPR* tat sich später schwer, den *Hodgson Report* anzuerkennen. 1986 kritisierte der Physiker und Fälschungsexperte Vernon G. Harrison (1912–2001), ein Mitglied der *SPR*, die Handschriftanalyse, die Hodgson in Auftrag gegeben hatte. Durch einen Vergleich aller noch verfügbaren Mahatma-Briefe und handschriftlicher Dokumente, die sicher von Helena Blavatsky stammten, kam er zu dem Schluss, dass es sich dabei um zwei verschiedene Handschriften handele. Die Geheimtüre hinter dem Schrein und all die weiteren Requisiten konnte aber vermutlich keiner der Kritiker*innen Hodgsons als irrelevant abtun.

Der einzige bekannte Fall, bei dem Hodgson zu einem positiven Ergebnis kam, war das Medium Leonora Piper (1859–1950). Sie war kein physisches Medium, das im schwach beleuchteten Raum angeblich psychokinetische Phänomene hervorrief, sondern ein mentales Medium, das scheinbar detaillierte Informationen über ihr unbekannte Menschen in Erfahrung bringen konnte, indem sie angeblich mit dem Jenseits Kontakt aufnahm. Im Gegensatz zu anderen Medien wurde sie nie mit dem Vorwurf des Betruges konfrontiert. Hodgson, Lodge und andere untersuchten viele Jahre lang die von ihr vorgeführten Phänomene und Hodgson bestätigte 1897 deren Echtheit. Ihm wurde von Piper in einer Séance vorhergesagt, er werde heiraten, zwei Kinder und ein langes Leben haben. Er führte seine Untersuchungen fort und plante, einen weiteren Bericht über Piper zu schreiben. Er verstarb jedoch einige Monate später im Alter von fünfzig Jahren, unverheiratet und kinderlos. Piper hielt in den ersten beiden Jahren nach seinem Tod um die siebzig Séancen ab, bei denen sie vorgab, mit dem Geiste Hodgsons kommuniziert zu haben. Hodgson hatte viele verschlüsselte Manuskripte hinterlassen, aus denen das Medium jedoch keine brauchbaren Informationen gewinnen konnte. Seine Freunde befragten Piper über Details aus seiner Jugend in Australien, doch ihre Antworten waren alle belanglos. Hodgsons Schwester war von den Aussagen des Mediums ebenfalls nicht begeistert. Zudem hatte er, bevor er starb, einen Testbrief verfasst, den das Medium hätte finden müssen. Auch Pipers Fähigkeiten sind also anzuzweifeln.

Immer wieder gab es große Rückschläge für das Gewerbe des Spiritismus, immer wieder wurden Schwindler*innen entlarvt. Das Verlangen nach übersinnlichen Fähigkeiten und Dienstleistungen blieb trotz Aufklärung und Enttarnung von Schwindel bestehen. So überlebte auch die *Theosophische Gesellschaft* ihre größte Krise. Mehr noch, es entstand daraus eine weitere okkulte Sekte, die *Anthroposophische Gesellschaft* [41, 51] (gr. ánthrōpos „Mensch" [1, 125]; sophía „Geschicklichkeit", „Weisheit" [1, 154]), die vom spirituellen Gelehrten Rudolf J. Steiner (1861–1925) begründet wurde. Steiner war ebenfalls Mitglied der *Theosophischen Gesellschaft*, spaltete sich jedoch später davon ab und nahm viele Mitglieder in seine *Anthroposophische Gesellschaft* mit. Noch heute stellen Anthroposoph*innen pseudomedizinische Medikamente her, betreiben die Waldorfschulen, deren Pädagogik auf den spirituellen Schauungen Steiners aufbauen, und erzeugen Biolebensmittel mit esoterischen Verfahren, genannt „Biodynamische Landwirtschaft". Auch eine christliche Sekte wurde von Steiner gegründet. Steiner war ein esoterisch-spirituelles Universalgenie.

*

Nach Richard Hodgsons Tod wurde an der *Harvard University* ein nach ihm benannter Lehrstuhl für Parapsychologie eingerichtet. Die skeptischen Wissenschaftler der frühen *Society for Psychical Research* untersuchten noch viele andere Medien, Spiritist*innen, Poltergeist-Phänomene und Spukhäuser mit wissenschaftlichen Methoden und klärten sie auf. Der Anteil der skeptisch eingestellten Mitglieder ging jedoch stetig zurück. Die *SPR* existiert auch heute noch und ist im Bereich der Parawissenschaften aktiv. Allerdings wird kaum mehr skeptisch gearbeitet, die meisten der heutigen Mitglieder sind leichtgläubig und „forschen" auf pseudowissenschaftlichem Niveau.

> Online-Material: **Richard Hodgson/Spiritismus**
> 1. Friedländer, H. „Das spiritistische Medium Anna Rothe." Interessante Kriminal-Prozesse von kulturhistorischer Bedeutung. 1911–1921, Bd. 2, 1921, http://www.zeno.org/nid/20003606961.
> 2. Coleman, E. „The Frauds of Madame Blavatsky." Blavatskyarchives.com, 2004, http://www.blavatskyarchives.com/colefraud.htm.
> 3. Waschkau, A. & Waschkau, A. „Folge 77: Helena Petrovna Blavatsky." Hoaxilla Podcast, 19.2.2012, https://www.hoaxilla.com/hoaxilla-77-helena-petrovna-blavatsky.
> 4. Kortizes – Institut für populärwissenschaftlichen Diskurs „Thomas Fraps – Der Reiz des Unmöglichen – Von den Fallstricken der Wahrnehmung zur Ästhetik der Illusionen." Kortizes Podcast, 15.5.2021, https://podcast.kortizes.de/der-reiz-des-unmoeglichen-von-den-fallstricken-der-wahrnehmung-zur-aesthetik-der-illusionen.
> 5. „Tymn, M. Richard Hodgson." SPR, 2025, https://psi-encyclopedia.spr.ac.uk/articles/richard-hodgson.
> 6. „Price, L. The Hodgson Report (Theosophy)." SPR, 2025, https://psi-encyclopedia.spr.ac.uk/articles/hodgson-report-theosophy.
> 7. Martins, A. „Waldorfblog." Waldorfblog.wordpress.com, 2024, https://waldorfblog.wordpress.com.

2.6 Harry Houdini und das Jenseits

Widmen wir uns nun einem Universalgenie ganz anderer Art, dem größten Illusionisten, Entfesselungskünstler und Aufdecker spiritistischer Scharlatan*innen des frühen 20. Jahrhunderts. Erik Weisz wurde 1874 in Budapest als dritter Sohn eines jüdischen Rabbis geboren. Als er vier Jahre alt war, wanderte

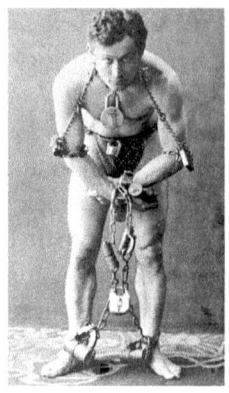

Abb. 2.8 Harry Houdini (Entfesselungs- und Zauberkünstler; * 24.3.1874, Budapest, † 31.10.1926, Detroit). War einer der waghalsigsten Artisten aller Zeiten. Er hat bei seinen Stunts alles gegeben und alles riskiert. In späteren Jahren interessierte er sich besonders für den Spiritismus. Er war wirklich daran interessiert, mit Toten zu kommunizieren, doch geriet er lediglich an Medien, die spiritistische Scharlatan*innen waren. (By McManus-Young Collection – Library of Congress, Public Domain, https://commons.wikimedia.org/w/index.php?curid=2342684)

seine Familie in die USA aus, wo sie in Armut lebten. Dort wurde er zum Handcuff King und Jail Breaker Harry Houdini (siehe Abb. 2.8). Er war der höchstbezahlte Entertainer seiner Zeit. Er schaffte es wie kein*e andere*r, den American Dream zu leben.

Auf der Straße eignete er sich die ersten Zaubertricks an, wurde jedoch nie zu einem besonders guten Zauberkünstler. Seine größten Erfolge feierte er als Entfesselungskünstler. Schon im zarten Alter von neun Jahren war er Trapezkünstler und Kontorsionist, also ein Schlangenmensch, der extreme Verrenkungen anstellen konnte, und ging mit einem Zirkus auf Tour. Er wurde zum Experten für Handschellen, Schlösser und Zwangsjacken zu einer Zeit, als Zwangsjacken gerade erfunden worden waren. Manche Leute seiner Zeit waren sogar davon überzeugt, dass er magische Kräfte habe. Jedoch war er „nur" ein sehr guter Sportler und ein Bühnenkünstler mit der Gabe, das Publikum bis zum letzten Augenblick auf die Folter zu spannen. Er schluckte kein Feuer, er schluckte viele Nähnadeln, die auf einen Faden gefädelt waren, und zog sie wieder aus seinem Hals. In seinem Leben brach und verstauchte er sich viele Glieder und steckte unzählige blaue Flecken und Schrammen ein. Mitbewerber*innen, die seine Tricks kopierten, wurden von ihm bloßgestellt. Dazu mischte er sich als Zuschauer verkleidet unter das Publikum und gab seinen Konkurrent*innen manipulierte Handschellen, die nicht zu öffnen waren. Er brachte sie in die peinliche Situation, sich vor versammeltem

Publikum nicht entfesseln zu können. Anschließend gab er sich zu erkennen, um zu triumphieren.

Nachdem sein Vater bereits verstorben war, wollte der junge Erik mithilfe eines Spiritisten nochmals den Rat des Vaters aus dem Jenseits einholen. Er versetzte dafür eine Uhr, ein wertvolles Erbstück, um an Geld zu gelangen. Das Medium überbrachte lediglich die Botschaft des Vaters, dass es ihm im Jenseits gut ginge. Erik war dies zu wenig, er verlor den Glauben an übersinnliche Geschehnisse. Später, in seiner zweiten großen Karriere, wurde er zum Anti-Spiritisten. Er war einer der ersten Skeptiker*innen, der Spiritist*innen methodisch entlarvte. Dabei ging es um viel Geld. Geld, welches Spiritist*innen hilfesuchenden, ahnungslosen und leichtgläubigen Menschen aus der Tasche zu ziehen trachteten. Er war mit Sicherheit ein Mann der Praxis.

2.6.1 Der Künstler

Weisz war in jungen Jahren ein erfolgreicher Läufer und Boxer. Im Alter von siebzehn Jahren wählte er seinen Künstlernamen Harry Houdini und begann als Bühnenmagier aufzutreten. Der gewählte Nachname war dem französischen Zauberkünstler und Automatenkonstrukteur Jean E. Robert-Houdin (1805–1871) nachempfunden. Sein gewählter Vorname bezog sich auf den amerikanischen Zauberkünstler Harry Kellar (1849–1922).

Jean Robert-Houdin wird als der Vater der modernen Magie bezeichnet. Er führte sein eigenes Theater in Paris, wo er mit großem Erfolg Kunststücke, optische Illusionen und Mentalmagie vorführte. Mit seinem gehobenen Stil sprach er nicht das Straßenpublikum, sondern ein intellektuelles Publikum an. So prägte er das prototypische Erscheinungsbild des*der modernen Magier*in. Er erfand viele Kunststücke wie z. B. den ätherischen Knaben, der später von der schwebenden Jungfrau abgelöst wurde. Auch der klassische Gedankenleseakt, bei dem ein*e Gehilf*in mit verbundenen Augen Gegenstände errät, die Personen aus dem Publikum bestimmen, wurde von ihm verbessert. Um die Illusion zu perfektionieren, baute er mechanische Apparate und er benutzte auch den Elektromagnetismus. Er hatte eine kleine Holzkiste auf der Bühne und sagte dem Publikum, er habe einen Weg gefunden, sie vor Dieb*innen zu schützen. Zuerst bat er ein Kind aus dem Publikum, die Kiste zu heben, was gelang. Dann holte er einen erwachsenen Mann aus dem Publikum und bat ihn ebenfalls, die gleiche Kiste zu heben, was nicht gelang. Später unternahm er auch Tourneen nach Großbritannien und Deutschland. Seine Gerätschaften wurden allerdings von seinem Mechaniker gestohlen und weiterverkauft, wodurch sie Konkurrent*innen wie John Anderson in die Hände fielen.

Heinrich Keller, wie Harry Kellar eigentlich hieß, war ein Sohn deutscher Immigrant*innen nach Pennsylvania. Im Alter von zehn Jahren fand er eine Anstellung in einer Apotheke und experimentierte mit chemischen Gemischen. Er sprengte ein Loch in den Fußboden des Geschäftes seines Lehrherrn, lief aus Furcht vor seinen Eltern davon und wurde Vagabund. In New York sah er eine Vorstellung des *Fakir of Ava* und beschloss, selbst Zauberkünstler zu werden, worauf er zum Lehrling des Fakirs wurde. Als er mit sechzehn seine erste eigene Show aufführte, endete diese jedoch in einem Desaster und er kehrte zu seinem Meister zurück. Zwei Jahre später hatte er mehr Erfolg. Danach feierte er zahlreiche Erfolge mit den *Davenport Brothers,* deren Bühnenmeister er wurde. Dort erlernte er viele Tricks und konnte die Brüder schließlich überflügeln. Anschließend tourte er mit dem ehemaligen Manager der *Davenport Brothers,* William Fay, als Fay und Keller durch Kuba, Mexiko, Mittel- und Südamerika. 1875 gingen bei einer Überfahrt nach Europa durch einen Schiffbruch all seine Utensilien verloren, worauf er in die USA zurückkehrte. Mit einer neuen Truppe trat er erneut eine Welttournee an, doch in China starben seine beiden Partner und so tourte er zeitweise allein. Seine Karriere konnte er in anderen Teilen Asiens, Ägypten und Australien fortsetzen. Seinen größten Hit stahl er von seinem englischen Kollegen John Maskelyne, indem auf dessen Bühne sprang und sich den Trick einfach abschaute. Um ihn erfolgreich durchführen zu können, musste er jedoch auch noch dessen Bühnenhelfer abwerben. Es handelte sich dabei um *The Levitation of Princess Karnac,* einer angeblich hinduistischen Prinzessin. Die Prinzessin, die auf einer Couch schlief, begann scheinbar frei zu schweben. Er führte einen Reifen um die Frau herum, um zu beweisen, dass sie nirgends festgemacht war. In Wahrheit jedoch war im Kleid der Prinzessin ein flaches Brett versteckt, auf dem ihr Gewicht ruhte. Mit dem Brett war eine Metallstange verbunden, die seitlich in die hintere Bühne ragte. Das andere Ende der Stange war mit einer Hebevorrichtung verbunden, um die Frau anzuheben und abzusenken. So konnte Kellar mit dem Reifen „beweisen", dass sie schwebte, er musste nur aufpassen, die Stange nicht zu berühren. Er trat auch im Weißen Haus auf, wo er Präsident Theodore Roosevelt und seine Kinder begeistern konnte. Im Alter freundete sich Kellar mit Houdini an, der sein Fan war.

1894 heiratete Harry Houdini die deutschstämmige Varietétänzerin Wilhelmine Beatrice Rahner (1876–1943), genannt Bess. Ihre ersten Ehejahre verbrachten sie in Wanderzirkussen, Sideshows und Dime-Museen, die man als mobile Freakshows bezeichnen könnte, mit Hellsehen und Kartentricks. Dime-Museen hießen so, weil der Eintritt zehn Cent, also einen Dime, kostete. Dort entwickelten die beiden viele neue Tricks. Erste Erfolge konnten sie mit der *Metamorphosis* feiern. Bei diesem Trick tauschten beide binnen drei

Sekunden hinter einem Vorhang die Plätze, wobei immer jeweils einer von ihnen in einer Kiste eingeschlossen war. Sie hatten diesen Trick nicht selbst erfunden, aber perfektionierten ihn. Sie verkauften auch Wundertinkturen für einen falschen Doktor und veranstalteten auch spiritistische Séancen vor Publikum. Einmal konnte Bess zufällig vorhersagen, dass sich ein Junge einen Knochen brechen werde. Houdini erkannte jedoch die Gefahr, die im Vorgaukeln übernatürlicher Fähigkeiten lag. So beschlossen sie aufzuhören, was allerdings einen finanziellen Einbruch zur Folge hatte. Als er Jahre später in eine Stadt zurückkam, in der sie Séancen abgehalten und Prophezeiungen geäußert hat, entschuldigte sich Houdini bei den Bürger*innen, sie absichtlich getäuscht zu haben.

Danach begann seine erste Karriere an der Westküste mit der Befreiung aus Handschellen. Indem er alle verfügbaren Fabrikate von Handschellen und Schlössern genauestens auf deren Schwachstellen hin untersuchte, eine Vielzahl von Schlössern und Schlüsseln sammelte und Dietriche herstellte, lernte er, den Dietrich richtig anzusetzen und sich zu befreien. Sein Selbstbewusstsein war so groß, dass er einen Preis für Handschellen, die er nicht öffnen konnte, ausschrieb. Er befreite sich aus Gefängniszellen, forderte in vielen Städten die Polizei heraus und nahm auch sonst viele Herausforderungen an. Houdini konnte sich immer entfesseln, außer einmal, als ein Polizist den kleinen Drahthaken entdeckte, den er unter seinen Füßen versteckt hatte.

Im Frühling 1899 saß der Manager Martin Beck (1868–1940) im Publikum bei Houdinis Show. Er war sehr beeindruckt und telegrafierte ihm, dass er ihn gerne als Entfesselungskünstler engagieren würde. Der Plan ging auf und binnen Monaten war Houdini durch Beck auf den damals besten Bühnen Amerikas zu sehen. Die beiden wurden Freunde und es folgte eine Tour durch Europa, wo Houdini zu jener Zeit noch unbekannt war. Eine Anekdote erzählt, wie er bei Scotland Yard eine Demonstration seiner Künste gab. Er ließ sich von einem Polizisten mit Handschellen an einen Pfahl fesseln, worauf dieser ankündigte, dass er jetzt weggehen und in einer Stunde zurückkommen werde, um zu sehen, wie es steht. Doch Houdini hatte sich angeblich bereits von den Handschellen befreit und sagte, dass er mitkommen werde. Daraufhin bekam er ein Engagement in London. Bald wurden auch deutsche Varietés auf seine Darbietungen aufmerksam und es folgten über die Jahre viele Auftritte mit großen Zirkussen in Deutschland. Nach einer fünfjährigen Tour kehrte er Europa den Rücken und setzte seine Karriere wieder in den USA fort.

Seine Art aufzutreten war nicht besonders charmant oder aufwendig, sondern er präsentierte seine waghalsigen Tricks mit minimaler Inszenierung, meistens halbnackt und immer taktisch klug für die Medien positioniert. Es war kein Zufall, wenn er, kopfüber hängend in einer Zwangsjacke gefesselt, genau vor den Fenstern der Redaktion einer Zeitung baumelte. Er stellte die Pressewirksamkeit selbst her. Er wurde reich und er wurde waghalsiger. Mit einer besonderen Klausel in seinen Verträgen verhinderte er, dass seine schärfsten Konkurrent*innen einen Monat vor und nach ihm auf derselben Bühne auftreten durften. Später erweiterte er diesen Sperrzeitraum auf drei Monate. Er arbeitete nach dem Grundsatz „make it look hard, even if it isn't".

Der Milchkannen-Trick war seine beste Erfindung. Er besorgte sich eine große Milchkanne, in die er gerade noch hineinpasste, füllte sie mit Wasser und ließ sich gefesselt darin untertauchen und die Kanne mit großen Schlössern an dicken Bolzen absperren. Er konnte die Luft bis zu vier Minuten anhalten, das hatte er immer wieder in der Badewanne geübt. Er forderte die Zuschauer*innen auf, ebenfalls die Luft anzuhalten, bis er sich befreit hatte. Bei dem Versuch, den Milchkannen-Trick zu kopieren, verloren so manche seiner Kolleg*innen ihr Leben. Als einige seinen Milchkannen-Trick nach vier Jahren erfolgreich nachzumachen begannen, erfand er die chinesische Wasserfolter. Er ließ sich kopfüber, an den Füßen hängend und in Ketten gelegt, in ein durchsichtiges Wasserbecken tauchen und versuchte zu entkommen, wobei er des Öfteren fast erstickt wäre. Als Krönung seiner waghalsigen Unternehmungen entwickelte er den „buried alive stunt", den er in verschiedenen Variationen aufführte. 1915 ließ er sich tatsächlich ohne Sarg in einer Tiefe von etwa zwei Metern begraben. Während er sich nach oben buddelte, bekam er Panik und rief um Hilfe. Als seine Hand schließlich aus der Erde ragte, fiel er in Ohnmacht, konnte aber gerettet werden. Diesen Trick wiederholte er nie wieder. Er ließ sich jedoch in einem Sarg in einen gefüllten Swimmingpool versenken, um es so lange wie möglich da unten auszuhalten. Er schaffte es, neunzig Minuten ohne Frischluftzufuhr darin zu verweilen, und führte diesen Trick vor, um einen Kollegen bloßzustellen, der vorgab, mittels übernatürlicher Fähigkeiten eine Stunde unter Wasser bleiben zu können. Houdini ließ 1918 sogar einen ausgewachsenen Elefanten verschwinden. Dieser Trick wurde auf einer hell erleuchteten Bühne im Hippodrome in New York City gezeigt. Er führte den Elefanten in einen großen Schrank, der wie ein Zirkuswagen aussah, feuerte eine Pistole ab, der Elefant verschwand und die Menge jubelte.

Es ist mir nicht möglich, sämtliche seiner Erfolge zu besprechen. Ein paar kuriose Geschichten möchte ich aber noch erwähnen. Harry Houdini überlebte ein Zugunglück, bei dem er gar nicht beteiligt war. Er hörte, dass sich in seiner Nähe ein Zugunglück ereignet hatte und verschwand anschließend auf das Schnellste. Als er gesucht wurde, fand man ihn unter den Opfern des Unglücks, wo er sich versteckt hatte. Wiederum hatte er eine Schlagzeile. Er besaß eine Zahnprothese, die ihm sicherlich dienlich war, den einen oder anderen Dietrich zu verstecken. 1910 wurde er zum Flugpionier in Australien. Zwar war er nicht der erste Flieger in Australien, doch wurde er für seine Leistung von der *Australian Aeronautic League* mit einem Preis ausgezeichnet. Als das neue Medium Film aufkam, machte er eine kurze Filmkarriere, erreichte damit jedoch keine großen Erfolge.

2.6.2 Der Aufdecker

> *„Wissen ist Macht" ist ein altes Sprichwort. In diesem Fall möchte ich sagen „Wissen ist Sicherheit".*
> - Harry Houdini

Nach zwanzig Jahren auf der Bühne bzw. in der Kanne, Kiste oder am Seil wurde Houdini zum Aufdecker von Spiritist*innen. Er begann, ihre Methoden zu erforschen, indem er sich als Zuschauer zu deren Séancen begab. Später war kein Medium mehr bereit, im Beisein Houdinis zu arbeiten, also engagierte er Detektiv*innen, die an seiner Stelle anwesend waren. 1923 machte er eine Pause von der Bühne, um im Land herumzureisen und Vorträge zu halten, in denen er über die Tricks der Spiritist*innen aufklärte. Houdini führte selbst Séancen durch, wobei die Zuschauer*innen sehen konnten, wie er mit seinen Füßen die Strippen zog. Bald darauf erschien sein Buch *A Magician Among the Spirits*.

Die Zeitschrift *Scientific American* offerierte 1922 gleich zwei Preise zu je zweieinhalbtausend US-$. Der Erste sollte jenem*r gehören, dem*der es erstmals gelingen würde, ein Geisterfoto unter kontrollierten Bedingungen herzustellen. Der Zweite sollte an jenes Medium gehen, das imstande wäre, eine psychische Manifestation hervorzurufen. Harry Houdini saß im Komitee der Gutachter*innen.

Es bewarb sich das bekannte Medium George Valiantine (1874–1947), dem man jedoch im Zuge des Tests Schummeleien nachweisen konnte. Er konnte während seiner Séancen Stimmen aus einer Trompete erschallen lassen, ohne diese an seinen Mund zu führen. Als man die Trompete danach untersuchte, war das Mundstück voller Flüssigkeit, als ob es von einem sabbernden Geist benutzt worden wäre. Harry Price beschrieb den Test wie folgt: Valiantine wusste nicht, dass an seinem Stuhl im Séance-Raum eine elektrische Vorrichtung angebracht war, die ein Licht im Nebenraum auslöste, wenn die Person auf dem Stuhl sich erhob. Die Sitzung wurde außerdem mit einem „Dictaphone", also auf einer Maschine, die Schallwellen auf eine Wachswalze aufzeichnet, festgehalten. Valiantine hatte sich fünfzehnmal von seinem Stuhl erhoben, und zwar genau dann, als er daraufsitzen hätte sollen. Heute würde man dieses Experiment mit einem Mobiltelefon, das am Körper des Mediums getragen werden muss, durchführen. Während der Vorführung müsste man nur das Mikrofon und den Bewegungssensor aufzeichnen.

1931 wurde Valiantine erneut entlarvt, als er Fingerabdrücke in Wachs von Geistern präsentierte, die er angeblich auf magische Art und Weise von Geistern abgenommen hatte. Einmal führte er den Abdruck des großen Zehs vom rechten Fuß des Spiritismus-Enthusiasten Arthur C. Doyle vor. Es stellte sich jedoch heraus, dass er die Abdrücke mit seinem Ellenbogen hergestellt hatte.

Houdinis berühmtester Fall war der des Mediums Mina Crandon (1888–1941), genannt Margie. Sie war am Preisgeld des *Scientific American* nicht interessiert, da sie reich verheiratet war, empfing das Komitee aber trotzdem zu mehreren Séancen. Bei den ersten Séancen wurde Houdini nicht eingeladen, da er als zu kritisch galt. Es sah zunächst so aus, als ob sie die Prüfung des Komitees bestehen könnte. Ein Zeitungsartikel, der dies verkündete, war schon in Druck. Als Houdini davon erfuhr, ließ er die Druckerpressen anhalten und bestand auf einer Sitzung in seinem Beisein. Er durchschaute ihre Tricks und verkündete danach angeblich „I've got her; all fraud". Um dies zu beweisen, baute er eine Holzkiste, genannt Margie Box, aus der nur ihr Kopf und ihre Arme herausragen konnten, wodurch ihre Bewegungsfreiheit sehr eingeschränkt war. Als Margie tatsächlich unter Protest in der Box saß und eine weitere Séance unter kontrollierten Bedingungen abhielt, passierte ... nichts.

Im Herbst 1925 versprach er allen spiritistischen Medien zehntausend Dollar für den Echtheitsnachweis bzw. für das Vorführen von Phänomenen, die er selbst nicht nachzumachen vermochte. Jedoch blieb auch er auf seinem Geld sitzen. Er räumte in der Szene auf und triumphierte erneut. Journalist*innen zogen ihn häufig zurate, wenn über betrügerische spiritistische Vorgänge berichtet werden sollte. Er machte sich viele Feind*innen in der Szene und erhielt die eine oder andere Morddrohung.

Arthur C. Doyles Frau war Schreibmedium und sie versuchte, mit Houdinis Mutter Kontakt aufzunehmen. Sie schrieb in Trance einen Brief nieder, den seine Mutter aus dem Jenseits diktiert haben soll. Der Brief war in englischer Sprache verfasst, und das allein war schon ein Beweis für eine Fälschung, da seine Mutter diese Sprache nie erlernt hatte. Außerdem war in den Brief ein christliches Symbol hineingemalt. Diese Begebenheit machte Houdini sehr wütend. Conan Doyle war mit Houdini sehr gut befreundet und glaubte tatsächlich, dass Houdini sich de- und rematerialisieren konnte, obwohl Houdini stets davon Abstand genommen hatte zu behaupten, übernatürliche Fähigkeiten zu besitzen. Margies Fähigkeiten beeindruckten Doyle ebenfalls, und er war daher gar nicht damit einverstanden, dass Houdini sich zum Ziel gesetzt hatte, Margie auf das Genaueste zu überprüfen. So fiel die Freundschaft der beiden einem Glaubensstreit zum Opfer.

Um zu zeigen, dass er kein vorschnelles Urteil gegen den Spiritismus gefällt hatte, verabredete Houdini mit seiner Frau, dass derjenige, der zuerst sterben würde, versuchen sollte, eine Nachricht aus dem Jenseits zu senden. Dazu vereinbarten sie noch zu Lebzeiten einen Code.

In seinem Buch *The Right Way to Do Wrong* [13] beschrieb Houdini die Techniken von Taschendieb*innen, Einbrecher*innen, Trickbetrüger*innen und Geldfälscher*innen. So legte man früher Goldmünzen in ein Säurebad, um einen Teil des Goldes abzutragen. Oder man bohrte ein Loch in eine Münze und vernietete es mit einer billigen Legierung.

Kommen wir nun zu seinem Tod, der sich unter tragischen Umständen ereignete. Houdini hatte eine Wette öffentlich angeboten, nämlich dass er jeden Schlag in seinen Bauch unbeschadet überstehen könne. 1926 war er in Kanada auf Tour und hielt in Montreal eine Vorlesung an der Universität. Er hatte sich zuvor schon einen Knöchel gebrochen und führte seine Shows trotz der Verletzung durch. Studenten, die ihn vor der Show während einer Ruhepause besuchten, sprachen ihn auf die Wette mit dem Schlag in den Bauch an und Houdini nahm die Herausforderung an. Ein Student, ein gewisser Whitehead, schlug jedoch zu, noch bevor Houdini sich durch Anspannen seiner Muskulatur richtig darauf vorbereiten konnte. Er empfing mehrere Schläge und wurde nochmals verletzt. Trotz allem dachte er nicht daran, seine Bühnentour zu unterbrechen. Erst Tage später kam er ins Krankenhaus, wo bei einer Operation ein Blinddarmdurchbruch und eine Infektion festgestellt wurden. Harry Houdini verstarb an Halloween 1926 in Detroit. Eine Schuld Whiteheads konnte nicht bewiesen werden, da Houdini schon länger an der Blinddarmentzündung gelitten haben mochte. Nach seinem Tod hielt seine Frau Bess zehn Jahre lang Séancen ab, um herauszufinden, ob Harry den Code „Rosabell, believe" aus dem Jenseits übermitteln würde. Sie gab schließlich auf, auch das finale Experiment wurde erfolglos beendet. Doch noch heute treffen sich viele Magier*innen und gedenken seiner an Halloween mit solchen Séancen.

*

Liebe*r Leser*in, lass mich abschließend sagen: Obwohl Houdini bereits vor hundert Jahren massenweise Gaukler*innen und Scharlatan*innen entlarvte, spiritistische Betrüger*innen zur Strecke brachte und für die Vernunft kämpfte, haben heute spiritistische Medien aller Art erneut Hochsaison. Statt auf dem Jahrmarkt sind sie vermehrt im Internet und im Dauerwerbefernsehen zu finden und sie erhalten wieder regen Zulauf. Stell dir nun einmal vor, dass man vor einem oder zwei Jahrhunderten spiritistische Medien gefunden hätte, die tatsächlich mit Geistern kommunizieren konnten. Und stell dir vor, was Forschung über viele Dekaden hinweg an solchen Phänomenen in der Zwischenzeit alles erbracht hätten!

> Online-Material: **Harry Houdini**
> 1. Houdini, H. „A Magician Among the Spirits." Harper & Brothers, 1924, http://www.gkc.org.uk/A-Magician-Among-the-Spirits-1.pdf.
> 2. Meadows, M. „Houdini: Unlocking the Mystery." A&E Television Networks, 31.10.2005, http://www.imdb.com/title/tt0487912.
> 3. Waschkau, A. & Waschkau, A. „Folge 90: Harry Houdini." Hoaxilla Podcast, 27.3.2012, http://www.hoaxilla.com/hoaxilla-90-harry-houdini.
> 4. Waschkau, A. & Waschkau, A. „Folge 145: Sir Arthur Conan Doyle." Hoaxilla Podcast, 20.1.2014, http://www.hoaxilla.com/hoaxilla-145-sir-arthur-conan-doyle.
> 5. Wynalda, S. „10 Secrets Behind Harry Houdini's Greatest Illusions." Listverse.com, 2014, http://listverse.com/2014/11/02/10-secrets-to-harry-houdinis-greatest-illusions.
> 6. Iken, K. „Der Mann, der durch Wände ging." Der Spiegel, 18.9.2015, http://www.spiegel.de/einestages/harry-houdini-der-magier-der-durch-waende-ging-a-1052097.html.
> 7. „Houdini – His Life and His Art." Thegreatharryhoudini.com, 2024, http://www.thegreatharryhoudini.com.

2.7 Albert Einstein und der Äther

Als Nächstes betrachten wir den vielleicht bekanntesten Wissenschaftler der Welt. Raum und Zeit sind für Menschen, die etwa 100 kg Masse verteilt auf etwa 2 m Körperlänge besitzen und im Sekundentakt denken können, absolut, starr und homogen. Weder Läufer*innen, Rennfahrer*innen noch Pilot*innen können sich so schnell bewegen, dass ihre Zeit für außenstehende Beobachter*innen merklich langsamer vergeht als sonst. Niemand ist so schwer, dass er*sie die Raumzeit um sich herum allein durch seine*ihre Anwesenheit merklich krümmt. Wir können die Relativität nach Albert Einstein (siehe Abb. 2.9) niemals am eigenen Leibe erfahren. Deswegen sind die Relativitätstheorien auch relativ kontraintuitiv.

2 Die Geschichte des kritischen Denkens

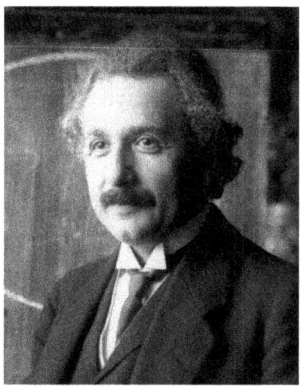

Abb. 2.9 Albert Einstein (Physiker; * 14.3.1879, Ulm, † 18.4.1955, Princeton). Entdeckte den photoelektrischen Effekt und begründete die Relativitätstheorien. Er verzerrte Raum und Zeit und nahm ihnen damit ihre Absolutheit. Seine Arbeiten reichten vom allerkleinsten bis zum allergrößten Maßstab. Er gilt als einer der bedeutendsten Physiker aller Zeiten. (By Ferdinand Schmutzer (1870–1928) – Edited version of Image:Einstein1921 by F Schmutzer 2.jpg., Public Domain, https://commons.wikimedia.org/w/index.php?curid=5216482)

Einsteins Karriere verlief etwas ungewöhnlich. Er begann erst im Alter von drei Jahren zu sprechen. Viele Menschen glauben, dass er ein schlechter Schüler war, aber das stimmt nicht. Er hatte im Zeugnis der Maturitätsprüfung viele Sechsen, was in der Schweiz aber die beste Note ist! Jedoch war er in Mathematik nie besonders lernwillig, was er später bei der Entwicklung seiner Theorien bereute. Er war eben kein fleißiger Student und so konnte er nach dem Studium nur Hauslehrer und schließlich 1902 Angestellter beim Schweizer Patentamt werden. Er forschte nur in seiner Freizeit, dennoch lieferte Albert Einstein drei große Beiträge zur neu aufkommenden Physik des 20. Jahrhunderts, den photoelektrischen Effekt (siehe Abschn. 2.10.1), die spezielle Relativitätstheorie (SRT) und die allgemeine Relativitätstheorie (ART). Einstein ging von Newtons Mechanik (siehe Abschn. 2.1.1) und dem Elektromagnetismus (siehe Abschn. 2.2.1) aus, die aber nicht zusammenpassen. Heinrich Hertz war es gelungen, die elektromagnetischen Wellen, die James Clerk Maxwells theoretisch vorhergesagt hatte, experimentell zu bestätigen. Dies gab Einstein die Gewissheit, dass Maxwells Elektrodynamik unverändert beibehalten werden konnte, die Newton'sche Physik jedoch relativiert werden musste. Mit seiner neuen Theorie stand Einstein auf den Schultern von Maxwell, Hertz und Newton.

2.7.1 Ätherwind?

Wie schon gesagt, waren mit Newton (siehe Abschn. 2.1) Raum und Zeit absolut und das Licht war unendlich schnell. Die Newton'sche Mechanik ist das Drehbuch für das Bühnenstück der Naturwissenschaften, das auf einer unbeweglichen Bühne von Raum und Zeit aufgeführt werden kann. Die Welt der Wissenschaften vor Albert Einstein hing noch immer an der Idee des Äthers, der das Medium sein sollte, in dem sich elektromagnetische Wellen ausbreiten. Die Feinstofflichkeit, der feine Stoff bzw. der Äther [23] (gr. aithḗr „(blauer) Himmel") ist heute nur mehr ein esoterischer Begriff, der unbekannte Eigenschaften der Materie bezeichnet, die, im Unterschied zu physikalisch messbaren Eigenschaften, nur durch übersinnliche Wahrnehmung erkennbar seien. Die mit diesem Begriff verbundenen Vorstellungen reichen bis in die Antike zurück und sind auch aus den asiatischen Religionen – wie dem Buddhismus und Hinduismus – bekannt. Der Feinstoff bzw. Äther fand auch seinen Weg in die Theosophie und die Anthroposophie (siehe Abschn. 2.5.2) und ist heute ein gern benutzter Begriff im esoterischen Umfeld. Er findet Anwendung, um gewisse pseudowissenschaftliche Theorien zu formulieren. So soll er etwa Gedankenwellen transportieren oder homöopathische Wirkungen (siehe Abschn. 6.2.1) speichern.

Es müsse ein solches Medium geben, davon war man im 19. Jahrhundert noch überzeugt. Die Vakuumlichtgeschwindigkeit war bekannt, man müsste nun also messen können, wie sie sich verändert, wenn der Äther sich bewegt. Gerade so, als ob ein Gewehr auf einem fahrenden Zug in Fahrtrichtung abgefeuert wird und sich die Zuggeschwindigkeit zur Geschwindigkeit der Kugel addiert. Da der Äther als in sich ruhend angenommen wurde, sollte die Bewegung der Erde um die Sonne einen Ätherwind verursachen. Der deutschamerikanische Physiker Albert A. Michelson (1852–1931) versuchte 1881 in Potsdam, diesen Ätherwind in Bezug auf die Erde mit einem Interferometer, also mit zwei einander überlagernden Lichtstrahlen, nachzuweisen. Der amerikanische Chemiker Edward W. Morley (1838–1923) führte 1887 in Cleveland, Ohio, den gleichen Versuch noch einmal, jedoch in verbesserter Form, durch. Dieses berühmte Michelson-Morley-Experiment zeigte allerdings, dass es keinen Ätherwind geben kann. Oder anders ausgedrückt: Das Licht breitet sich im leeren Raum immer gleich schnell aus, egal wie schnell die Lichtquelle sich bewegt.

Nun, das alles bedeutet wohl, dass die Vorstellungen von einem Ätherwind falsch sind – denn wozu sollte er sonst noch gut sein? Ein Äther, der nur existiert, um zu existieren, aber keine messbaren Eigenschaften hat, ist für die Physik unnötig. Wenn der Feinstoff also keine Masse hat, keine Energie abgibt und auch keinerlei Wellen transportiert, dann brauchen wir ihn in den Naturwissenschaften nicht, um die Welt zu beschreiben. Heute wissen wir, dass die relativistische Raumzeit Wellen bzw. Photonen transportiert.

2.7.2 Nein, Relativität!

Albert Einstein war bereit, auf die Ätherhypothese zu verzichten und die Konstanz der Lichtgeschwindigkeit über alles andere zu stellen. Wenn sie aber konstant sei, so müssten sich Weg und Zeit daran anpassen. Raum und Zeit eines Objektes wären also relativ, sie müssten sich abhängig von der Geschwindigkeit des Objektes verzerren lassen. Dieser Ansatz führte zur speziellen Relativitätstheorie. Die Rechnung, die Einstein anstellte, brachte die allseits bekannten Ergebnisse:

- Zeitdilatation: Die Zeit einer bewegten Uhr, bezogen auf eine*n stillstehende*n Beobachter*in, vergeht umso langsamer, je schneller die Uhr sich bewegt. Im Grenzfall bliebe die Zeit stehen, wenn die Uhr die Lichtgeschwindigkeit c_0 erreichen könnte.
- Massenzunahme: Ein sich bewegendes Objekt wird umso schwerer, je schneller es sich bewegt. Im Grenzfall wäre seine Masse unendlich, wenn es die Lichtgeschwindigkeit erreichen könnte. Um das Objekt also weiter zu beschleunigen, sind immer größere Energien notwendig.
- Längenkontraktion oder Lorentzkontraktion: Ein sich bewegendes Objekt wird umso kürzer, je schneller es sich bewegt. Im Grenzfall wäre seine Länge null, wenn es die Lichtgeschwindigkeit erreichen könnte. Dieser Effekt wurde bereits von Hendrik A. Lorentz vor Einstein beschrieben, um das Michelson-Morley-Experiment erklären zu können. Lorentz meinte, dass das Objekt kürzer werde, doch es ist der Raum, der gestaucht wird.
- Relativistische Geschwindigkeitsaddition: Die Summe der Geschwindigkeiten, z. B. von Zug und Projektil, kann niemals c_0 überschreiten. Im Grenzfall hieße das, man verzeihe mir den Missbrauch der Mathematik, wenn ich schreibe, $c_0 + c_0 = c_0$.

Das Hauptergebnis dieser Theorie ist die weltberühmte Formel $E = m \cdot c_0^2$, die die folgende Aussage trägt: Wenn ein Körper Energie (siehe Abschn. 2.4.1) gewinnt, gewinnt er auch Masse und umgekehrt. Man kann dieses Masse-Energie-Gesetz auch auf unsere Sonne anwenden. Die Strahlungsmenge, die sie abgibt, ist äquivalent zu vier Millionen Tonnen, die sie pro Sekunde leichter wird.

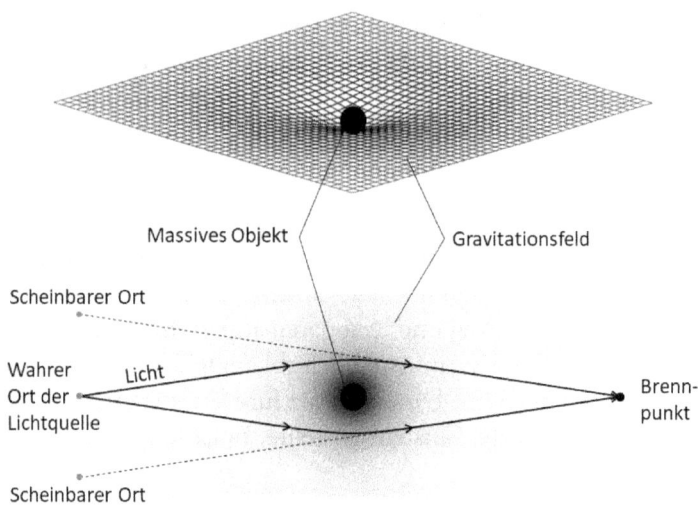

Abb. 2.10 Massen krümmen die Raumzeit durch ihre Anwesenheit. Dies kommt im Wesentlichen einem Gravitationsfeld gleich. Somit werden auch die Wege des Lichts gekrümmt, sodass eine große Masse wie eine Linse wirkt

Und das war sie auch schon, die SRT von 1905, die ein Objekt beschreiben kann, das sich mit gleichförmiger Geschwindigkeit im leeren Raum bewegt. Die SRT ist praktisch nirgends anwendbar, da sich kein Objekt geradlinig und gleichförmig bewegen kann, weil der Raum nicht leer ist. Wenden wir uns nun der allgemeinen Relativitätstheorie zu, die praktisch überall anwendbar ist. Einstein veröffentlichte sie zehn Jahre später in einer nur dreiseitigen Arbeit. Wir haben bereits festgestellt, dass hohe Geschwindigkeiten Raum und Zeit verzerren. Im Folgenden werden wir sehen, dass auch Materie und somit auch Energie dies tun können. Eine Masse krümmt den Raum und verzerrt die Zeit um sich herum (siehe Abb. 2.10).

Im Gravitationsgesetz nach Newton ist die Stärke der Gravitationskraft zwischen zwei Körpern abhängig vom gegenseitigen Abstand der Körper und ihren Massen. In der ART bestimmt die Masse die Krümmung der Raumzeit und damit den Ablauf aller mit der Gravitation zusammenhängenden Erscheinungen. Die ART ist eine komplett neue Theorie der Gravitation. Unser Planet Erde ist groß genug, um messbare Verzerrungen von Raum und Zeit hervorrufen zu können. Wir können die direkte Entfernung durch die Erde, sagen wir zwischen Auckland in Neuseeland und Málaga in Spanien, mittels Satellitennavigation exakt vermessen. Wenn wir nun durch die Erde ein Loch von Auckland nach Málaga bohren würden, so könnte darin ein Stab mit einer Länge, die größer als die gemessene ist, versenkt werden! Um den Erdmittelpunkt herum wird der Raum also gestaucht, es hat darin mehr Platz. Unsere Erde verzerrt auch die Zeit, abhängig von der Entfernung zum Erdmittelpunkt. Uhren, die weiter vom Erdmittelpunkt entfernt sind, laufen schneller als solche, die sich näher am Erdmittelpunkt befinden. Dieser Effekt lässt sich heutzutage mit sehr genauen Atomuhren auch bei einem Höhenunterschied von nur einigen Zentimetern nachweisen. Deine Füße leben also etwas langsamer als dein Kopf, wenn du aufrecht stehst!

Äquivalenz von Masse und Energie
Laut Einsteins spezieller Relativitätstheorie sind Energie (siehe Abschn. 2.4.1) und Masse äquivalent, also $E = m \cdot c_0^2$. Einsteins Gleichung sagt uns, dass Energie und Materie ineinander umgewandelt werden können, sofern man die zugehörige Antimaterie ebenfalls berücksichtigt. Dies bedeutet, dass man ein Kilogramm Materie, wenn man die passende Antimaterie dazu hätte, in eine Energie von etwa 10^{17} J in Form von Photonen, also Strahlung, umwandeln könnte. Der Jahresverbrauch an Energie aller Menschen auf dem gesamten Planeten beträgt zurzeit etwa 10^{21} J. Man könnte also pro Jahr zehn Tonnen Materie aller Art mit der passenden Menge an Antimaterie annihilieren, um die gesamte Menschheit mit Energie zu versorgen. Jedoch kommen wir nicht so einfach zu Antimaterie.

Industrie und Wohlstand sind noch immer auf fossile Energie, also auf eine Verbrennungsreaktion mit Sauerstoff, angewiesen. Dies bringt pro Kilogramm eine Energieausbeute von einigen zig Megajoule. In Kernreaktoren können wir durch Kernspaltung von spaltbarem Material einige hundert Gigajoule an Ausbeute erzeugen. In naher Zukunft werden wir diese Ausbeute mittels der nuklearen Fusion von Wasserstoffkernen vertausendfachen. Doch lass uns die Energie im Zusammenhang mit der Quantenphysik später besprechen (siehe Abschn. 2.10.1).

Weitere Vorhersagen Einsteins

Seit die Mathematiker über die Relativitätstheorie hergefallen sind, verstehe ich sie selbst nicht mehr.
   - Albert Einstein

Einsteins Theorien lieferten eine Vielzahl von Folgerungen, die sich bewahrheiteten. Sie beeinflussten die Kosmologie, die Quantenphysik und vor allem die Technologie. Eine moderne Welt ohne seine Erkenntnisse wäre nicht denkbar. Sie bargen auch viele Folgerungen, die Einstein noch nicht erkannte bzw. nicht wahrhaben wollte.

- Schwarze Löcher: Schwarze Löcher sind abgekapselte Bereiche der Raumzeit, aus denen nicht einmal mehr Licht austreten kann. Sie entstehen, wenn Masse sich so stark verdichtet, dass sich die Raumzeit in jenem Gebiet so stark krümmt, dass sie einen eigenen abgeschlossenen Bereich bildet. Unsere Sonne würde zu einem schwarzen Loch werden, wenn sie auf einen Durchmesser von nur 6 km schrumpfte. Die ART sieht solche Lösungen von Haus aus vor, doch Einstein dachte, dass dies nur Artefakte seien. Heute wissen wir von der Existenz schwarzer Löcher, obwohl niemand sie sehen kann. Wir können sie indirekt beobachten, indem wir ihre Umgebung beobachten. Schwarze Löcher sind keine kosmischen Staubsauger, die alles anziehen. Nach außen hin erzeugen sie ein Schwerefeld wie ein jeder Körper, man kann sie also wie einen Stern umkreisen. Dennoch fällt ab und zu Masse hinein, die dabei erhitzt wird und daher hell leuchtet.
- Gravitationslinsen: Lichtstrahlen, die nahe an schweren Körpern vorbeilaufen, werden durch diese Massen gekrümmt, weil der Raum gekrümmt wird (siehe Abb. 2.10). Die Körper wirken wie eine Linse, die das Licht ablenkt. Heute können Astronomen diesen Linseneffekt großer Massen im Universum nutzen. Wir haben ferne Galaxien beobachtet, die wir in mehreren Bildern sehen können. Beobachtungen von verzerrten und vervielfältigten Galaxien erlauben Rückschlüsse auf die Materieverteilungen, die die Linse bilden. Oft bildet Dunkle Materie solche Gravitationslinsen. Man kann somit die Verteilungen von unsichtbarer Dunkler Materie indirekt beobachten.
- Die Expansion des Universums: Die Gleichungen der ART sagen ein expandierendes Universum voraus. Aber da sich das damals noch niemand vorstellen konnte und auch noch keine Beobachtung dafürsprach, bemühte Einstein sich, dies durch die kosmologische Konstante, die er in die Gleichungen einführte, zu kaschieren. Wenn Einstein in seinen Gleichungen gesehen hätte, dass das All sich ausdehnt, wäre dies sein größter Triumph geworden.
- Später werden wir auch noch über Gravitationswellen (siehe Abschn. 3.4) sprechen.

*

*Man muss die Dinge
so einfach wie möglich machen,
aber nicht einfacher.*
   - Albert Einstein

Albert Einstein nahm die Konstanz der Lichtgeschwindigkeit ernst und entwickelte die Relativitätstheorien. 1919 wurde er schlagartig berühmt, als Sir Arthur S. Eddington (1882–1944) in Afrika die Raumkrümmung bei einer totalen Sonnenfinsternis beobachtete und so die allgemeine Relativität in ihrer Gültigkeit bestätigte. Ein weiterer Beweis für die ART konnte mit dem innersten Planeten unseres Sonnensystems, Merkur, erbracht werden. Die Umlaufbahn Merkurs zeigt eine messbare Anomalie, sie verhält sich nicht ganz nach den Newton'schen Gesetzen, was vor Einstein niemand erklären konnte. Mit ihm weiß man nun, dass die Sonne die Raumzeit um sich herum so stark verzerrt, dass man Merkurs Bahn relativistisch berechnen muss. Für die Planeten, die weiter von der Sonne entfernt sind, ist die Newton'sche Näherung der Planetenbahnen hingegen gut genug.

Einsteins Theorien wurden seither sehr oft experimentell bestätigt, viele seiner Vorhersagen konnten jedoch erst kürzlich bewiesen werden. Die ART brachte ein komplett neues Verständnis des Universums, womit das Urknallmodell ermöglicht wurde. Für den*die Leser*in mit einem Hang zum Praktischen ist es wichtig zu wissen, dass ein Satellitennavigationssystem nach den Relativitätstheorien korrigiert werden muss. Die Satelliten befinden sich in einem Orbit über der Erdoberfläche und sie bewegen sich sehr schnell über diese hinweg. Der Effekt der Zeitdilatation durch die Bewegung im Orbit nach der SRT bewirkt eine Abweichung um etwa $8 \cdot 10^{-9}$ %. Der Effekt der Raumzeitverzerrung durch die Erdmasse nach der ART bewirkt eine Abweichung um etwa $5 \cdot 10^{-8}$ %. Der Einfluss der allgemeinen Relativität ist also um einen Faktor sechs größer als der Effekt der speziellen Relativität. Wenn die Relativitätstheorien nicht in der Lage wären, die Wirklichkeit zu beschreiben, hätte jedes Navigationsgerät eine Abweichung, die pro Tag um etwa 11,5 km anwachsen würde.

Seine erste Ehefrau, die serbische Physikerin Mileva Marić (1875–1948), war die erste Serbin und eine der ersten Frauen, die ein Mathematik- und Physikstudium absolvierte. Man sagt, sie löste Einsteins mathematische Probleme und manche sagen, dass sie eigentlich den Nobelpreis für die Relativitätstheorien hätte bekommen sollen. Als er von ihr die Scheidung forderte, verlangte sie als Gegenleistung für ihre Einwilligung von ihm das Preisgeld des Nobelpreises, denn es zeichnete sich ab, dass er ihn bald erhalten würde. Er erhielt ihn 1921 für die Beschreibung des photoelektrischen Effektes. Für jeden seiner drei großen Beiträge hätte man ihm einen Physik-Nobelpreis verleihen können, doch das Nobelkomitee getraute sich nicht, seine Relativitätstheorien zu belohnen. Mileva war sicher für die Relativitätstheorien mitverantwortlich, doch es wäre falsch zu behaupten, dass sie selbst sie aufgestellt hätte.

Wenn ich mit meiner Relativitätstheorie recht behalte, werden die Deutschen sagen, ich sei Deutscher und die Franzosen, ich sei Weltbürger. Erweist sich meine Theorie als falsch, werden die Franzosen sagen, ich sei Deutscher, und die Deutschen, ich sei Jude.

- Albert Einstein

Einstein musste Berlin 1933 verlassen und wurde Professor an der *Princeton University*. Einige in die USA geflüchtete Wissenschaftler*innen waren der Ansicht, dass die Nazis den Bau einer Atombombe planten. Sie überzeugten deshalb Einstein, Präsident Roosevelt einen Brief zu schreiben, um ihn zu warnen. Vielleicht auch deshalb begannen die USA 1939 das *Manhattan-Projekt*. Einstein war nie direkt an der Entwicklung der amerikanischen Atombombe beteiligt, obwohl er fachlich dazu bestens qualifiziert war, denn er stand dem Sozialismus nahe. Mit dem Ende des Zweiten Weltkrieges ließ er sich pensionieren und engagierte sich für eine Weltregierung. Ihm wurde 1952 angeboten, der Präsident Israels zu werden, was er aber ablehnte. Kurz vor seinem Tod unterzeichnete er zusammen mit zehn weiteren namhaften Wissenschaftlern das Russell-Einstein-Manifest, um die Menschheit zur atomaren Abrüstung zu bewegen.

Lasst uns noch einige Anekdoten nennen, die Einstein mit Spiritist*innen erlebte, da er sich sehr dafür interessierte. Im September 1913 eröffnete er das Treffen der *Gesellschaft Deutscher Naturforscher und Ärzte* in Wien mit seinem Vortrag *Zum gegenwärtigen Stande des Gravitationsproblems*. Zu jener Gelegenheit soll Sigmund Freud (1856–1939) ihn in seine Wohnung zu einer Demonstration des Mediums Wolf Messing (1899–1974) eingeladen haben. Freud schlug ein Experiment vor, in dem er Messing telepathisch die folgende Anweisung gab: „Geh zum Toilettentisch, nimm die Pinzette, geh hinüber zu Einstein und zupfe drei Haare seines üppigen Schnurrbarts aus." Messing führte diesen telepathischen Befehl aus, nicht ohne sich bei Einstein dafür zu entschuldigen. Angeblich. Nun, gesichert ist zumindest, dass Einstein sich zur fraglichen Zeit in Wien befunden hat und dass Messing berichtete, er sei von Einstein mit Freud bekannt gemacht worden. Messing habe auch, von Josef Stalin (1878–1953) höchstpersönlich autorisiert, einen telepathischen Banküberfall durchgeführt. Er zwang angeblich den Kassierer einer Moskauer Bank zur Herausgabe von 100.000 Rubel, wie in einem sowjetischen Propagandablatt geschrieben stand.

Einstein glaubte keineswegs an solche Dinge, wie ein Zitat aus dem Jahr 1920 beweist:

> Ich würde mich also weigern, an irgendwelchen auf Sensation zurechtgestutzten Übungen teilzunehmen, schon aus dem einfachen Grunde, weil mir meine Zeit

leid täte, da ich Besseres zu tun habe. Anders liegt die Sache, wenn mich einmal die Laune treibt, ein Varieté zu besuchen, um mich durch Unbegreiflichkeiten amüsieren zu lassen. So war ich gestern in einem Spezialitätentheater, wo sich eine gedankenlesende Dame produzierte. Sie erriet auch wirklich die von mir gedachten Zahlen.

Es gibt viele Tricks, um Zahlen zu erraten, die sich jemand ausgedacht hat. Wie auch immer, Einstein war zu freundlich, um die klaren Worte eines Skeptikers zu verwenden. Als andere an ihn herantraten, um ihn für solche Dinge zu begeistern, meinte er oft, es sei einer „ernsthaften Beachtung" würdig oder es sei „von hohem psychologischem Interesse".

Als er am 18. April 1955 in Princeton in einem Hospital starb, war es der Krankenschwester nicht möglich, seine letzten Worte, die er auf Deutsch sagte, zu verstehen. Er wollte, dass sein Körper verbrannt werden sollte, deswegen entnahm der Pathologe, der die Obduktion durchführte, sein Gehirn samt den Augen ohne Erlaubnis, um es später zu erforschen. 1999 wurde Albert Einstein vom Time Magazine zum Mann des Jahrhunderts gekürt.

Online-Material: **Albert Einstein**
1. „Albert Einstein – Biographical." The Nobel Foundation, 1922, http://www.nobelprize.org/nobel_prizes/physics/laureates/1921/einstein-bio.html.
2. Naica-Loebell, A. „Die unsichtbare Frau hinter Einstein." Heise.de, 9.9.2004, https://www.heise.de/tp/features/Die-unsichtbare-Frau-hinter-Einstein-3436103.html.
3. „Albert Einstein." Die Entdeckungen großer Forscher, BR-alpha, 2012, https://www.br.de/mediathek/podcast/die-entdeckungen-grosser-forscher/albert-einstein/44985.
4. „Albert Einstein Videos." History.com, 2016, http://www.history.com/topics/albert-einstein/videos.
5. „Gravitationswellen: Einstein hatte Recht." Frag den Lesch, ZDF, 2016, https://www.fernsehserien.de/frag-den-lesch/folgen/216-gravitationswellen-einstein-hatte-recht-822627.
6. „Albert Einstein, German-American physicist." Encyclopædia Britannica, 10.3.2019, https://www.britannica.com/biography/Albert-Einstein.
7. Waschkau, A. & Waschkau, A. „Folge W82: WildMics Special #82 – Albert Einstein." Hoaxilla Podcast, 28.1.2022, https://hoaxilla.com/wildmics-special-82-einstein.

2.8 Karl Popper und die Falsifikation

Wir befinden uns wieder, wie im vorigen Abschnitt, am Anfang des 20. Jahrhunderts. Dies war eine äußerst bewegte Zeit für die Wissenschaften, für die Pseudowissenschaften und für das Entwickeln eines kritischen Denkens. Kommen wir nun zur Wissenschaftstheorie, also zu der Methodik, die empfiehlt, wie wir da am besten vorgehen sollten. Denn obwohl die Wissenschaft frei ist, sollten wir uns von Wissenschaftler*innen inspirieren lassen, wie Wissenschaft methodisch funktionieren kann. Der für uns wichtigste Teil der Wissenschaftstheorie, der für die Analyse von Pseudowissenschaften eine zentrale Rolle spielt, wurde vom österreichisch-britischen Tischler, Grundschullehrer, Hauptschullehrer und Philosophen Sir Karl Popper (siehe Abb. 2.11) formuliert.

Er stammte aus einer jüdischen Wiener Familie, die zum Protestantismus konvertiert war. 1918 brach er das Gymnasium ab, wurde Gasthörer an der *Universität Wien* und engagierte sich in der sozialistischen Jugendbewegung und in der Wiener Schulreformbewegung. Später holte er das Abitur nach, studierte Mathematik, Geschichte, Psychologie, Physik und Philosophie und absolvierte nebenher eine Tischlerlehre. Er war nun Lehrer und Tischler. Danach promovierte er am neu gegründeten *Pädagogischen Institut* in Wien. Kurz vor dem Anschluss nahm er ein Angebot der *University of Canterbury* in Christchurch, Neuseeland, an und ging mit seiner Frau ins Exil. Viele

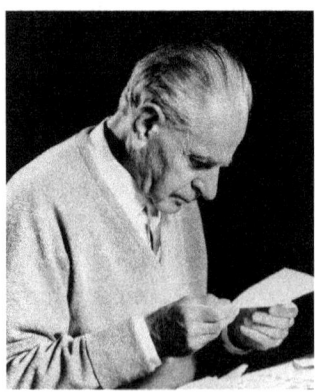

Abb. 2.11 Sir Karl R. Popper (Philosoph; * 28.7.1902, Wien, † 17.9.1994, London). Hat immer schon gewusst, dass es mindestens einen schwarzen Schwan geben müsste. Er lieferte Arbeiten zur Erkenntnis- und Wissenschaftstheorie. Sein wichtigster Beitrag ist das Falsifikationsprinzip, das besagt, dass man versuchen muss, eine neue Theorie zu widerlegen, anstatt zu bestätigen. (© TopFoto/91050/United_Archives/picture alliance)

Mitglieder seiner Familie fielen den Nazis zum Opfer. Nach dem Krieg ging er nach England, um an der *London School of Economics* zu lehren.

Unser Wissen kann nur endlich sein,
während unser Nichtwissen
notwendigerweise unendlich sein muss.
   - Sir Karl Popper

Popper begründete den kritischen Rationalismus, eine philosophische Denkrichtung mit der Hauptaussage: Vielleicht habe ich unrecht und vielleicht hast du recht. Wir können auch beide falsch liegen. Aber wir können vielleicht zusammen der Wahrheit auf die Spur kommen. Oder anders gesagt:
•) Jede menschliche Erkenntnis hat stets nur vorläufigen Charakter und
•) der Erkenntnisfortschritt erfolgt lediglich durch Versuch und Irrtum. Scheitern ist kein Problem. In Bezug auf die Naturwissenschaften, der in diesem Buch herausgearbeitet werden soll, heißt dies, dass wissenschaftliche Theorien an sich nicht beweisbar sind. Es kann gar nicht herausgefunden werden, ob man die Wahrheit gefunden hat. Das ist aber keine schlechte Nachricht. Die gute Nachricht ist, dass man im Experiment herausfinden kann, ob eine Theorie falsch ist. Je öfter man eine Theorie prüft und je öfter man keinen Fehler in ihr findet, desto verlässlicher ist sie. Man kann eine Theorie nicht beweisen, sie kann sich jedoch bewähren.

Jede empirische Theorie muss an
der Erfahrung scheitern können.
   - Sir Karl Popper

Popper erkannte anhand der Arbeiten Einsteins (siehe Abschn. 2.7), dass es die seit Newton (siehe Abschn. 2.1) nicht angezweifelte Unumstößlichkeit der Naturgesetze nicht gibt. Auch die allgemeine Relativitätstheorie ist nicht wahr, es ist nur so, dass bis jetzt nichts gegen sie spricht. Die Geschichte hat wiederholt gezeigt, dass aus fast jedem Fehler, den man in Theorien gefunden hat, ein Erkenntnisgewinn folgt. Experimente müssen also eigentlich darauf angelegt sein, die Theorie zu widerlegen! Und hier zeigt sich der fundamentale Unterschied zwischen der Wissenschaft und den Pseudowissenschaften: Kein*e Pseudowissenschaftler*in würde auch nur im Traum daran denken, ein Experiment zu ersinnen, das danach trachtet, seine*ihre Theorien zu widerlegen. Auch im Volksmund ist die Formulierung „die Wissenschaft hat bewiesen, dass" viel prominenter und wird vermutlich als wertvoller wahrgenommen als die viel gewichtigere Formulierung „die Wissenschaft hat widerlegt, dass", denn der zweite Ausdruck ist endgültig. Nur ein einziges Gegenbeispiel bringt eine Theorie zu Fall!

Um dies an einem berühmten Beispiel zu demonstrieren, werden wir nun die Theorie „Alle Schwäne sind weiß" mit Poppers Methoden beleuchten. Vor Popper war es üblich, eine Theorie wieder und wieder zu beweisen, indem man die Beobachtungen, die man gemacht hatte, analysierte. Solange man also nur weiße Schwäne beobachtet hatte, ging man davon aus, dass diese These wahr sei. Mit Popper versucht man, die These aktiv zu hinterfragen, also aktiv nach schwarzen Schwänen zu suchen. Man sollte also nicht von der absoluten Wahrheit der Theorie ausgehen, man muss gewillt sein zu versuchen, sie zu Fall zu bringen. Schon vor Popper versuchten einige Wissenschaftler*innen, ihre Theorien zu falsifizieren. Charles Darwin z. B. verbrachte 20 Jahre mit dem Versuch, seine Evolutionstheorie zu widerlegen, bevor er sein berühmtes Buch veröffentlichte.

Wir haben die Wahrheit nicht in der Tasche, sagte Popper, und wenn wir sie da hätten, könnten wir sie nicht als solche erkennen. Die heutige Wissenschaft ist so weit, dass sie auf den absoluten Wahrheitsbegriff verzichten kann – aber das hat nichts mit der Aufgabe des kritischen Denkens oder der Logik zu tun! Es wird auch weiterhin wahre und falsche Aussagen geben. Alles Wissen ist jedoch vorläufig. Alles ist vorläufig, sowohl politische Systeme als auch wissenschaftliche Erkenntnis. Mit diesem Fallibilismus, der Erkenntnis der Fehlbarkeit des Menschen, warnt uns Popper vor allen, die uns ewige Wahrheiten verkaufen wollen. Ich kann es mir daher nun nicht verkneifen, einen Seitenhieb auf das Amt des Papstes anzubringen, der seit dem Ersten Vatikanischen Konzil 1870 den Status der Unfehlbarkeit in Glaubens- oder Sittenfragen beansprucht. Popper kritisierte und erneuerte viele Bereiche der Philosophie. Er befasste sich auch mit der Toleranz und stieß auf das Paradoxon der Toleranz: „Im Namen der Toleranz sollten wir uns das Recht vorbehalten, die Intoleranz nicht zu tolerieren." Er definierte jene, die Andersdenkenden Gewalt androhen, Gewalt anwenden oder den rationalen Diskurs verweigern, als Intolerante. Nach ihm sollte man Ideen, nicht aber Menschen, sterben lassen. Er war radikaler Sozialist und Kriegsgegner, aber Kommunist bzw. Marxist war er nur ein paar Wochen lang. Als er den Dogmatismus hinter dieser Ideologie erkannte, wandte er sich davon ab. Popper war einer der wenigen Philosophen, die den Nationalsozialismus und auch den Kommunismus kritisierten. In seinem Buch *Die offene Gesellschaft und ihre Feinde* erklärt er, dass sich die Gesellschaft nur in kleinen Schritten verändern sollte, damit wir aus den dabei gewonnenen Erfahrungen lernen und die Veränderungen gegebenenfalls wieder rückgängig machen können.

Sir Karl Popper wurde von Queen Elisabeth II. 1965 in den Adelsstand erhoben. Als er im September 1994 verstarb, wurde er als der Mann, der uns gelehrt hat, dass wir uns irren, bezeichnet.

Online-Material: **Sir Karl Popper**
1. Harre, R. „Obituary: Professor Sir Karl Popper." Independent, 18.9.1994, http://www.independent.co.uk/news/people/obituary-professor-sir-karl-popper-1449760.html.
2. „Zum 100. Geburtstag von Karl Popper." ORF, 2010, http://sciencev1.orf.at/science/news/54766.
3. „Karl Popper: Ein Gespräch (1974)." BR-alpha, 2013, https://philochat.wordpress.com/2013/06/15/karl-popper-wie-ich-die-philosophie-sehe-1974.
4. „Karl Popper." Stanford Encyclopedia of Philosophy, 2016, https://plato.stanford.edu/entries/popper.
5. Kussmann, M. „Der Philosoph Karl Popper und die ‚offene Gesellschaft'." SWR 2 Wissen, 17.9.2019, https://www.swr.de/swr2/wissen/Philosophie-Der-Philosoph-Karl-Popper-und-die-offene-Gesellschaft,av-o1152132-100.html.
6. Traxler. T. „Wie sich Wissenschaft von Pseudowissenschaft unterscheiden lässt." Der Standard, 18.11.2023, https://www.derstandard.de/story/3000000195681/wie-sich-wissenschaft-von-pseudowissenschaft-unterscheiden-laesst.

2.9 Arthur C. Clarke und das Fernsehen

Kommen wir nun von einer philosophischen Theorie der Wissenschaften zur Fantasie der Science-Fiction-Autor*innen. Die Science-Fiction beschreibt mögliche Szenarien für die Zukunft, von denen wir meist hoffen, dass sie nicht eintreffen werden. Fantasy-Autor*innen hingegen erfinden Szenarien, die nach dem heutigen Wissen nicht möglich sind, aber von denen wir uns oft wünschen, dass sie eintreffen mögen. Man könnte glauben, dass die Fantasie von Science-Fiction-Autor*innen mit der praktischen Arbeit von Ingenieur*innen unvereinbar ist. Sir Arthur Charles Clarke (siehe Abb. 2.12) war aber beides, Ingenieur und Science-Fiction-Autor. Sein frühes wissenschaftliches Interesse galt den Dinosauriern, den Sternen und amerikanischen Science-Fiction-Magazinen. Er schloss sich in jungen Jahren der *British Interplanetary*

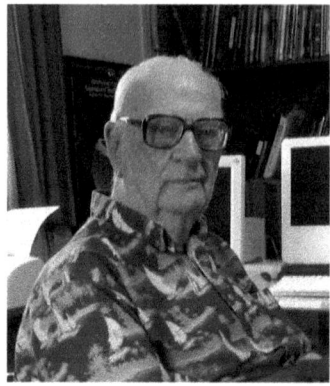

Abb. 2.12 Sir Arthur C. Clarke (Physiker, Mathematiker und Science-Fiction-Autor; * 16.12.1917, Somerset, England, † 19.3.2008, Colombo, Sri Lanka). Sagte wesentliche Technologien vorher und trug auch selbst zu deren Entwicklung bei. Er befasste sich auch mit Science-Fiction und mit dem Übernatürlichen. Und er postulierte die Clarke'schen Gesetze, die den Fortschritt beschreiben. (By en:User:Mamyjomarash (Amy Marash) – en:Image:Clarke sm, Public Domain, https://commons.wikimedia.org/w/index.php?curid=3736477)

Society an, die schon in den 1930er- Jahren die Möglichkeit von Mondflügen popularisierte. Dieser Club wurde anfangs als Spinnerei abgetan. Dort berechnete er die theoretischen Möglichkeiten für raketengetriebene Raumschiffe, die sich in einen Orbit um Himmelskörper begeben sollen. Clarke war auch ein Teilnehmer der ersten Science-Fiction-Convention 1937 in Leeds und begann selbst zu schreiben.

Im Zweiten Weltkrieg, während deutsche V2-Raketen in London einschlugen, war er in Cornwall als Radaringenieur stationiert. In einer freien Minute richtete er den Radarstrahl auf den Mond und hoffte, das Echo, das mit einer Verzögerung von ca. 2,5 s eintreffen sollte, zu empfangen. Das Echo kam jedoch nicht an, weil das Radarsystem Mark I, das mit Frequenzen von 50–80 MHz arbeitete, dafür nicht ausgelegt war. Es hätte dafür einen stärkeren Sender bzw. einen empfindlicheren Empfänger benötigt. Mit heutiger Technologie kann man sehr wohl Funkwellen am Mond reflektieren; dies wird vor allem im Amateurfunk genutzt. Dieses fehlgeschlagene Experiment brachte Clarke auf die Idee, mittels künstlicher Satelliten solche Echos zu erzeugen, um damit eine weltweite Kommunikation per Funk zu ermöglichen. Er entwickelte diese Idee weiter und erfand so die geostationären Satelliten zur technischen Kommunikation. Der geostationäre Orbit, der in einer Höhe von rund 36.000 km liegt, wurde nach ihm „Clarke Orbit" benannt. Diese Technologie ist heute die Grundlage aller modernen Kommunikationsmittel, sei es Fernsehen, Telefonie oder Internet. Clarkes Berechnungen zufolge würden nur drei

Satelliten ausreichen, um die ganze Welt abzudecken. Dies ist aber nur als eine rein theoretische Untergrenze zu verstehen.

Clarke machte auch Karriere als Science-Fiction-Autor. Zusammen mit dem russisch-amerikanischen Biochemiker und Autor Isaac Asimov (1920–1992) und dem US-amerikanischen Schriftsteller Robert A. Heinlein (1907–1988) gehört er zu den Big Three der englischsprachigen Science-Fiction. Sein berühmtestes Werk ist die Erzählung *The Sentinel* von 1951, die 1968 von ihm und vom US-amerikanischen Regisseur, Produzenten und Drehbuchautor Stanley Kubrick (1928–1999) als Film *2001: Odyssee im Weltraum* umgesetzt wurde. Kubrick soll nach der Meinung vieler Verschwörungsgläubiger auch das Video der gefakten ersten Mondlandung in einem Studio produziert haben. Parallel zum Filmdrehbuch schrieb Clarke am gleichnamigen Roman. Der Film, der ein Jahr vor der Mondlandung entstand, wurde sofort zum Mythos, obwohl die wenigsten Menschen verstanden hatten bzw. verstehen konnten, was er aussagen will. Clarkes Science-Fiction war eher wissenschaftlich geprägt, die filmische Umsetzung von 2001 war hingegen eher geheimnisvoll-spirituell. David Bowie (1947–2016) war von diesem Film sehr angetan und wurde durch ihn zu seinem ersten Hit *Space Oddity* von 1969 inspiriert.

In einem Interview aus dem Jahr 1974 sagte Clarke vernetzte Personal Computer, also das Internet, vorher. Der Vorläufer des Internets, das ARPANET (Advanced Research Projects Agency Network), war allerdings bereits 1968 unter der Leitung des *Massachusetts Institute of Technology (MIT)* und des US-Verteidigungsministeriums entwickelt worden. Ein weiteres Beispiel für Clarkes Erfindergeist ist der Weltraumaufzug. Als er in seiner Wahlheimat Sri Lanka einen Berg bestieg, kam ihm die Idee dazu. Auch hier könnte ein geostationärer Satellit zum Einsatz kommen. Dieser müsste mit einem sehr reißfesten Seil mit der Basisstation auf dem Erdboden verbunden werden. Auf diesem Seil, das durch die Fliehkraft gespannt bliebe, könnte man dann eine Aufzugkapsel hochfahren lassen, die in ein paar Tagen oder Wochen den Weltraum erreichen würde. Heute existieren bereits Materialien, die einen Weltraumaufzug technisch ermöglichen könnten.

1980 erschien seine dreizehnteilige Fernsehserie *Arthur C. Clarke's Mysterious World*, in der unerklärliche Phänomene der Weltgeschichte vorgestellt wurden. Die Machart war aber keineswegs reißerisch und geheimniskrämerisch, sondern nüchtern und so wissenschaftlich exakt wie möglich. Es wurden klassische Themen wie Yeti, Nessie, Bigfoot, die Kristallschädel, UFOs, die Nazca-Linien oder das Tunguska-Ereignis behandelt. Es wurden auch einige dieser Rätsel gelöst und erklärt – ohne jedoch übernatürliche Kräfte und Mächte mit ins Spiel bringen zu müssen. Viele dieser Rätsel blieben allerdings, und sind vielleicht auch heute noch, ungelöst.

Arthur C. Clarke war eine unglaublich vielseitige Persönlichkeit. Er sagte Weltraumflüge schon 1945 vorher, lange bevor die ersten zivilen Raketentests stattfanden. Er postulierte folgende drei Gesetze, die nicht nur im Bereich der Science-Fiction gültig sind:

1. Wenn ein*e angesehene*r, aber ältere*r Wissenschaftler*in behauptet, dass etwas möglich ist, hat er*sie mit an Sicherheit grenzender Wahrscheinlichkeit recht. Wenn er*sie behauptet, dass etwas unmöglich ist, hat er*sie höchstwahrscheinlich unrecht.
2. Der einzige Weg, die Grenzen des Möglichen zu finden, ist, ein klein wenig über diese hinaus in das Unmögliche vorzustoßen.
3. Jede hinreichend fortschrittliche Technologie ist von Magie nicht zu unterscheiden.

Clarke war Mitglied der Skeptiker*innenbewegung (siehe Abschn. 2.12.6), die das skeptische und das wissenschaftliche Denken fördert. 2000 wurde er in Anerkennung seines literarischen und wissenschaftlichen Schaffens zum Ritter geschlagen. Sowohl ein Asteroid, „4923 Clarke", als auch eine Dinosaurierart, Serendipaceratops arthurcclarkei, wurden nach ihm benannt. Er starb im März 2008 in einem Krankenhaus in Sri Lanka an den Folgen einer Kinderlähmung, die 1988 diagnostiziert wurde.

Online-Material: **Sir Arthur C. Clarke**
1. „Arthur C. Clarke Predicts the Internet & PC." Australian Broadcasting Corporation, 1974, https://commons.wikimedia.org/wiki/File: ABC_Clarke_predicts_internet_and_PC.ogv.
2. „Arthur C. Clarke." BBC Radio 4, 4.1.1987, https://www.bbc.co.uk/programmes/b0420np4.
3. „Die Science Fiction Propheten: ‚Arthur C. Clarke: Odyssee im Weltall.'" Discovery Communications, LLC, 2011, https://www.fernsehserien.de/die-science-fiction-propheten/folgen/1x04-arthur-c-clarke-odyssee-im-weltall-347615.
4. Hesse, U. „Viele seiner Träume wurden wahr – Arthur C. Clarke zum 100." Heise.de, 16.12.2017, https://www.heise.de/newsticker/meldung/Viele-seiner-Traeume-wurden-wahr-Arthur-C-Clarke-zum-100-3918842.html.
5. „Arthur C. Clarke Biography." The Arthur C. Clarke Foundation, 2018, http://www.clarkefoundation.org/arthur-c-clarke-biography.

2.10 Richard Feynman und die Cargo-Kult-Wissenschaft

Wir wollen uns nun mit der Quantenphysik beschäftigen. So wie das Wort Energie wird auch die Quantenphysik oft von Esoteriker*innen missbraucht. Nein, es besteht nicht alles aus Schwingungen! Nein, der*die Beobachter*in erzeugt keine Realität!

Der amerikanische Physiker Richard Feynman (siehe Abb. 2.13) war vermutlich der coolste Quantenphysiker, den es je gab. Seine Eltern waren Nachfahren jüdischer Einwander*innen aus Russland und Polen. Da seinem Vater ein Studium verwehrt geblieben war, bemühte sich dieser, seinen Kindern eine möglichst gute Ausbildung zu ermöglichen. Von ihm wurde der junge Richard an die Wissenschaften herangeführt. In seiner Jugend war Richard ein Elektrobastler und konnte sich mit der Reparatur von Radios zusätzliches Taschengeld verdienen. Seine Lehrer*innen mussten ihn mit Mathematikbüchern für Fortgeschrittene versorgen, da er vom Unterricht gelangweilt war. Auch seine jüngere Schwester Joan Feynman (1927–2020) ging in die Wissenschaft und erforschte die Wechselwirkung zwischen Erdmagnetfeld und Sonnenwind.

Richard Feynman studierte Physik am *Massachusetts Institute of Technology (MIT)*, einer besseren Berufsschule, an der auch Howard J. Wolowitz (geb. 1981) studierte, und an der *Princeton University*, an der auch Albert Einstein (siehe Abschn. 2.7) arbeitete und Leonard L. Hofstadter (geb. 1980) studierte.

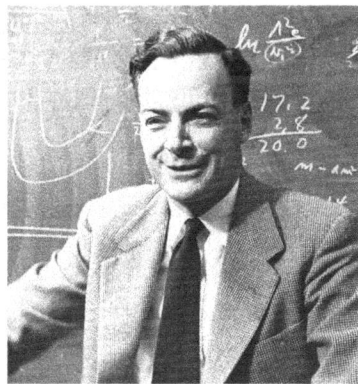

Abb. 2.13 Richard P. Feynman (Physiker; * 11.5.1918, Queens, New York, † 15.2.1988, Los Angeles). Baute an der Atombombe mit, spielte Bongos im Stripclub und war ein guter Lehrer. Er setzte sich auch mit den Pseudowissenschaften auseinander. Er prägte den Begriff Cargo-Kult-Wissenschaft und Uri Geller ging ihm auf den Leim. (By Unknown author – The Big T (yearbook of California Institute of Technology), Public Domain, https://commons.wikimedia.org/w/index.php?curid=77858838)

Während des Zweiten Weltkrieges war er Mitglied des *Manhattan-Projekts*, wirkte also an der Entwicklung der ersten Atombombe mit. Er war für seine Streiche bekannt und wurde zum Meister im Öffnen der Dokumentensafes seiner Kolleg*innen. Zu dieser Zeit entdeckte er auch seine Leidenschaft für das Trommeln. Nach dem Krieg beschäftigte er sich mit der Quantenelektrodynamik, der Theorie, die den Elektromagnetismus (siehe Abschn. 2.2.1) auf der Quantenebene beschreibt, und erhielt einen Lehrauftrag an der *Cornell University*. Später wandte er sich der Festkörperphysik zu und untersuchte mithilfe von flüssigem Helium die Suprafluidität. Dies ist ein makroskopischer Quantenzustand, bei dem die Flüssigkeit jede innere Reibung verliert und die Wärmeleitfähigkeit nahezu ideal wird. Zusammen mit dem Physiker Murray Gell-Mann (1929–2019) entwickelte Feynman eine neue Theorie für die schwache Wechselwirkung (siehe Abschn. 2.10.1). Schließlich wurde er Professor für Theoretische Physik am *Caltech* in Pasadena, der Universität, an der auch sein größter Fan Sheldon L. Cooper arbeitet. Dort entstanden auch die bekannten *Feynman Lectures on Physics*, als die Physik-Einführungsvorlesungen am *Caltech* reformiert wurden.

Sein wichtigster Beitrag zur Physik sind wahrscheinlich die Feynman-Diagramme, die es erlauben, die komplexen Gleichungen zur Beschreibung subatomarer Wechselwirkungen als einfache Diagramme darzustellen. Aber so tief wollen wir jetzt nicht in die Materie eindringen. Feynman ist auch dafür bekannt, die Nanotechnologie begründet zu haben. Im Dezember 1959 hielt er seine berühmte Rede *There's Plenty of Room at the Bottom (Viel Spielraum nach unten)*, die als die Gründungsschrift der Nanotechnologie angesehen wird. Darin erklärte er, dass es platztechnisch möglich wäre, alle Bände der *Encyclopædia Britannica* auf einen einzigen Stecknadelkopf zu schreiben. Dazu müsste man die Schriftgröße um den Faktor 25.000 verkleinern, sodass ein Satzpunkt nur noch einen Durchmesser von zweiunddreißig Metallatomen hätte. Im selben Jahr schrieb er Preisgelder von je 1000 US-$ für den Bau nanotechnischer Geräte aus. Der erste Preis von 1960 war für den bis dato kleinsten Elektromotor der Welt, der in einen Würfel mit 1/64 Zoll, also etwa einen halben Millimeter, Kantenlänge passen sollte. In den 1960er-Jahren untersuchte Feynman den Zusammenhang der Quantisierung und der Gravitation. 1965 wurde ihm der Nobelpreis für seine Beiträge zur Entwicklung der Quantenelektrodynamik verliehen.

Am 28. Januar 1986 ereignete sich der fatale Unfall der US-Raumfähre *Challenger*. 73 s nach dem Start explodierte die rechte Feststoffrakete 15 km über Florida, was zum Tod der gesamten Besatzung führte. Zwei Wochen nach dem Unglück wurde eine Kommission einberufen, die den Unfall aufklären sollte. Feynman wurde von Präsident Ronald W. Reagan (1911–2004) in diese Kommission gebeten. Die Kommission fand heraus, dass zwei Dichtungsringe an der rechten Feststoffrakete, die brüchig geworden waren, die Ursache für die Explosion waren. Um den Beweis vor laufenden Kameras zu führen, benötigte Feynman nur einen Becher Eiswasser, eine Schraubzwinge und einen Gummiring. Er tauchte den Gummiring in das Eiswasser und benutzte die Schraubzwinge, um zu zeigen, dass Gummi bei Kälte spröde wird.

Physics is like sex: sure, it may give some practical results, but that's not why we do it.
- Richard P. Feynman

Feynman war der Rockstar unter den Physiker*innen, er spielte Bongos in einem Stripclub, wo er auch physikalische Probleme löste. Er malte Nacktbilder, übersetzte Schriften der Maya und flirtete so viel wie möglich. Es war unmöglich, seinen Beruf zu erraten, wenn man ihn aus dem Alltag kannte. Seine Frau und er kauften 1975 einen Dodge Tradesman Maxivan, den berühmten Feynman-Van mit einer senfgelben und avocadogrünen Innenausstattung, auf den er Feynman-Diagramme zeichnen ließ. Er wählte das Wunschkennzeichen QANTUM dafür. Damit fuhr die Familie Feynman durch ganz Nordamerika. Nach seinem Tod verkaufte seine Frau den Van für einen Dollar. Er vergammelte in einem Lager, bis einige seiner alten Freunde den Wagen 2012 wiederfanden und restaurierten. Danach wurde er von den Jungs von *The Big Bang Theory* mit Thermit unabsichtlich abgefackelt. Thermit ist ein Gemisch aus Eisen(III)-oxid und Aluminiumgranulat, das mit bis zu 2400° verbrennt.

Feynmans Eltern waren Atheist*innen und schon in seiner Jugend outete er sich ebenfalls als bekennender Atheist. Als er zu einem Buch über jüdische Nobelpreisträger*innen befragt wurde, erklärte er, dass „die besonderen Elemente, die aus einer angeblich jüdischen Vererbung stammen, auszuwählen, bedeutet, die Tür für jede Art von Unsinn in Bezug auf Rassentheorie zu öffnen". Er fügte hinzu, dass er mit dreizehn Jahren nicht nur zu anderen religiösen Ansichten übergetreten sei, sondern auch aufgehört habe zu glauben, dass das jüdische Volk in irgendeiner Weise „das auserwählte Volk" sei. Später begegnete er bei einem Besuch eines jüdischen Seminars zum ersten Mal dem Talmud. Er sah, dass dieser auf jeder Seite den Originaltext in einem kleinen Quadrat enthielt, das mit Kommentaren verschiedener Personen ergänzt wurde. Obwohl er davon beeindruckt war, war er enttäuscht, dass sich das Interesse der Rabbiner nicht um die Natur drehte, sondern nur um Fragen, die sich aus dem Talmud ergaben.

Richard Feynman erhielt neben dem Nobelpreis noch weitere wissenschaftliche Auszeichnungen, z. B. den *Albert Einstein Award* von der *Princeton University* 1954, den *E. O. Lawrence Award* 1962 oder die *Oersted Medal* der

American Association of Physics Teachers für seine Leistungen in der Vermittlung der Physik.

2.10.1 Quantenphysik

Der deutsche Physiker Max K. Planck (1858–1947) entdeckte die Quantennatur der Dinge. Zuerst beschäftigte er sich mit der Thermodynamik, also mit dem Begriff der Energie (siehe Abschn. 2.4.1) und dem Ordnungszustand eines Systems, genannt Entropie, mit dem Wirkungsgrad von Maschinen und mit dem ersten Hauptsatz der Thermodynamik des deutschen Physikers Hermann von Helmholtz (1821–1894). Er versuchte herauszufinden, warum das Strahlungsspektrum eines Glühdrahtes so aussieht, wie es aussieht. Die Farbe, die ein erhitzter Körper aussendet, ist von seiner Temperatur abhängig. Dieses Phänomen war schon lange bekannt, aber man konnte keine einheitliche Theorie finden, um es zu erklären. Dies wurde am Ende des 19. Jahrhunderts die „Ultraviolett-Katastrophe" genannt, da eine der vorhandenen Theorien für kleinere Frequenzen, in Richtung infrarot, gut funktionierte, aber bei höheren Frequenzen, in Richtung ultraviolett, eine unendliche Energie vorhersagte. Es standen also mehrere Theorien zur Verfügung, aber keine einzige beschrieb die Wirklichkeit hinreichend genau.

Um dieses Problem zu lösen, postulierte Planck im Jahre 1900 zwangsläufig und in einem „Akt der Verzweiflung" die Quantisierung der Wärme, die als Strahlung abgegeben wird. Er wollte es nicht, konnte aber nicht anders. Die Theorie muss nämlich die Realität beschreiben, zumindest einige Aspekte davon (siehe Kap. 3). Und seine neue Theorie konnte die Strahlungsdichte für alle Frequenzen hinreichend genau beschreiben. Um es zu präzisieren: Er postulierte, dass die Wirkung, das Produkt aus Energie und Zeit, in kleinen Paketen von der Größe des sogenannten Planck'schen Wirkungsquantums $h \approx 6{,}6 \cdot 10^{-34}$ J s abgegeben wird. Es gibt keine kleineren Wirkungen als h. Max Planck entdeckte also, dass es Quanten gibt, dass die Wirkung nur in Paketen von h auftreten kann und legte damit den Grundstein für die Quantenphysik. Er ist der Vater des Quantensprunges. Ein Quantensprung ist die kleinstmögliche Änderung eines Zustandes, die es geben kann. In der Alltagssprache und besonders auch in der Politik hat dieses Wort aber die gegenteilige Bedeutung.

Fünf Jahre lang fand niemand Interesse an seiner Arbeit. Dann entdeckte Einstein 1905 die Quantennatur des Lichts, was ihm auch sehr widerstrebte. So wurde mit dem photoelektrischen Effekt die Quantisierung als physikalische Realität anerkannt.

Materie

Der dänische Physiker Niels H. Bohr (1885–1962) konnte ein Modell für das Atom liefern. 1913 hatte er die zündende Idee, dass man beschreiben müsse, wie ein Atom Licht aussenden kann. Das Licht, das von Atomen, also von einem bestimmten chemischen Element, ausgesendet wird, besteht aus spektralen Linien. Jedes Element hat seine charakteristische Mixtur von Spektrallinien. Bohr nahm nun an, dass die Elektronen sich auf Bahnen bestimmter Energieniveaus bewegen. Diese Bahnen seien diskret, ein Elektron könne also nur von Bahn zu Bahn springen, indem es eine genau definierte Menge an Energie aufnehme oder abgebe. Wenn ein Elektron auf eine Bahn mit höherem Energieniveau wechsle, so müsse es die nötige Energie von einem Photon aufnehmen. Wenn es auf eine niedrigere Bahn zurückfalle, gebe es wiederum ein Photon mit genau definierter Energie, also genau definierter Frequenz, ab. Dieser Ansatz konnte die Spektrallinien der Elemente mit einer gewissen Genauigkeit erklären. Im Experiment konnte Bohr den Atomradius, also den Radius der Bahn des einzigen Elektrons im Wasserstoffatom, verifizieren. Er konnte aber nicht erklären, warum die Atome nicht kollabieren, was sie ja eigentlich sollten, denn der positiv geladene Kern müsste doch die negativ geladenen Elektronen anziehen. Man wusste lediglich, dass dieses Modell so weit richtig sein muss.

Niels Bohr erhielt den Nobelpreis für Physik im Jahr 1922 für seine Verdienste um die Erforschung der Struktur der Atome und der von ihnen ausgehenden Strahlung. Daraufhin bekam er von der *Carlsberg Brauerei* ein ganz besonderes Geschenk. Er erhielt ein Haus, das nahe der Brauerei gelegen war und an diese mit einer Bierpipeline angeschlossen war. Er konnte so nach Belieben gratis Bier beziehen – kein Witz. Der niederländische Schriftsteller Harry Mulisch erzählte eine Anekdote über Niels Bohr. Angeblich besuchte ihn Wolfgang Pauli in seinem Landhaus, wo er sah, dass Bohr ein Hufeisen über der Tür hängen hatte. Verwundert sprach Pauli Bohr darauf an und fragte, ob er etwa daran glaube. Worauf Bohr angeblich antwortete: „Natürlich nicht; aber wissen Sie, Herr Pauli, es soll einem auch helfen, wenn man nicht daran glaubt."

Die mathematische Formulierung der Quantentheorie wurde von Werner K. Heisenberg (1901–1976) geliefert. Dieser Heisenberg hatte weder Glatze noch Hut noch Sonnenbrille und er war kein Chemiker! Niels Bohr, die führende Autorität auf dem Gebiet, war von den Fähigkeiten des jungen Studenten Heisenberg irritiert und so wurde Heisenberg zu dem berühmten Spaziergang mit Bohr in Göttingen eingeladen. Bohr sagte über den jungen Heisenberg: „Er versteht alles." Diese Begebenheit stellt den Beginn von Heisenbergs Karriere dar.

Im Juni 1925 machte Heisenberg Urlaub auf Helgoland, um seinen Heuschnupfen zu kurieren. Bei einem Spaziergang kam ihm die Idee, die zur Quantentheorie führte. Die wesentliche Idee war, dass die Messung von zwei Größen nicht in beliebiger Reihenfolge stattfinden kann. Zusammen mit den deutschen Physikern Max Born (1882–1970) und Pascual Jordan (1902–1980) legte er den Grundstein für die Quantenmechanik. Aber das wollen wir hier nicht weiter ausführen.

1927 hatte er seine zweite große Idee. Er erkannte die nach ihm benannte Heisenberg'sche Unschärferelation, die eine direkte Folge der Quantisierung ist. Die Heisenberg'sche Unschärferelation ist keine Folge einer etwaigen Messungenauigkeit, sondern sie ist eine intrinsische Eigenschaft der Quantennatur. Man kann es an einem einfachen Beispiel erklären: Wenn man die Temperatur des Wassers in einer vollen Badewanne mit einem gewöhnlichen Fieberthermometer misst, so wird man ein sehr genaues Ergebnis erhalten. Wenn man aber mit demselben Thermometer die Wassertemperatur eines gefüllten Fingerhuts messen will, so wird das Thermometer einen merklichen Teil der Wärmeenergie abziehen und man erhält daher ein verfälschtes Ergebnis. Ein System zu messen, heißt, es zu beeinflussen. Ähnlich verhält es sich in der Quantenwelt. Wenn man ein Teilchen beobachten will, so muss man mindestens ein Photon an dem zu messenden Teilchen streuen. Doch wird durch die Impulsübertragung zwischen den beiden Teilchen der originale Zustand des zu messenden Teilchens durch die Messung selbst verändert. Ein System zu messen, heißt, es zu beeinflussen. Die kleinstmögliche Beeinflussung ist durch das Planck'sche Wirkungsquantum h gegeben. Wenn man weiß, wo ein Teilchen ist, kann man nicht genau wissen, wie schnell es sich bewegt und umgekehrt. Wenn ein Teilchen ein genau vermessenes Energiequant aufnimmt oder abgibt, kann man nicht genau sagen, wie lange das dauert und umgekehrt. Heisenbergs große Leistung war es, den Messvorgang in seine Formeln zu integrieren.

Mit Heisenbergs Idee konnte man schließlich auch das Bohr'sche Atommodell verstehen. Erstens sind die Elektronen keine kleinen Kügelchen, sondern sie sind Wahrscheinlichkeitswellen. Die Bahnradien der Elektronen im Atommodell wurden durch Orbitale, also Bereiche, in denen sich ein Elektron höchstwahrscheinlich aufhält, ersetzt. Im Mittel halten sie sich dort auf, wo es eben der Bohr'sche Atomradius angibt. Die Bahn des Elektrons wird erst dann erzeugt, wenn man nachmisst, wo es sich befindet. Zweitens kann die Abgabe von Wirkungsquanten nicht in kleineren Einheiten als von Planck vorgegeben erfolgen, somit ist es nicht möglich, dass sich ein Elektron kontinuierlich in immer tiefere und tiefere Bahnen begeben kann, um schließlich abzustürzen. In anderen Worten, der Atomkern ist ein Platz, wo die Aufenthaltswahrscheinlichkeit eines Elektrons gleich null ist.

Werner Heisenberg erhielt 1932 den Nobelpreis für Physik. Er war wohl der Einzige der großen Physiker*innen, der in Nazi-Deutschland blieb, war aber keineswegs ein Sympathisant für den Nationalsozialismus. Er wurde als „weißer Jude" und als „Formalist im Geiste Einsteins" diffamiert. Nazi-Deutschland war nicht sehr zufrieden mit der neuen Physik. Einige antisemitische Wissenschaftler*innen störten sich an der „Unanschaulichkeit der neuen Theorien", die sogar für Verschwörungen gehalten wurden. Die beiden Nobelpreisträger Philipp E. Lenard (1862–1947) und Johann N. Stark (1874–1957) versuchten mit der „Deutschen Physik", ohne sie auszukommen. Sie modellierten die Bahn des Merkur ohne Einstein und versuchten, mit veralteten Atommodellen auszukommen. Die Wissenschaft sei „wie alles andere, was Menschen hervorbringen, rassisch, blutmäßig bedingt", meinten sie.

Trotzdem wurde Heisenberg gezwungen, für die Nazis an der deutschen Atombombe zu forschen. Durch passiven Widerstand konnte er dieses Vorhaben jedoch sabotieren. Als Heisenberg Bohr 1941 im besetzten Kopenhagen besuchte, verriet er ihm offenbar die Existenz des „Uran-Clubs" der Nazis bei einem weiteren Spaziergang. Die Nazis waren bereits in der Lage, beachtliche Vorräte von Uran zu beschaffen. Zuerst forderten sie die Vorräte der Physikalisch-Technischen Reichsanstalt. Nach der Annexion des Sudetenlandes 1938 wurden die Uranbergwerke in St. Joachimsthal ausgebeutet. Durch die Besetzung von Belgien gelangten sie an die Produktion aus Belgisch-Kongo. Sie konnten Tausende Tonnen gewinnen. Um einen Atomreaktor zu betreiben, der Natururan anreichern kann, benötigt man jedoch auch schweres Wasser, das als Moderator eingesetzt wird. Dieses kam zu Beginn des Krieges ausschließlich aus Norwegen, wo es als Nebenprodukt bei einer Kunstdüngerfabrik anfiel. Dort wurden ursprünglich nur an die 10 kg pro Jahr hergestellt, aber man konnte ab 1939 den Ertrag verzehnfachen. Die Nazis versuchten, eine Menge von rund 180 kg zu erwerben. Der französische Geheimdienst kam den deutschen Unterhändler*innen jedoch zuvor und die gesamte Menge ging nach Paris zu Frédéric Joliot-Curie.

Die Partikel, die die Materie aufbauen (siehe Abb. 2.14), werden als Fermionen bezeichnet. Sie sind nach Enrico Fermi (1901–1954) benannt und bilden zwei Untergruppen: Quarks und Leptonen. Leptonen, z. B. das Elektron und das Neutrino, sind leichte Teilchen, während die Quarks schwerer sind. Die Kernbausteine, Protonen und Neutronen, sind aus Quarks aufgebaut.

Neben der herkömmlichen Materie gibt es auch noch die Antimaterie. Der britische Physiker Paul A. Dirac (1902–1984) stellte 1928 die Dirac-Gleichung auf, die das Elektron relativistisch beschreibt. So wurde erstmals versucht, die Quantentheorie und die spezielle Relativität zu verbinden. Diese Gleichung hat auch Lösungen, die man als Antiteilchen interpretieren kann.

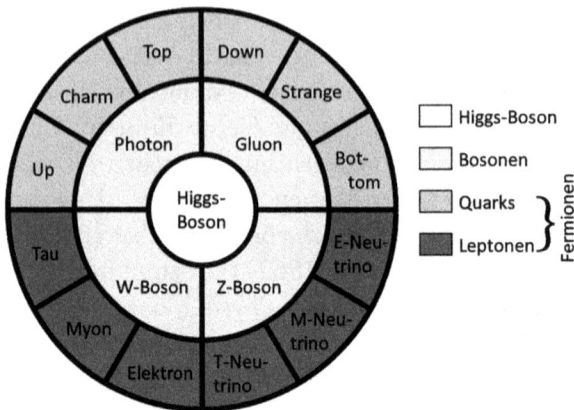

Abb. 2.14 Die bisher bekannten Teilchen im Standardmodell der Teilchenphysik. Es gibt Teilchen, die die Materie aufbauen (Fermionen) und Teilchen, die Kräfte vermitteln (Bosonen). Die meisten dieser Teilchen wurden an Teilchenbeschleunigern nachgewiesen. Die Kraft, die jeder kennt, aber keiner versteht, ist die Gravitation. Sie wirkt zwischen allen Massen immer anziehend. Newton modellierte sie als ein Feld, Einstein als eine verzerrte Raumzeit, aber in der Quantentheorie kommt sie bisher nicht vor. Es gibt also kein Graviton; vielleicht findet man es noch. Es gibt auch kein Teilchen, das die Wirkung von Homöopathie, Erdstrahlen, Psi-Kräften etc. übertragen könnte, aber das ist eine andere Geschichte

So sagte Dirac die Existenz des Positrons als Antiteilchen zum Elektron voraus. Der US-amerikanische Physiker Carl D. Anderson (1905–1991) entdeckte es 1932 in der kosmischen Strahlung, die auch andere Antiteilchen, wie z. B. Antimyonen, erzeugt, wenn sie in die Erdatmosphäre eindringt. Zwischen einem Teilchen und seinem Antiteilchen herrscht eine perfekte Symmetrie bis auf die Ladung; um es vereinfacht auszudrücken. Somit könnte ein Teilchen ohne elektrische Ladung, z. B. ein Neutrino, sein eigenes Antiteilchen sein. Aber dies ist noch nicht restlos geklärt. Jedoch ist das Antineutron nicht gleich dem Neutron, da das Antineutron aus Antiquarks zusammengesetzt ist. Die wohl wichtigste Eigenschaft von Antimaterie ist, dass sie, wenn sie mit Materie kollidiert, die maximale Menge an Energie „erzeugt". Natürlich kann man Energie nicht erzeugen, es wird Materie und Antimaterie mit der Masse m in Energie von $m \cdot c_0^2$ in Form von Gammastrahlen umgewandelt.

Wechselwirkungen
Wir haben nun die Teilchen beleuchtet, die die Materie aufbauen. Auch die Wechselwirkungen, also Kraft und Impuls, werden durch Teilchen, genannt Bosonen (siehe Abb. 2.14), vermittelt. Die beiden Kernkräfte, die starke und die schwache Wechselwirkung, sind für uns Menschen schwer zugänglich. Ihre Reichweite ist äußerst minimal, sie verlassen den Bereich eines Atoms oder

eines Atomkerns nicht. Die schwache Wechselwirkung ist vor allem wichtig, weil sie die Fusion von Kernen ermöglicht. Ihre Austauschteilchen sind die W- und Z-Bosonen. Die starke Wechselwirkung, die durch das Gluon vermittelt wird, ermöglicht die Kernspaltung. Die Bindungsenergie, die Gluonen enthalten, wird bei der Kernspaltung frei. Niemand kennt diese beiden Kräfte aus dem Alltag, aber man hat sie verstanden. Im Weiteren werden wir uns auf Gravitation und Elektromagnetismus beschränken, da ihre Reichweiten groß sind.

Die elektromagnetische Kraft zeigt sich nicht nur durch Strahlung, sondern sie schafft es auch, stabile Atome zu erzeugen. Im quantentheoretischen Sinne dürfen die Elektronen nicht im Kern sein, wo sie aber rein elektrisch gesehen gerne wären. Somit schwirren sie auf ihren Bahnen, die nur in diskreten Energieniveaus möglich sind. Die Gravitation ist die bei Weitem schwächste Kraft, die es gibt. Das kann man leicht verstehen, wenn man sich einen Kühlschrankmagneten vorstellt. Wenn der Magnet zu Boden fällt, braucht es die ganze Erde, um diese Beschleunigung aufzubringen. Aber wenn man ihn an den Kühlschrank klebt, so kann sein Magnetismus die gravitative Wirkung der gesamten Erde aufheben. Weitere Arten von Wechselwirkungen sind bis jetzt zur Beschreibung der Natur nicht erforderlich. Es gibt bis jetzt kein Experiment, das nach einer Theorie von Naturkraft Nummer fünf verlangt.

Energie und Quantenphysik
In der Quantenphysik ist der Begriff der Energie (siehe Abschn. 2.4.1) selbstverständlich auch vorhanden. Es ist nicht die Energie, sondern die Wirkung, also Energie mal Zeit, gequantelt. Ein Photon der Frequenz f trägt eine Energiemenge von $E_{Photon} = h \cdot f$, wobei h das Planck'sche Wirkungsquantum ist. Man kann sagen, dass viele Photonen viel Energie bedeuten, aber diese Gleichung sagt außerdem aus, dass ein Photon mit höherer Frequenz mehr Energie trägt als eines mit niedrigerer Frequenz. Deswegen verursacht UV-Strahlung auch Sonnenbrand und Hautkrebs.

Wenn ich meine Haut für 15 min der prallen Sonne aussetze, so habe ich einen Sonnenbrand zu erwarten. Lasst uns im Folgenden grob überschlagen, wie groß die Strahlungsenergien im gesamten Spektrum und im UV-Spektrum sind, wenn wir annehmen, dass eine Hautfläche von, sagen wir, 1 m^2 für eine Viertelstunde der maximal zu erwartenden Sonnenstrahlung in Mitteleuropa ausgesetzt ist. Die höchste zu erwartende Gesamtstrahlungsleistung der Sonne beträgt etwa 1 kW/m^2 in Mitteleuropa. Für einen hellen Hauttyp ist also eine Gesamtenergie von $E_{opt} = 15 \cdot 60 \cdot 1000 = 900$ kJ als Grenzwert anzusehen. Doch für Sonnenbrand ist nur UV-Strahlung verantwortlich. Mithilfe des UV-Index, der in Mitteleuropa bei maximal 9 liegt, können wir die von der Sonnenstrahlung verursachte UV-Energie errechnen. Indem wir den UV-Index mit 25 mW/m² multiplizieren, erhalten wir $E_{\text{UV}} = 900 \cdot 9 \cdot 0,025 = 202,5$ J. Die von der Sonne empfangene UV-Energie ist also um drei bis vier Größenordnungen kleiner als die gesamte empfangene Strahlungsenergie.

Lasst uns nun überschlagen, wie viele UV-Photonen notwendig sind, um diese Energie in unsere Haut zu transportieren. Das UV-Band, das hauptverantwortlich für Sonnenbrand ist, wird als UVB bezeichnet und liegt bei einer Frequenz um 10^{15} Hz. Ein UVB-Photon trägt also eine Energie von $E_{\text{Photon}} = h \cdot f = 6,6 \cdot 10^{-34} \cdot 10^{15} = 6,6 \cdot 10^{-19}$ J. Somit sind $E_{\text{UV}}/E_{\text{Photon}} = 202,5/6,6 \cdot 10^{-19} = 3,1 \cdot 10^{20}$ UVB-Photonen nötig, um bei mir einen Sonnenbrand zu erzeugen.

Bitte beachtet, dass beide Überschlagsrechnungen sehr grob sind, da die tatsächlich empfangene Strahlungsleistung nicht nur vom Breitengrad, sondern auch noch vom Wetter und von der Meereshöhe abhängt.

2.10.2 Uri Geller

Uri Geller may have psychic powers by means of which he can bend spoons; if so, he appears to be doing it the hard way.
- James Randi

Einer der bekanntesten Gaukler*innen des 20. Jahrhunderts ist Uri Geller (geb. 1946). Geller, der behauptete, übernatürliche Kräfte von Außerirdischen vom Planeten „Hoova" oder von „Gott" erhalten zu haben, kann Löffel biegen, Uhren anhalten und weiterlaufen lassen und aus zehn Döschen jenes finden, in dem eine Metallkugel versteckt ist, ohne die Döschen zu berühren. Schon mit fünf Jahren wurde er zum Auserwählten, als er angeblich von einem Lichtblitz getroffen wurde. Danach habe sich beim Mittagessen der Löffel in seiner Hand verbogen. Das alles sei ja kein Wunder, denn seine Mutter sei mit Sigmund Freud verwandt, der schon mit Albert Einstein und Hitlers Hellseher Erik J. Hanussen (1889–1933) Telepathie-Experimente durchführte. Den Löffeltrick hatte Geller jedoch von einem englischen Magier übernommen. Er konnte manche wissenschaftliche Tests von Parapsycholog*innen bestehen und er wurde über das Fernsehen weltberühmt.

Geller betätigte sich auch als Wahrsager. Anfang 1970 sagte er voraus, dass der ägyptische Präsident Gamal Abdel Nasser noch lange leben werde, wohingegen König Hussein von Jordanien bald einem Attentat zum Opfer fallen werde. Nasser starb allerdings bereits acht Monate später, während König Hussein weitere 29 Jahre lebte. Geller prophezeite auch den Sieg des englischen Nationalteams bei der Fußball-EM 1996 im Halbfinale gegen Deutschland. Auch diese Vorhersage war falsch.

Eine kuriose Geschichte ereignete sich, als eine Frau Geller verklagte, weil er schuld an ihrer Schwangerschaft sei. Die Frau, die ein Intrauterinpessar zur Verhütung verwendete, war der Meinung, dass Geller, der im Fernsehen Dinge verbog, auch ihre Spirale verbogen habe und so die Schwangerschaft verursacht haben soll.

An der namhaften *Stanford University* in Kalifornien war 1946 ein parapsychologisches Institut, genannt *Stanford Research Institute (SRI)*, gegründet worden, an dem zwischen 1972 und 1991 allerhand Phänomene wie Fernwahrnehmung (siehe Abschn. 7.2.3) und Psychokinese (siehe Abschn. 7.2.4) erforscht wurden. Auch Uri Geller wurde dort als Medium untersucht und es wurden sogar einige wissenschaftliche Arbeiten, darunter im angesehenen Journal *Nature*, über seine Fähigkeiten veröffentlicht. Die Forscher, die Geller untersuchten, waren der Ingenieur, Parapsychologe und Scientologe Harold E. Puthoff (geb. 1936) und der Physiker und Parapsychologe Russell Targ (geb. 1934). Es kam sogar so weit, dass die *NASA* und die *CIA* Geld für weitere Paraforschungen bereitstellten.

Richard Feynman versuchte, mit Uri Geller Kontakt aufzunehmen, um sich von ihm die Gedanken lesen zu lassen. Eines Tages rief dieser ihn zurück. Geller sagte zu, Feynman, seinen Sohn und einen Freund zu empfangen und sich einem Test zu unterziehen. Bei diesem Treffen wies er darauf hin, dass seine Kraft manchmal komme, manchmal auch nicht, und dass er nicht wisse, woher sie komme. Dann gab Geller jedem Teilnehmer ein kleines Stück Papier und einen Bleistift und bat sie, etwas zu zeichnen. Hier wendete er den Trick des Bleistiftlesens an, den Versuch, anhand der Bewegungen des Stiftes zu erkennen, was auf das Blatt gezeichnet wird. Anschließend versuchte er, durch Raten sein Resultat zu verbessern. Die drei setzten ein Pokerface auf und so gelang es Geller nicht, ihnen weitere Informationen zu entlocken.

Im Jahr 2004 produzierte *RTL* die achtteilige Show *The next Uri Geller – Unglaubliche Phänomene Live*, in der man eine*n würdige*n Nachfolger*in für den „größten Mystifyer" suchen wollte. Es stellte sich heraus, dass die Bewerber*innen Verträge unterschreiben sollten, in denen sie bestätigen mussten, dass sie in der Tat über „ausgeprägte mentale und intuitive Fähigkeiten wie etwa Gedankenlesen, Telekinese, Suggestion oder Autosuggestion" verfügen. Nun, das ist unter seriösen Magier*innen verpönt. Einige Bewerber*innen konnten folgende Formulierung durchsetzen: „Der Vertragspartner ist Zauberkünstler, der mit Hilfe von Tricktechniken die Illusion von z. B. Gedankenlesen, Telekinese, Suggestion und/oder Autosuggestion oder anderer paranormaler Phänomene darstellen kann." Geller selbst schwurbelte sich an diesem Problem vorbei:

> Ich wurde schon oft gefragt: Uri, was sind das für Leute da auf der Bühne? Sind sie Trickser, sind sie Illusionist; oder sind sie übersinnlich veranlagt? Um ehrlich zu

sein: Es interessiert mich nicht, was sie sind. Mich interessiert nur, dass ich einen
faszinierenden Auftritt sehe. Ich möchte, dass mir die Haare zu Berge stehen und
ich eine Gänsehaut habe.

Eine Menge leerer Worte. Die Presse hatte dafür kaum positive Kommentare übrig.

2017 kam ein freigegebener *CIA*-Geheimbericht ans Licht, der besagt, Gellers Experimente von 1973, die am *SRI* durchgeführt wurden, seien „kein fauler Zauber" gewesen.

Dass er mit Aliens in Verbindung stehe, hat Geller revidiert. Er meinte, dass ihm ein Wissenschaftler der *CIA* damals eingeredet habe, dass er behaupten soll, er stehe mit ihnen in Kontakt. Im März 2019 wollte er den EU-Austritt der Brit*innen mit Telepathie abwenden. In einem offenen Brief an die damalige Premierministerin Theresa May (geb. 1956) gab er vor, dass er sie bereits seit einundzwanzig Jahren kenne und dass er ihren Weg zur Regierungschefin vorhergesehen habe. Auf Facebook schrieb er an sie:

> Ich fühle hellseherisch und sehr stark, dass die meisten Briten den Brexit nicht wollen. Ich liebe Sie sehr, aber ich werde Ihnen nicht erlauben, Großbritannien in den Brexit zu führen. So sehr ich Sie auch bewundere, ich werde Sie telepathisch davon abhalten – und glauben Sie mir, ich bin in der Lage, dies zu tun.

Danach forderte er die Brit*innen auf, täglich um 11:11 AM (vormittags) und 11:11 PM (nachmittags) ihre psychischen Energien an Theresa May zu schicken. Im Juni 2019 kündigte diese jedoch ihren Rücktritt vom Amt der Premierministerin des Vereinigten Königreichs an und wurde im Juli vom EU-Kritiker Boris Johnson (geb. 1964) abgelöst, der den Brexit schließlich vollzog.

2.10.3 Cargo-Kult-Wissenschaft

Feynman ist in der Skeptiker*innenbewegung (siehe Abschn. 2.12.6) vor allem dafür bekannt, den Begriff „Cargo-Kult-Wissenschaft" geprägt zu haben. Damit ist ein syntaktisch richtiger, aber ansonsten sinnloser Wissenschaftsbetrieb gemeint. In einem Vortrag verwies Feynman auf Kulte, die vor allem von Ureinwohner*innen pazifischer Inseln bekannt sind, bei denen eine Technologie nachgeahmt, aber nicht verstanden wird. Bei der Eröffnungsrede des *Caltech* zum Semesterbeginn 1974 beschrieb er den Sachverhalt wie folgt:

> Auf den Samoainseln haben die Einheimischen nicht begriffen, was es mit den Flugzeugen auf sich hat, die während des Krieges landeten und ihnen alle möglichen herrlichen Dinge brachten. Und jetzt huldigen sie einem Flugzeugkult. Sie legen künstliche Landebahnen an, neben denen sie Feuer entzünden, um

die Signallichter nachzuahmen. Und in einer Holzhütte hockt so ein*e arme*r Eingeborene*r mit hölzernen Kopfhörern, aus denen Bambusstäbe ragen, die Antennen darstellen sollen, und dreht den Kopf hin und her. Auch Radartürme aus Holz haben sie und alles Mögliche andere und hoffen, so die Flugzeuge anzulocken, die ihnen die schönen Dinge bringen. Sie machen alles richtig, der Form nach einwandfrei. Alles sieht genauso aus wie damals, aber es haut nicht hin. Nicht ein Flugzeug landet.

Man kann seine warnenden Worte jedoch auch auf Wissenschaftler*innen beziehen. Diese müssen vor allem vermeiden, sich selbst zu täuschen. Ansonsten besteht die Gefahr, dass sie zu einem*r Cargo-Kult-Wissenschaftler*in werden.

*

Feynman bemühte sich stets, den üblichen Vorurteilen gegenüber der Wissenschaft entgegenzutreten. Sie sei kalt und emotionslos, könnte man meinen, und sie zerstöre auch die Schönheit. Soll heißen: Wenn man eine Rose bis ins Detail chemisch und biologisch analysiert, so verschwinde ihre Schönheit. Auf diesen Vorwurf entgegnete er, dass durch mehr Wissen auch mehr Schönheit hinzukommt.

Online-Material: **Richard Feynman**
1. „Richard P. Feynman – Biographical." The Nobel Foundation, 1965, https://www.nobelprize.org/prizes/physics/1965/feynman/biographical.
2. Popova, M. „Ode to a Flower: Richard Feynman's Famous Monologue on Knowledge and Mystery, Animated." Brainpickings.org, 1.1.2013, https://www.brainpickings.org/2013/01/01/ode-to-a-flower-richard-feynman.
3. Feynman, R. „The Theory of Gravitation." The Feynman Lectures, California Institute of Technology, 2013, http://www.feynmanlectures.caltech.edu/I_07.html.
4. „Richard Feynman." Physics Today, 11.5.2017, https://physicstoday.scitation.org/do/10.1063/PT.5.031218/full.
5. Schrader, C. „Zum 100. Geburtstag von Richard Feynman: Kleiner als sein Mythos." Spektrum.de, 8.5.2018, https://www.spektrum.de/news/kleiner-als-sein-mythos/1563316.
6. Leighton, R. „The Feynman Van." Feynman.com, 2019, http://www.feynman.com/fun/the-feynman-van.

2.11 Otto Prokop und die Unbestechlichkeit

Setzen wir unsere Reise durch die Geschichte des kritischen Denkens in Europa fort und wechseln wir von der Quantenphysik zur Gerichtsmedizin. Otto Gerhard Prokop (siehe Abb. 2.15) war ein aus Österreich stammender Gerichtsmediziner, der in der DDR auf dem Gebiet der forensischen Medizin tätig war. Er hatte Einfluss auf die Forschungspolitik der DDR und erlangte internationale wissenschaftliche Beachtung. Nach dem Abitur in Salzburg begann er in Wien Medizin zu studieren. 1940 musste er sein Studium nach zwei Semestern wegen Einberufung zur deutschen Wehrmacht unterbrechen. Er geriet in US-amerikanische Gefangenschaft und blieb danach in Deutschland, um sein Studium in Bonn abzuschließen. 1948 promovierte er zum Thema *Mord mit Tierhaaren* und habilitierte sich 1953 für gerichtliche Medizin. 1956 folgte Otto Prokop einem Ruf an die *Humboldt-Universität* nach Ostberlin, wo er die Leitung des *Instituts für Gerichtliche Medizin* übernahm. Die Forschungslandschaft in der DDR war sehr dünn mit Personal besetzt, da die meisten Wissenschaftler*innen in den Westen flüchteten. Prokop ging aus Karrieregründen den umgekehrten Weg und verhalf der Gerichtsmedizin der DDR und auch der BRD zu internationaler Anerkennung. Er leitete auch weitere Institute für gerichtliche Medizin in Leipzig und Halle und das *Institut für Blutspende- und Transfusionswesen* in Berlin-Lichtenberg.

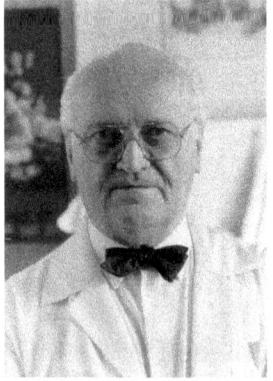

Abb. 2.15 Otto G. Prokop (Gerichtsmediziner; * 29.9.1921, St. Pölten, † 20.1.2009, Ottendorf bei Kiel). War ein unbestechlicher Gerichtsmediziner in der DDR und ließ sich von politischen Systemen nicht beeindrucken. Er erforschte das menschliche Blut und das Genom. Er war ein Kritiker der Pseudowissenschaften, der Pseudomedizin und des Okkultismus, die er auch selbst wissenschaftlich analysierte. (© Universitätsbibliothek der Humboldt-Universität zu Berlin, Porträtsammlung: Otto Prokop (mit Kittel))

Der Trennung zwischen Ost und West widersetzte er sich, so gut es ging – immerhin ist die Wissenschaft unabhängig von momentan gültigen politischen Ideologien. Er behielt sein ganzes Leben lang die österreichische Staatsbürger*innenschaft, was ihm etliche Freiheiten einbrachte. Er konnte morgens nach Westberlin spazieren, eine Bild-Zeitung kaufen, um dann zur Arbeit zu gehen. Mit dem Chef der Westberliner Rechtsmedizin initiierte er ein Buchprojekt namens *Atlas der gerichtlichen Medizin,* das zu einem Standardwerk der Medizin wurde. Er regte in der DDR den systematischen Ausbau der gerichtlichen Medizin an und arbeitete wissenschaftlich, obwohl fast keine Geldmittel zur Verfügung standen und er auch nicht in Englisch publizieren konnte. Sein Werk umfasst Hunderte wissenschaftliche Arbeiten und Vorträge und über sechzig Bücher. Selbst nach seiner Emeritierung 1987 forschte er weiter und entdeckte eine neue Blutgruppeneigenschaft. Vertrauliche Gespräche führte er am liebsten, wenn das Radiogerät in voller Lautstärke lief. Diese Sitte behielt er auch nach der Wende bei.

2.11.1 Die Leiche und die Aura

> *Es ist immer dasselbe: Wenn Paramediziner von „Wissenschaft" reden, meinen sie in Wahrheit ihren eigenen Aberglauben.*
> - Prof. Dr. med. Dr. med.h.c.mult. Otto Prokop

Neben Gerichtsmedizin, Blutgruppen- und Serumkunde, Krebsforschung und Genetik beschäftigte sich Otto Prokop seit den 1950er Jahren auch mit pseudomedizinischen Praktiken und mit dem Okkultismus. In der Sowjetunion und in den USA war die Parapsychologie (siehe Kap. 7) sehr in Mode gekommen, weil man sich erhoffte, damit den Kalten Krieg gewinnen zu können. Prokop wirkte als Gatekeeper und verhinderte mit seinem Engagement das Überschwappen der russischen Parapsychologie auf Ostdeutschland. Er gab sich streitbar gegenüber Verfechter*innen alternativer Heilmethoden, der Astrologie (siehe Abschn. 2.1.2) und Ähnlichem. Er verwendete gerne Einsteins Zitat über die zwei Dinge, die angeblich unendlich sind. Ansätze wie Homöopathie (siehe Abschn. 6.2.1) oder Akupunktur bezeichnete er als „Schildbürger*innenstreich" und als „Nonsens-Wissenschaft", bevor diese esoterischen Praktiken gesellschaftsfähig wurden. Da er im Krieg und in Kriegsgefangenschaft gewesen war und alle möglichen Gräuel gesehen hatte, wusste er, dass Religion und Alternativmedizin nicht helfen. „Placebos wirken über Zuwendung", sagte er. Er kritisierte den Mangel an Wissenschaftlichkeit in der Alternativmedizin und die Geschäftemacherei mit haltlosen Heilversprechungen.

Prokop befasste sich auch mit dem Rutengehen (siehe Abschn. 5.1) [22] und mit der Aura. Die Aura [43] (gr. aura „frische Morgenluft", „Luftzug", „Brise", „Fahrtwind" [1, 71]) bezeichnet umgangssprachlich die „Ausstrahlung" einer Person. In zahlreichen esoterischen Lehren meint Aura jedoch einen „Energiekörper". Auch hier wird das physikalisch genau definierte Wort Energie (siehe Abschn. 2.4.1) missbraucht. In der Esoterik ist die Aura auch ein Anzeichen für die „Lebenskraft" bzw. für den Gesundheitszustand. Menschen, Tiere und Pflanzen zeigen angeblich eine Aura. Die Aura eines Lebewesens, so glaubt man auch heute noch, könne man mit der Kirlianfotografie [47] festhalten. Die Kirlianfotografie ist jedoch vollständig physikalisch erklärbar. Es handelt sich um durch Hochspannung hervorgerufene Koronaentladungen, die fotografisch festgehalten werden. Eine wie auch immer geartete Diagnose der Aura, basierend auf der Kirlianfotografie oder auch nicht, ist pure Pseudowissenschaft. Prokop bewies, dass eine Kirlianfotografie einer Aura nichts mit dem Zustand von Leben oder Tod zu tun hat. Er fror eine Leiche ein, damit man sicher sein konnte, dass sie tot war. Dann schnitt er den großen Zeh der Leiche ab und machte eine Kirlianfotografie davon. Auch hier war eine Aura zu sehen.

Er war Gutachter in Gerichtsprozessen gegen betrügerische Geistheiler*innen (siehe Abschn. 6.1) und Hellseher*innen (siehe Abschn. 7.2.2). Besondere Beachtung fanden seine Sonntagsvorlesungen, in denen er über interessante Mordfälle und auch über pseudowissenschaftliche Themen, wie z. B. Hitlers Hellseher Erik Hanussen, referierte.

*

Otto Prokop betreute auch das Olympische Komitee der DDR, wo er sich gegen das Doping aussprach. Gegenüber der Partei sprach er Klartext:

> Ein gedopte Sportler ist wie ein Trabi mit einem 100 PS-Motor. Nach der kurzen Strecke vom Palast der Republik bis Königswusterhausen fliegt die Karre auseinander.

Als Gerichtsmediziner überschaute er mehr als 40.000 Sektionen, darunter auch die Todesopfer an der Berliner Mauer und die Toten der Berliner Gefängnisse des *Ministeriums für Staatssicherheit (MfS)* und des Innenministeriums. Er hatte deren Todesursachen exakt dokumentiert, doch die Stasi ließ einige seiner Gutachten umschreiben. Als Institutsleiter unterhielt er zwar Arbeitskontakte zum *MfS* und er erhielt den Kampforden „Für Verdienste um Volk und Vaterland" in Gold für sein „kameradschaftliches und vorbildliches" Zusammenwirken, aber er diente sich dem Regime nicht an. Seine originalen Gutachten, die er aufbewahrt hatte, waren in den Mauerschützen-Prozessen nach der Wende ein wichtiges Beweismittel. Gerichtsmediziner*innen haben wohl immer recht – im Nachhinein. Neben anderen Ehrungen erhielt er Ehrendoktorate von Universitäten in Leipzig, Szeged und Tokyo. Otto Prokop konnte sich seine persönliche Unabhängigkeit immer bewahren und war niemals Mitglied einer politischen Partei. Er starb im Alter von siebenundachtzig Jahren und wurde in Berlin, in der Nähe seines Instituts, beigesetzt.

Online-Material: **Otto Prokop**
1. Bräutigam, H. „Aus Ehrgeiz in den Osten." Zeit Online, 24.7.1992, http://www.zeit.de/1992/31/aus-ehrgeiz-in-den-osten.
2. Heinke, L. „Otto Prokop: Nie ohne meine Fliege!" Der Tagesspiegel, 29.9.2001, http://www.tagesspiegel.de/berlin/portraet-otto-prokop-nie-ohne-meine-fliege/259950.html.
3. „Otto Prokop: Der Mann, der die Mauertoten obduzierte." Focus Online, 26.1.2009, http://www.focus.de/politik/deutschland/otto-prokop-der-mann-der-die-mauertoten-obduzierte_aid_365260.html.
4. „Autor Mark Benecke schreibt die Biografie des DDR-Pathologen Otto Prokop." Zitty.de, 12.12.2013, https://www.zitty.de/autor-mark-benecke-schreibt-die-biografie-des-ddr-pathologen-otto-prokop.
5. Benecke, M. „Seziert – Das Leben des Gerichtsmediziners Otto Prokop." Skeptics in the Pub Köln, 2016, https://www.youtube.com/watch?v=wG-9ubUo3GQ.
6. Schön, D. „Charité (Staffel 3)." Netflix, ARD, 2021, http://www.netflix.com/title/80178971.
7. Seiser, B. „Können Wahrsager Kriminalfälle lösen? Dr. Mark Benecke über sein Experiment." Fake Busters, 3.4.2024, https://kurier.at/podcasts/fakebusters/podcast-koennen-wahrsager-kriminalfaelle-loesen-dr-mark-benecke-ueber-sein-experiment/402842602.

2.12 James Randi und die moderne Skeptiker*innenbewegung

Gehen wir nun wieder auf die andere Seite des Atlantiks, um das Leben des Menschen zu beleuchten, der das Erbe Harry Houdinis (siehe Abschn. 2.6) angetreten hat. Eines Menschen, dessen Lebensaufgabe die Investigation paranormaler Behauptungen und die Volksbildung geworden ist.

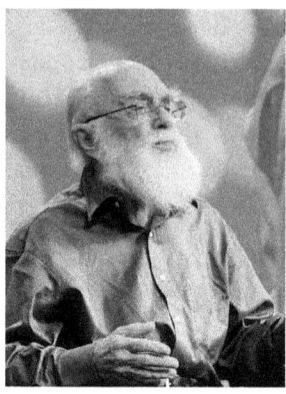

Abb. 2.16 James Randi (Zauberkünstler, Skeptiker; * 7.8.1928, Toronto, Ontario, † 20.10.2020, Florida). War ein ehrlicher Lügner und ein Spielverderber. Er entlarvte die Tricks Uri Gellers und Peter Popoffs, jagte Parapsycholog*innen ins Bockshorn, spielte ganz Australien einen Streich und war ein Mitbegründer der modernen Skeptiker*innenbewegung. (By Steve Jurvetson from Menlo Park, USA – Feeling Randi, CC BY 2.0, https://commons.wikimedia.org/w/index.php?curid=2483735)

Der Zauberkünstler Randall James Hamilton Zwinge wurde 1928 in Toronto, Kanada, geboren. Sein Künstlername war James Randi (siehe Abb. 2.16) oder „The Amazing Randi". Er war ein ehrlicher Lügner und ein Gegner der Pseudowissenschaften und der Scharlatan*innen. Schon als Teenager trat er in Nachtclubs als Gedankenleser und Hellseher auf. In den 1950er-Jahren stand er im US-Fernsehen als professioneller Magier und Entfesselungskünstler auf der Bühne. 1956 blieb er über anderthalb Stunden in einem versiegelten Metallsarg, der in einem Swimmingpool versenkt worden war. Er hing, wie Houdini, in einer Zwangsjacke gefesselt an einem Seil und baumelte vom Hubschrauber oder über den Niagarafällen. Manche von Houdinis Rekorden konnte er brechen.

Wie auch Houdini beherrschte Randi die gesamte Palette der Tricks der Gaukler*innen und Scharlatan*innen. Als junger Künstler schrieb er täglich folgenden Satz auf die Rückseite einer Visitenkarte: „Ich, Randall Zwinge, werde heute sterben." Er fügte auch jeden Tag das aktuelle Datum hinzu, unterschrieb und steckte die Karte in seine Brieftasche. Er hoffte, dass dies sein größter Trick werden würde. Er gab vor, ein Astrologe namens Zoran zu sein und erstellte Horoskope für eine Montrealer Zeitung, indem er einzelne Sätze von Horoskopen anderer Astrolog*innen ausschnitt, in einem Hut schüttelte, zufällig in zwölf Gruppen teilte und dann aneinanderreihte. Seine Leistungen als Astrologe wurden von den Leser*innen sehr geschätzt. Als er in einem Café saß, hörte er, wie am Nebentisch sein Horoskop gelesen und gelobt wurde. Er bekam sehr positiv formulierte Leser*innenbriefe. Als er merkte, wie manipulativ seine Tätigkeit sein kann, hörte er damit auf. Er betonte stets, dass seine Zaubertricks nur Illusion seien. Randi setzte sich immer dafür ein, dass die Berufsgruppe der Magier*innen keine falschen Behauptungen aufstellt. Aus dieser Überzeugung heraus wurde er wahrscheinlich zum Kämpfer gegen das Vortäuschen übernatürlicher Fähigkeiten.

2.12.1 Nochmals Geller

Randis bekanntester Erfolg als Investigator paranormaler Behauptungen ist wahrscheinlich der Fall Uri Geller (siehe Abschn. 2.10.2). James Randi begann in den 1970er-Jahren, die Behauptung Gellers, dass er übernatürliche Fähigkeiten habe, öffentlich anzuzweifeln. Er schrieb sogar ein Buch mit dem Titel *The Magic of Uri Geller,* in dem er Geller als Scharlatan darstellte. Für Randi war es nicht notwendig, übernatürliche Fähigkeiten vorzugeben, um das Publikum mit diesen Tricks zu beeindrucken. Geller sah seinen Ruf in Gefahr und reagierte mit einigen Unterlassungsklagen gegen Randi, die jedoch alle abgewiesen wurden.

Ein besonderer Tiefpunkt in Gellers Karriere als übernatürliches Medium war 1973 erreicht, als James Randi den Fernsehmoderator Johnny Carson (1925–2005) dazu anhielt, die Requisiten für Gellers Auftritt streng zu kontrollieren. So hatte Geller keinen Zugriff auf die bereitgestellten Döschen, Uhren und Löffel. Der darauffolgende Live-Auftritt in der *Tonight Show* dauerte zweiundzwanzig lange Minuten, in denen Geller keinen seiner Tricks erfolgreich vorführen konnte. Er lavierte herum, versuchte Zeit zu schinden und meinte, dass man seine Kräfte nicht erzwingen könne, während Carson ein paar Zigaretten rauchte und Witze riss. Gellers Ruf wurde langfristig gesehen nicht beschädigt, aber Randi erhielt durch diese Aktion enorme Publicity. Seitdem lehnt Geller jegliche wissenschaftliche Untersuchung seiner Fähigkeiten ab, ein Verhalten, das von vielen Gaukler*innen und Scharlatan*innen praktiziert wird. Die Einladung zu Randis *One Million Dollar Paranormal Challenge* akzeptierte er nie.

1989 ereignete sich ein kleiner Vorfall, an den sich Geller heute angeblich nicht mehr erinnern kann. Vor einer Fernsehshow, in der er mit Randi auftreten sollte, zog er Randi in der Garderobe zur Seite und schlug ihm vor, die Fehde zu beenden. Randi erklärte, dass kein Weg daran vorbeiführe, dass Geller der Welt mitteile, dass er keine übernatürlichen Fähigkeiten habe, so wie alle anderen Magier*innen auch nicht. Geller akzeptierte Randis Friedensangebot nicht.

1991 erschien ein Artikel Randis über Geller im *Herald Tribune,* woraufhin Geller Randi auf 15 Mio. US-$ Schadenersatz verklagte. 2000 verklagte Geller das Unternehmen Nintendo wegen einer Pokémon-Karte, die das Pokémon namens Kadabra mit einem verbogenen Löffel zeigte. Geller sah dadurch seine Persönlichkeitsrechte verletzt.

2.12.2 Project Alpha

In den frühen 1980er-Jahren startete Randi das *Project Alpha,* das zeigen sollte, dass parapsychologische Forscher*innen sehr leichtgläubig sind (siehe Kap. 7). Der Vorstandsvorsitzende des Flugzeugherstellers McDonnell Douglas, James S. McDonnell (1899–1980), der auch Anhänger der Parapsychologie war, spendete eine halbe Million US-$, um in St. Louis, Missouri, das *McDonnell Laboratory for Psychical Research* der *Washington University* zu gründen. Dort wollte man, wie auch wir in diesem Buch, übersinnliche Medien wissenschaftlich testen.

Es wurden unter 300 Bewerber*innen zwei junge Medien, die angeblich durch mentale Kräfte Metall verbiegen, fotografische Filme belichten und Objekte bewegen konnten, gefunden. Über vier Jahre hinweg hatten sie in 180 Laborstunden für Sensationen gesorgt. Jedoch waren die beiden Herren Steven Shaw und Michael Edwards zwei Amateur-Zauberkünstler, die von Randi eingeschleust worden waren. Sie konnten eine hundertprozentige Trefferquote bei der Vorhersage von Bildern, die in nicht versiegelten Umschlägen steckten und unbeaufsichtigt im Raum lagen erreichen, bauten aber absichtlich ein paar Fehler ein, um keinen Verdacht auf sich zu lenken. Das allein wäre nur ein bösartiger Streich gewesen. Randi war aber fair, denn er bot an, die Parapsycholog*innen zu beraten, wie man die üblichen Tricks der Zauberkünstler*innen entlarven kann. Randis Angebot wurde ausgeschlagen. Daraufhin ließ Randi durchblicken, dass die beiden Medien von ihm eingeschleust worden waren. Auch dann wurden die Testbedingungen nicht verschärft, und man kam zur Überzeugung, dass die beiden echte Medien seien und dass man den wissenschaftlichen Beweis dafür erbracht habe. Man schrieb eine wissenschaftliche Arbeit und gab Interviews, um den Durchbruch in der Parapsychologie öffentlich zu machen. Das *McDonnell Laboratory for Psychical Research* zur Erforschung der Parapsychologie wurde, zwei Jahre nachdem Randi die wahre Identität der beiden jungen Magier enthüllt hatte, wegen mangelnder Finanzierung geschlossen. Randis *Project Alpha* gilt als eine Inspiration für die Filmsatire *Ghostbusters* von 1984, in der drei Parapsychologen von einer Universität entlassen werden, weil sie, anstatt ernsthafte Forschung zu betreiben, angeblich nur Zaubertricks aufführten.

2.12.3 Peter Popoff

Hello, Petey. I love you! I'm talking to you. Can you hear me? If you can't you're in trouble ...
  - Peter Popoffs Frau Elizabeth

Der wohl wichtigste Erfolg Randis war das Aufdecken des christlichen Betrügers Reverend Peter Popoff (geb. 1946), eines Fernsehpredigers, der von sich behauptete, ein Prophet zu sein und mit „Gott" in Verbindung zu stehen und durch dessen Geist heilen zu können. Er rief den Namen eines*r der Teilnehmer*innen im Publikum auf, wusste sofort, woran er*sie litt, und heilte ihn*sie dann mit seinen vorgespielten Kräften. Manche sagen, er habe das Charisma eines drittklassigen Gebrauchtwagenverkäufers. Seine wöchentliche Geistheiler-Show hatte in den ganzen USA einen fixen Sendeplatz. Auch hier waren Millionenbeträge im Spiel. Der Großteil seiner Einnahmen stammte aus Spendengeldern seiner Kund*innen, die meistens kranke Senior*innen waren. Bevor die heilsuchenden Leichtgläubigen in die Show Popoffs gingen, füllten sie ein Formular aus, in dem sie angaben, woran sie litten. Auch ihren Namen und ihre Adresse schrieben sie dort nieder. Diese Formulare hießen Gebetskarten. Popoff hatte eine derart große Macht über seine Anhänger*innen im Publikum, dass er sagen konnte, sie sollen sich vom Teufel befreien, indem sie ihre Medikamente wegwerfen. Dutzende kamen auf die Bühne, um ihre Herz- und Diabetes-Medikamente wegzuwerfen. Er zerbrach die Krücken scheinbar geheilter Gehbehinderter und ließ die euphorisierten Menschen ein paar Schritte laufen, bevor er sie wieder auffangen musste.

Er hatte einen Knopf im Ohr – einen beinahe unsichtbaren Funkempfänger, was für die 1980er absolute Hochtechnologie war. Man konnte ihn für ein Hörgerät halten, aber niemand außer Randi fragte sich, warum ein Wunderheiler, der auch Blinde und Taube heilen konnte, für sich selbst ein Hörgerät benötigt. Seine Frau Elizabeth, die im Backstagebereich die vorab ausgefüllten Gebetskarten verwaltete und ihm per Funk Name, Adresse und Krankheit durchgab, führte die eigentliche Regie. Oh Wunder. Mit einer Anrufung von Jesus Christus und dem Heiligen Geist heilte Popoff die ausgesuchte Person bzw. trieb ihr die Dämon*innen aus.

Hier veranstaltete Randi, wie auch Houdini es tat, einen fetten Showdown. Mit einer frühen Form eines computergesteuerten Rundfunkscanners konnten Randi und ein Techniker diesen widerlichen Betrug aufdecken. Gottes Frequenz war 39,17 MHz, wo sonst nur Polizei und Feuerwehr sendeten. Und die Göttin, mit der Popoff in Verbindung stand, war seine Frau, aber heilen konnte er trotzdem nicht. Randi organisierte ein paar Mitarbeiter*innen, die sich in Popoffs Show einschleusten. Einer, Don Henvick, hatte sich einen falschen Bart angeklebt, und er wurde in der Tat in der Show in San Francisco aufgerufen und angeblich von Alkoholismus geheilt. Bei einer anderen Vorführung in Anaheim wurde derselbe Mann nochmals, unter anderem Namen und ohne Bart, ausgewählt und wurde von Arthritis geheilt. Popoff ließ beide Auftritte Dons im Fernsehen senden, da beide „Heilungen" exzellent verliefen. Sein dritter Auftritt bei Popoff brachte schließlich die Enthüllung des Schwindels. Don Henvick erschien dieses Mal als Frau verkleidet und schrieb als Krankheit Uteruskarzinom zusammen mit einem neuen falschen Namen auf seine dritte Gebetskarte. Außerdem wurde er, also „sie", in einen Rollstuhl gesetzt und ein weiterer Mitarbeiter begleitete „sie" als „ihr" Sohn. Sie platzierten den Rollstuhl taktisch klug, sodass sie vor der Show mit Elizabeth Popoff ins Gespräch kamen. Elizabeth erfuhr, dass die „Frau" im Rollstuhl doch ein wenig gehen kann. Dies war wohl der Grund, warum Elizabeth ihren Mann in Richtung des Köders steuerte, um eine Doppelwunderheilung einer krebskranken Gelähmten zu erzeugen.

Später erfuhr man, was Elizabeth per Funk an Popoff lautstark durchgab:

That's the guy from Anaheim! He's a stooge! It's a man – a man! Get away from him! That's the guy from Anaheim! Drop him fast!

Randi hatte während einer sechs Monate dauernden Aktion alle Funk-Transmissionen zwischen Popoff und seiner Göttin aufgezeichnet. Er erhielt wiederum einen Sendeplatz in Johnny Carson's *Tonight Show*, wo er den Fall Popoff öffentlichkeitswirksam aufklärte. Skeptiker*innen verteilten Flugblätter, in denen Popoffs betrügerische Methoden beschrieben waren. Popoff nannte sie schlicht „Werkzeuge des Teufels". Seine Karriere endete 1987 plötzlich, und seine Organisation ging in den Bankrott. Später gelang ihm ein Comeback mit angeblichem Wunderwasser (siehe Abschn. 6.2) und „Miracle Manna"-Brot, was wiederum auf alte und kranke Menschen abzielte.

2.12.4 Philippinische Wunderheiler*innen

Randi war auch berühmt für seine Fähigkeit, „psychische Chirurgie", auch „Geist-Chirurgie" bzw. „mediale Operation", die durch philippinische Wunderheiler*innen weltweit bekannt wurde, durchzuführen. Dabei handelt es sich um ein Geistheil-Verfahren (siehe Abschn. 6.1), bei dem eine Scheinoperation ohne Betäubung des*der Patient*in durchgeführt wird, sodass er* sie dem Eindruck unterliegt, dass es sich dabei tatsächlich um einen chirurgischen Eingriff handle. Während dieses Eingriffes entfernt der*die Chirurg*in scheinbar allerhand Material aus dem Körper des*der Patient*in, ohne jedoch eine Wunde zurückzulassen. Mit ungewaschenen Händen öffnet er*sie den Körper des*der Patient*in im Bauchbereich oder hinter dem Ohr. Die Finger dringen scheinbar in den Körper ein und fördern Knorpel, Gewebefetzen oder Knöchelchen zutage. In ganz schweren Krankheitsfällen werden auch Schrauben, Blätter oder Würmer entfernt. Außerdem ist dieser Eingriff sehr blutig! In den 1960er- Jahren wurde diese Behandlung im Westen bekannt, als die ersten Patient*innen von den Philippinen zurückkehrten und davon berichteten.

Randi konnte diese Operationstechniken erklären. In der Hand und hinter einem Wattebausch kann man kleine Blutkonserven zum Körper transportieren, sodass das Publikum diese nicht sehen kann. Im richtigen Moment kann man sie mit den Fingernägeln öffnen. Und man kann in der Hand auch Teile eines geschlachteten Huhnes zur Operationswunde schmuggeln und dann theatralisch den Eindruck erwecken, diese aus dem Körper des*der Patient*in herauszuziehen. Wenn man gerade kein Hühnerblut zur Verfügung hat, kann man rotes Blut auch simulieren, indem man zwei Flüssigkeiten zusammenbringt, die sich dann rot färben. Kein Wunder, dass dieses blutige Theaterspiel einen enormen Placeboeffekt hervorrufen kann.

2.12.5 Der Carlos Hoax

In den 1980er-Jahren kam eine besondere Spielart der esoterischen Scharlatanerie auf: Channeling, Kontakt zu den Toten. Man kann es als eine Wiedergeburt des Spiritismus bezeichnen. TV-Studios, Bühnen und Kirchen waren voll mit Channeling-Medien und Zeitungen und Fernsehsender promoteten sie. 1988 inszenierte Randi in Australien den *Carlos Hoax,* womit er einem gesamten Kontinent einen Streich spielte. Der junge Künstler José Oliver, der von Esoterik und von der Schauspielerei nichts wusste, wurde von Randi in den Geisterbeschwörer José Luis Alvarez aus Puerto Rico verwandelt. Alvarez habe einen Motorradunfall erlitten und sei seither mit dem dreieinhalbtausend Jahre alten Geist Carlos in Verbindung. Er könne jederzeit zu Carlos channeln, für den dann sein Körper zum Sprachrohr werde.

Alvarez musste sich bilden, indem er sich allerlei Videos über medial begabte Menschen ansah und einen einfachen Trick erlernte, um den Puls anzuhalten, wann immer Carlos angeblich von seinem Körper Besitz ergriff. Innerhalb von nur einer Woche wurde Alvarez von Randi mit einer gefakten Medienpräsenz zum Star gemacht. Es wurden ein Radio-Interview sowie eine vorgetäuschte TV-Show inszeniert, in der sich Alvarez gegen gefakte Skeptiker*innen, wahrscheinlich mit den vollen Kanonenrohren des esoterischen Sprachgebrauchs, behauptete. Randi erfand dafür sogar einen Radiosender namens „WOOP", auf dem jenes Feature gelaufen sein sollte. Dieses Material, eine Mappe voller Hochglanzdrucke und eine Videokassette, wurde an mehrere Medien in Australien versendet, um deren Sensationsgier zu testen.

Parallel zu Alvarez und seinem Manager reiste auch ein gewisser Herr Philip Adams, ein kleinerer älterer Herr mit markantem weißem Bart, nach Australien. Drei Tage nach seiner Ankunft hatte Carlos bereits acht Termine im australischen TV absolviert und die Printmedien hatten Randis gefakte Texte über den berühmten Alvarez als eigene Nachrichten gebracht. Randi, also der kleinere ältere Herr mit markantem weißem Bart, saß bei den Pressekonferenzen im Nebenraum und Alvarez hatte einen Knopf im Ohr, um Randis Anweisungen zu empfangen. Randi hatte es geschickt vermieden, die australischen Skeptiker*innen in den Plan einzuweihen, denn diese mussten ja, wie es Skeptiker*innen eben tun, gegen Carlos und seinen Hype öffentlich argumentieren. Ein Arzt bot im Fernsehen an, den bekannten Trick, wie man scheinbar den Puls anhalten kann, zu erklären. Um Empörung über den Unglauben auszudrücken und um die erforderliche Medienaufmerksamkeit zu stimulieren, ließ Randi Alvarez' Manager vor laufender Kamera dem skeptischen TV-Moderator ein Glas Wasser ins Gesicht kippen. Über Nacht ging diese Sensationsmeldung durch ganz Australien.

Schließlich gab Carlos auf der Bühne des Opernhauses in Sydney einen spektakulären Auftritt vor 500 Zuschauern. Es wurden Devotionalien zum Kauf angeboten, darunter auch angeblich aus Atlantis stammende Kristalle zu je fünfhundert US-$, die Migräne vertreiben würden. Hier war der wahrscheinlich offensichtlichste Hinweis gegeben, dass das alles nur ein Scherz sein konnte. Carlos' Atlantis-Kristalle konnte man per Zahlungsauftrag erwerben, Cash war nicht nötig. Es mag ein Vorurteil sein, aber ein echter Guru oder eine echte Gurvi würde auf Bares nicht verzichten. Wie auch immer, Randis Team nahm kein Geld dafür. Eine Woche, nachdem Carlos in Australien angekommen war, präsentierte Randi im Fernsehen die Auflösung dieses Schwindels. Die australischen Medien waren erbost, dass man sie hinters Licht geführt hatte, doch Randi entgegnete, dass sich scheinbar keines die Mühe einer rudimentären Recherche gemacht hatte. Alvarez schlüpfte danach noch öfters in die Rolle eines Gurus und trat im Fernsehen auf, um die Menschen vor ihrer eigenen Leichtgläubigkeit zu warnen.

Im gleichen Jahr wurde Randi vom Chefredakteur der renommierten Wissenschaftszeitschrift *Nature* zur Überprüfung von Jacques Benvenistes Homöopathie-Experiment (siehe Abschn. 6.2.3) hinzugezogen.

2.12.6 Die moderne Skeptiker*innenbewegung

Kommen wir nun zur Gründung der modernen Skeptiker*innenbewegung. Die niederländische *Vereniging tegen de Kwakzalverij,* die 1881 gegründet wurde, ist neben dem belgischen *Comité Para,* das 1949 gegründet wurde, wahrscheinlich als der Ursprung der Skeptiker*innenbewegung anzusehen. Die weltweite Vernetzung der Skeptiker*innen begann jedoch in den Vereinigten Staaten. Nachdem das *Stanford Research Institute (SRI)* das *Nature*-Paper über Uri Geller (siehe Abschn. 2.10.2) veröffentlicht hatte, gründeten der Wissenschaftsjournalist Martin Gardner (1914–2010), Randi und der Psychologe Ray Hyman (1928) eine Organisation namens *Sanity in Research (SIR).* 1976 stieß der Philosoph Paul Kurtz (1925–2012) zu dieser Herrenrunde. Er gründete aus dem *SIR* heraus das *Committee for the Scientific Investigation of Claims of the Paranormal (CSICOP)* mit Sitz in Amherst, New York. Zu den Gründungsmitgliedern zählten auch weitere namhafte Köpfe wie Carl Sagan (siehe Abschn. 2.13) und Isaac Asimov. Randi verließ das *CSICOP* wegen der Klagsflut Uri Gellers. Diese Maßnahme sollte den Verein vor einem möglichen finanziellen Ruin bewahren. 1996 gründete Randi seine Stiftung namens *James Randi Educational Foundation (JREF).* Der Rest ist Geschichte, wie er zu sagen pflegte. 2006 wurde das *CSICOP* in *Committee for Skeptical Inquiry (CSI)* umbenannt.

Randi wurde vor allem durch seine *One Million Dollar Paranormal Challenge* bekannt. Die erste Version seines Preises für paranormale Fähigkeiten wurde 1964 ausgeschrieben. Das Preisgeld betrug damals 1000 US-$ und wurde bald auf 10.000 US-$ erhöht. Ein Fernsehsender wollte eine Show namens *100.000 Dollar Psychic Prize* produzieren und legte kurzerhand noch 90.000 US-$ drauf. 1996 spendete ein Freund Randis den Rest auf eine volle Million. Randis berühmtestes Projekt hat eine gewaltige Aussagekraft. Er testete mehr als tausend Kandidat*innen. Alle, die es versuchten, scheiterten. Die bekanntesten Hellseher*innen, Medien und Wunderheiler*innen weigerten sich, daran teilzunehmen.

*

Am 1. April 2008 verkündete Randi als Aprilscherz am *MIT* Media Lab, dass die Million vom Medium Seth Raphael gewonnen wurde, der einen Gedanken lesenden Computer gebaut habe. 2015 zog sich Randi von der *JREF* zurück. Die Foundation entschied sich dazu, die *One Million Dollar Paranormal Challenge* zu beenden und das Geld für die Förderung von Non-Profit-Organisationen, die das kritische Denken fördern, zu verwenden. Randi erhielt viele Ehrungen und Preise, darunter den *Richard Dawkins Award* von der *Atheist Alliance International* 2003 und den ersten *Heinz Oberhummer Award für Wissenschaftskommunikation* 2016 (siehe Abschn. 2.14).

1981 wurde der Asteroid „3163 Randi" nach ihm benannt. James Randi starb im Alter von zweiundneunzig Jahren eines natürlichen Todes. Was auch immer er tat, auch Randi konnte nicht beweisen, dass es übernatürliche Kräfte nicht gibt. Was er aber oftmals gezeigt hat, ist, dass sich die Welt bis jetzt rein rational erklären lässt und dass noch kein*e Magier*in oder Wunderheiler*in gefunden wurde, der*die halten kann, was er*sie verspricht.

Online-Material: **James Randi**
1. „When Uri Geller Failed." NBC, 1973, http://www.skepticcanary.com/2010/10/26/when-uri-geller-failed.
2. „Parapsychologie: ‚Ich weiß nicht, wie'." Der Spiegel, 27.1.1974, https://www.spiegel.de/politik/parapsychologie-ich-weiss-nicht-wie-a-2949425d-0002-0001-0000-000041784055.
3. Charlson, C. „Secrets of the Psychics." Nova, PBS, 19.10.1993, http://www.imdb.com/title/tt0976862.
4. Kompa, M. „Der Carlos-Hoax." Heise.de, 21.1.2008, https://www.heise.de/tp/features/Der-Carlos-Hoax-3417003.html.
5. Aigner, F. & Grafenhofer, D. „Nichts als fauler Zauber." Naklar.at, 2015, http://www.naklar.at/content/features/randi.
6. Anderl, S. „CIA-Akten: Eindeutig paranormal." Frankfurter Allgemeine, 21.1.2017, http://www.faz.net/aktuell/feuilleton/cia-akten-eindeutig-paranormal-14708165.html.

2.13 Carl Sagan und Aliens

Ein weiteres Gründungsmitglied der Skeptiker*innenbewegung (siehe Abschn. 2.12.6), das Großes für die Welt der Wissenschaften geleistet hat, war der US-amerikanische Astronom, Astrophysiker, Exobiologe, Fernsehmoderator und Autor Carl Sagan (siehe Abb. 2.17). Er war Sohn einer jüdischen Einwander*innenfamilie und begann schon im Alter von sechzehn Jahren an der *University of Chicago* zu studieren.

Bereits im Grundstudium schrieb er eine Arbeit über die Ursprünge des Lebens mit dem berühmten Chemiker Harold C. Urey (1893–1981), der das Deuterium entdeckte und an der Atombombe arbeitete und mit dem Chemi-

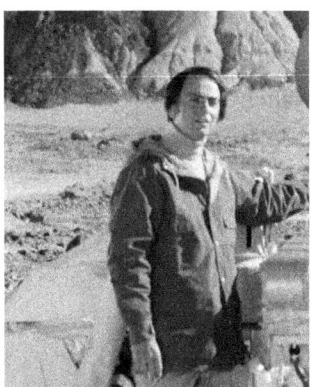

Abb. 2.17 Carl E. Sagan (Astrophysiker, Schriftsteller, Moderator, Volkspädagoge * 9.11.1934, Brooklyn, NYC, † 20.12.1996, Seattle). War einer der größten Visionäre des 20. Jahrhunderts. Zahlreiche Weltraummissionen wurden von ihm mitentwickelt. Er sendete Botschaften an Aliens, war Mitgründer der Skeptiker*innenbewegung und trat für das wissenschaftlich-kritische Denken ein. (By NASA/JPL – https://airandspace.si.edu/multimedia-gallery/saganvikingjpg, Public Domain, https://commons.wikimedia.org/w/index.php?curid=10169248)

ker Stanley L. Miller (1930–2007) die Ursuppe nachkochte. Er promovierte 1960 beim Astronomen Gerard P. Kuiper (1905–1973), der die moderne Planetologie begründete und nach dem der Kuipergürtel, eine ringförmige, flache Region, die sich außerhalb der Neptunbahn befindet, benannt ist. Sagans Arbeitsgebiet war irgendwo zwischen allen wesentlichen Naturwissenschaften angesiedelt. Er bereitete den Weg für die Exobiologie sowie für die Suche nach außerirdischer Intelligenz und er trug zur Raumfahrt bei. Die meisten unbemannten Weltraummissionen, die unser Sonnensystem erforscht haben, wurden von Sagan mitentwickelt. Er fand heraus, dass die Oberfläche der Venus an die fünfhundert Grad heiß ist, indem er Radioemissionen des Planeten analysierte. Er war der Erste, der vermutete, dass sich auf der Oberfläche des Saturnmondes Titan Ozeane von flüssigen Substanzen befinden könnten und dass auf dem Jupitermond Europa unterirdische Wasserozeane verborgen sein könnten. Von ihm kommt die physikalisch-spirituelle Erkenntnis, dass der Mensch aus Sternenstaub besteht. Alle chemischen Elemente von Lithium mit der Ordnungszahl 3 bis zu Eisen mit der Ordnungszahl 26 entstehen, während Sterne brennen. Die Elemente schwerer als Eisen entstehen erst beim Sternentod. Er interessierte sich, neben der Möglichkeit von außerirdischem Leben an sich, auch für die UFO-Sichtungen, die damals boomten, jedoch aus skeptisch-wissenschaftlicher Sicht.

Zusammen mit seiner dritten Frau Ann Druyan (geb. 1949) und anderen produzierte Sagan eine dreizehnteilige Fernsehserie namens *Unser Kosmos*.

Die Serie wurde erstmals 1980 in den USA ausgestrahlt und gewann einen *Emmy* und einen *Peabody Award*. Mehr als eine halbe Milliarde Menschen in über sechzig Ländern sahen sie. Vom Astrophysiker Neil deGrasse Tyson (geb. 1958) wurde diese Serie fortgesetzt. Er wurde als Jugendlicher von Sagan gefördert und gilt heute als sein Nachfolger in Sachen Wissenschaftskommunikation. Tyson ist übrigens auch der Mann, der Pluto zu einem Zwergplaneten degradiert hat. Sagan schrieb 1985 den Roman *Contact*, der die Grundlage des gleichnamigen Science-Fiction-Filmes von Robert Zemeckis ist.

2.13.1 Aliens

1974 wurde vom Arecibo-Teleskop in Puerto Rico eine Botschaft von 1679 Bit ins All gesendet. Die Zahl 1679 ist das Produkt von 23 und 73, die beide prim sind. Falls Aliens diese Bit-Sequenz empfingen, könnten sie mit ein bisschen mathematischem Grundverständnis diese Bits in ein Schwarz-Weiß-Bild von 73 Zeilen zu je 23 Pixel anordnen. Diese Botschaft wurde vom Astronomen und Astrophysiker Frank D. Drake (1930–2022), Carl Sagan und weiteren Wissenschaftler*innen entworfen. Sie beinhaltet die folgenden Informationen auf eine bildliche Weise kodiert: •) Die Zahlen eins bis zehn. •) Die Ordnungszahlen der chemischen Elemente, aus denen der menschliche Körper aufgebaut ist: Wasserstoff (1), Kohlenstoff (6), Stickstoff (7), Sauerstoff (8), Phosphor (15). •) Die chemischen Summenformeln der wichtigsten Nukleotide, also der Bausteine der menschlichen Erbsubstanz. •) Die Struktur der DNA, also die Anzahl der Nukleotide des menschlichen Genoms und die Struktur der Doppelhelix. •) Ein Abbild eines Menschen, seine mittlere Körpergröße, also 14 multipliziert mit der Wellenlänge der Nachricht, die 12,6 cm ist, und die Größe der Population, die damals bei 4,3 Mrd. lag. •) Eine Darstellung unseres Sonnensystems mit den damals neun Planeten. •) Eine Darstellung des Arecibo-Teleskops, mit dem diese Botschaft gesendet wurde, inklusive der Angabe der Sendeleistung.

Diese Botschaft wurde zum Kugelsternhaufen M13 im Sternbild Herkules gerichtet. Dieser ist etwa 25.000 Lichtjahre von uns entfernt und besteht aus mehr als 300.000 Sternen. Die Chance, dass dort Leben existiert, ist also größer als in anderen Gegenden unserer Galaxie. Es könnte sein, dass Aliens diese Botschaft in 25.000 Jahren empfangen, verstehen und beantworten können. Dann könnten wir in etwa 50.000 Jahren mit einer Antwort rechnen.

Und jetzt kommt das Unglaubliche: Im August 2001 wurde in einem Kornfeld unmittelbar neben dem Radioteleskop von Chilbolton in der südenglischen Grafschaft Hampshire ein Kornkreis-Piktogramm entdeckt. Es stellt eine Antwort auf die Arecibo-Botschaft (siehe Abb. 2.18) dar: •) Die Aliens

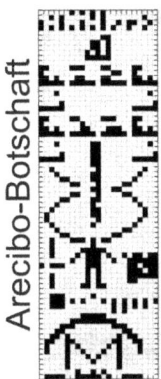
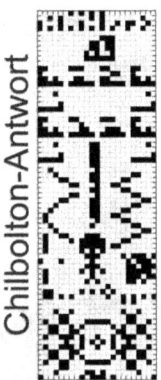

Abb. 2.18 Abbildungen der Arecibo-Botschaft, die 1974 gesendet wurde, und der Chilbolton-Antwort, die 27 Jahre später per Kornkreis empfangen wurde

benutzen auch das Dezimalsystem. •) Zu den unsrigen chemischen Elementen wurde Silizium (14) hinzugefügt. •) Die chemischen Summenformeln der wichtigsten Nukleotide der Aliens sind trotzdem identisch mit unseren. Aber man kann es auch so interpretieren, dass Phosphor durch Silizium ersetzt wurde. •) Die Struktur der Alien-DNA weist eine Dreifachhelix auf! •) Das Abbild der Aliens sieht den Aliens, die in Film und Fernsehen auftreten, sehr ähnlich! Deren Körpergröße beträgt nur etwa einen Meter, wobei ihre Population an die dreizehn Milliarden beträgt. •) Die Darstellung ihres Sonnensystems ist unserem sehr ähnlich. •) Und schließlich sendeten sie uns per Kornkreis – oder per Kornrechteck – ein Bild ihrer Sendeanlage.

1977 startete die *NASA* die beiden Sonden *Voyager 1* und *Voyager 2*, die die äußeren Planeten und den interstellaren Raum erforschen sollten. Beide Sonden sind auch heute noch aktiv, obwohl aus Energiespargründen die meisten ihrer Instrumente abgeschaltet werden mussten. Beide tragen eine sogenannte *Voyager Golden Record* (siehe Abb. 2.19), um eine Botschaft an mögliche Außerirdische zu überbringen. Es wurde sehr kurz vor dem Start entschieden, diese goldenen Platten an Bord zu nehmen, und so hatten Sagan und sein Team nur wenig Zeit, um den Inhalt der Platten zu designen. Es wurden einhundertfünfzig Bilder und einhundert Minuten Audio aufgezeichnet, die die Erde erklären und in einem guten Licht abbilden sollen. Und auch der Bauplan für ein Abspielgerät wurde in die Platten geritzt. Eine Antwort auf die Botschaften der beiden Voyager-Sonden wurde noch von niemandem empfangen. Aber wie wir alle wissen, wird Ähnliches 2273 geschehen, wenn Captain James T. Kirk (2233–2371) die Rückkehr der Sonde *Voyager 6* erleben wird.

Auf Anregung Sagans wurde die *Voyager 1* nach Abschluss der primären Missionsziele um 180° gedreht, um eine Reihe von Bildern der Sonne und

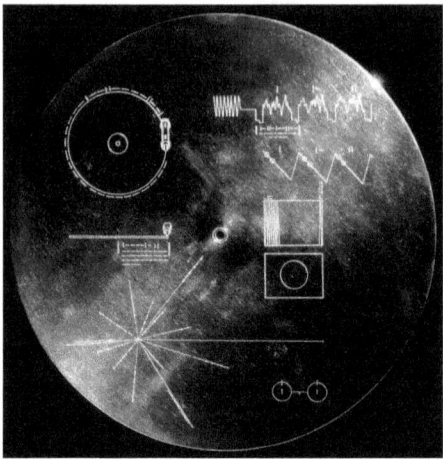

Abb. 2.19 Goldene Platten wie diese werden als eine Botschaft an Außerirdische von beiden Voyager-Sonden transportiert. Sie wurden unter der Leitung Carl Sagans entwickelt. Sie tragen verschiedenste Informationen über die Erde und den Bauplan für ein Abspielgerät. (By NASA/JPL – The Sounds of Earth Record Cover, Public Domain, https://commons.wikimedia.org/w/index.php?curid=137443)

ihrer Planeten aufzunehmen. Merkur und Pluto sind darauf nicht zu erkennen, da sie zu klein sind. Der Mars ist ebenfalls nicht zu erkennen, weil er zu nahe an der Sonne stand und von ihr überstrahlt wurde. Unsere Erde ist zu sehen. Ihre Größe auf dem Foto entspricht einer Größe eines Achtels eines einzelnen Pixels. Sie erscheint wie ein blasser, blauer Fleck „pale blue dot". Mit diesem Foto, das aus einer Entfernung von vierzig astronomischen Einheiten aufgenommen wurde, wollte uns Sagan die Stellung von uns Menschen im Universum vor Augen führen.

In den Medien gibt es des Öfteren Meldungen, dass die Voyager-Sonden mittlerweile unser Sonnensystem verlassen hätten, aber diese Schlagzeile stimmt nicht einmal annähernd. Der äußere Rand der Oort'schen Wolke, also der zirkumsolaren Kometenwolke, ist etwa 100.000 astronomische Einheiten von der Sonne entfernt. Dies ist die wahre Größe unseres Sonnensystems, da die Gravitation der Sonne so weit reicht. Die Voyager-Sonden sind momentan etwa 140 astronomische Einheiten von der Sonne entfernt, sie haben noch nicht einmal die Oort'sche Wolke erreicht. Sie befinden sich lediglich dort, wo der Sonnenwind nicht mehr von den Teilchen der interstellaren Materie unterscheidbar ist. Die Bodencrew der Voyager-Sonden ist in den letzten Jahrzehnten beständig geschrumpft. Einige Steinzeit-Astronom*innen halten noch Kontakt zu den Sonden, deren Steinzeit-Technologie fast niemand mehr versteht.

2.13.2 Ancient Aliens

1966 veröffentlichten der sowjetische Astrophysiker Iossif S. Schklowski (1916–1985) und Sagan das Buch *Intelligent Life in the Universe*, in dem sie Berechnungen anstellten, wie groß die Wahrscheinlichkeit ist, dass unser Sonnensystem von Aliens besucht wurde. Damals wie heute lagen keine belastbaren Daten vor, aus denen ein solches Ergebnis hätte abgeleitet werden können. Aber ihr Ansatz war ein wissenschaftlicher. Kurz danach erschien das erste Buch des Fantasten Erich von Däniken (geb. 1935), der zu beweisen versuchte, dass alte menschliche Kulturen von Außerirdischen beeinflusst worden sind. Auf pseudowissenschaftliche Art und Weise trug er archäologische Artefakte und Mythen aus alten Büchern zusammen, um mit viel Fantasie die These der Prä-Astronautik zu bestätigen. Er berief sich auf die Vermutung Sagans, wonach „die Möglichkeit besteht, dass unsere Erde mindestens einmal im Laufe ihrer Geschichte von Vertretern einer außerirdischen Zivilisation besucht worden sein kann". Von Däniken wollte das zur Wissenschaft machen, von dem er dachte, dass es die Archäolog*innen seiner Zeit zur Seite geschoben hätten bzw. geheim halten wollten. Die Idee, dass die Ursprünge des Menschen von fremden Welten kommen, wurde schon von Madame Blavatsky, der Erfinderin der Theosophie (siehe Abschn. 2.5.2), kolportiert. Sie stellte sich vor, dass Wesen von anderen Planeten spirituell so weit fortgeschritten sein könnten, dass sie die Erde besucht haben und den Werdegang der Menschheit beeinflusst haben könnten. Später griff auch der Horror-Autor H. P. Lovecraft (1890–1937) diese Idee auf, erdachte aber keine Anthropogenese, sondern beschränkte sich darauf, fantastische Literatur zu erschaffen.

Aber kehren wir zurück zu von Däniken und Sagan. Während Sagan vorsichtig und wissenschaftlich fundiert spekulierte, warfen von Däniken und andere wie wild geworden mit nicht wasserdichten Beweisen um sich, um ihre Ancient-Astronaut-Hypothese in Bücher und Filme zu gießen. Von Däniken unternahm zahlreiche Reisen nach Ägypten, Südamerika und in andere Teile der Welt und er besuchte vermutlich alle wesentlichen archäologischen Stätten. Er verwertete Anekdoten, Assoziationen und Artefakte, wie es ihm passte, und konstruierte Verbindungen zwischen alten Völkern quer über den Globus, die es aber so nicht gibt. Sein größter Fehler ist vermutlich, dass er die großen Bauwerke, die steinzeitliche Menschen ohne Fremdenergie errichten konnten, als unmöglich darstellte, da der frühe Mensch zu primitiv dafür gewesen sein müsse. So wie streng religiöse Menschen alle Fragen mit „Gott war es" zu beantworten versuchen, antwortete er mit „Aliens waren es". Man kann ihm saloppes Denken vorwerfen; sein Leben lang richtete er seinen Blick in den Weltraum, hielt aber seine Augen fest geschlossen. Sagan meinte, von

Däniken habe weder von Archäologie noch von Geschichte eine Ahnung, obwohl er zweifelsfrei ein breites exemplarisches Wissen darüber angesammelt hat. Sagan schlug vor, von Dänikens Bücher in Logikkursen zu verwenden, um die darin auffindbaren logischen Fehlschlüsse zu analysieren. Rein wissenschaftstheoretisch muss man von Dänikens Resultate verwerfen, denn er hatte eine vorgefasste Hypothese aufgestellt, die er mit allen Mitteln, die er fand, zu beweisen versuchte. So wie auch Theolog*innen kannte er die Antwort und versuchte, die passenden Fragen zu finden. Er arbeitete viel, aber dies tat er nicht ergebnisoffen.

1976, am Höhepunkt der Däniken-Manie, nahm Neil Armstrong (1930–2012), der erste Mann, der den Mond betreten hat, an einer Expedition nach Ecuador teil, um von Dänikens Thesen zu überprüfen. Man wollte die Höhle von Los Tayos sowie die Artefakte-Sammlung des Salesianer-Paters Carlos Crespi Croci untersuchen. Pater Crespi sammelte Kunstwerke, Gebrauchsgegenstände und Metallplatten, die man in der Höhle gefunden haben soll und die von einer uralten Kultur stammen sollen. Jene Metallplatten sollen beschriftet sein, als seien sie „gleichmäßig von einer Maschine bedruckt worden". Daraus machte von Däniken in seinem Buch von 1972 eine „Bibliothek aus Metallplatten". Das Ergebnis der Expedition war, dass zahlreiche archäologische Artefakte gefunden wurden, aber keines zu den Behauptungen aus von Dänikens Büchern passte. Die Höhle, die natürlichen Ursprungs ist, entspricht weder den Beschreibungen von Dänikens noch enthält sie Funde, die mit der Sammlung Crespi in Verbindung gebracht werden können. Neil Armstrong besuchte auch Pater Crespi, konnte aber in seiner Sammlung keine bedruckten Metallplatten entdecken.

Von Däniken begegnet Kritik mit Worten wie:

> Meine ganze Arbeit sei nichts wert, pseudowissenschaftlich und kein vernünftige Wissenschaftler würde diesen Unsinn ernst nehmen, meinte Prof. Dr. Carl Sagan im Chor mit einigen anderen. Im seligmachenden Netz kann man die Faselei für alle Ewigkeiten nachlesen. Würden diese Wissenschaftler sauber vorgehen, wie es im Wissenschaftsbetrieb üblich ist, so hätten sie auch die gegenteilige Meinung vieler Gelehrter zitieren müssen.

Dem ist nichts hinzuzufügen, außer dass Geolog*innen also auch die Meinung von Flacherdlern zu zitieren haben.

Die Ancient-Aliens-Hypothese, die durch Erich von Däniken populär wurde, hat der Regisseur Ridley Scott in seinem Film *Prometheus* umgesetzt. Auch im *Star-Trek*-Universum kommt dieses Szenario vor.

*

Carl Sagan war ein Gründungsmitglied der Skeptiker*innenbewegung (siehe Abschn. 2.12.6). In seinem Buch *The Demon-Haunted World: Science as a Candle in the Dark (Der Drache in meiner Garage oder die Kunst der Wissenschaft, Unsinn zu entlarven)* [50] erklärt er die Wissenschaft und auch viele Pseudowissenschaften. Er behandelt UFO-Sichtungen und Kornkreis-Botschaften. Er erklärt, wie Hypnose falsche Erinnerungen an UFO-Entführungen in unser Gehirn einpflanzen kann. Es werden auch einige Fehler von Wissenschaftler*innen, die allgegenwärtig sind, diskutiert. Auch Randis Medium Carlos (siehe Abschn. 2.12.5) ist ein Kapitel gewidmet. Und er animiert uns, unsere Kinder zur Wissenschaft hinzuführen, denn wir brauchen mehr Nerds! Sein Aufsatz *The Fine Art of Baloney Detection (Die hohe Kunst, Blödsinn zu erkennen)* ist frei im Internet verfügbar. Er gibt uns darin vier Kriterien, mit denen man Humbug und Täuschung entlarven kann: •) Nicht überprüfbare Behauptungen sind wertlos; •) die Diskussion muss sachlich bleiben; •) bei einer Kette von Argumenten muss jedes Glied halten und •) das Zitieren von Autoritäten ist unzureichend.

1978 wurde Carl Sagan mit dem *Pulitzer-Preis* für Sachbücher ausgezeichnet. Carl Sagan vereinigte den Skeptizismus mit dem Wunder. Er sagte laut und klar, dass wir alle auf diesem Planeten eins sind („We are one planet"). Er gab uns Folgendes mit auf unserem Weg in die Zukunft: Wir leben in einer technologisierten Welt, die kein*e Einzelne*r mehr zur Gänze verstehen kann. Diese explosive Mischung aus Nichtwissen und Macht könnte uns eines Tages auslöschen. Die Demokratie verlangt nach aufgeklärten, mündigen und kritischen Bürger*innen. Die Wissenschaft ist mehr als eine Sammlung von Wissen, sie ist ein Weg, um Wissen zu finden. Ein Weg, um die Welt zu erkennen, kritisch zu denken und mit der eigenen Leichtgläubigkeit umgehen zu lernen. Wenn wir nicht erlernen, das, was uns gesagt wird, skeptisch zu hinterfragen, dann werden wir auch weiterhin auf politische und religiöse Scharlatan*innen hereinfallen. Dem ist nichts hinzuzufügen. Nach einer langwierigen Erkrankung des Knochenmarks verstarb Carl Sagan im Alter von zweiundsechzig Jahren.

Online-Material: **Carl Sagan**
1. Sagan, C. „The Fine Art of Baloney Detection." FU Berlin, 1.2.1987, http://www.inf.fu-berlin.de/lehre/pmo/eng/Sagan-Baloney.pdf.
2. Stewart, H. „God, the Universe and Everything Else." Central Independent Television, 1988, http://www.imdb.com/title/tt1020960.
3. „The Carl Sagan Portal." Druyan – Sagan Associates, 2009, http://www.carlsagan.com.

4. Freistetter, F. „Erich von Däniken packt aus: Die Schätze der Aliens im brasilianischen Dschungel." Astrodicticum Simplex Blog, 6.1.2016, https://scienceblogs.de/astrodicticum-simplex/2016/01/06/erich-von-daeniken-packt-aus-die-schaetze-der-aliens-im-brasilianischen-dschungel.
5. „Carl Sagan Institute." Carl Sagan Institute, 2024, http://carlsaganinstitute.org.

2.14 Heinz Oberhummer und die Bühne

Der nächste Wissenschaftskommunikator, Atheist, Humanist, Skeptiker und Physiker, den wir betrachten wollen, kommt aus Europa. Er fand, dass sich Esoterik und Pseudomedizin besonders gut für das Kabarett eignen. Heinz Oberhummer (siehe Abb. 2.20), der Sohn von Oberlehrer Oberhummer aus Obertauern, war einer der bedeutendsten Physiker Österreichs.

Er absolvierte das Abitur in Salzburg und studierte Physik und Mathematik in Graz und München. Nach seiner Promotion in Graz 1970 war er Assistent

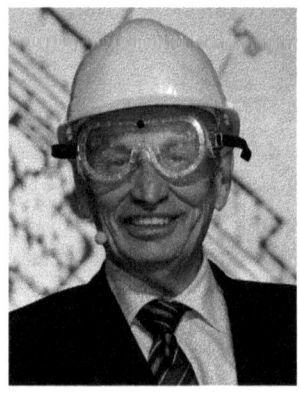

Abb. 2.20 Heinz Oberhummer (Physiker, Skeptiker, Humanist ∗ 19.05.1941, Bischofshofen † 24.11.2015, Wien). War einer der bedeutendsten Physiker Österreichs, der in der Kernphysik und der Astronomie arbeitete. Er gründete des Universums schärfste Science-Boygroup, um dem Volk die Wissenschaften humorvoll näherzubringen, und züchtete Alpakas, die den widerstandsfähigsten Talisman der Welt produzieren. (By GuentherZ – Own work, CC BY 3.0, https://commons.wikimedia.org/w/index.php?curid=19360473)

am *Atominstitut der österreichischen Universitäten* in Wien, wo er sich 1980 habilitierte. Zuerst arbeitete er in der Kernphysik. Sein Hauptforschungsgebiet war die Nukleosynthese, also die Abläufe bei der Kernfusion. Später wollte er auch in der Astrophysik tätig werden. Um dort Fuß fassen zu können, initiierte er 1990 eine internationale Konferenz über beide Themen, die auch heute noch stattfindet. Er beschäftigte sich auch mit der Feinabstimmung der Naturkonstanten, einer umstrittenen Theorie, die erklären will, warum das Universum so ist, wie es ist, und warum wir darin existieren können. Er konnte zeigen, dass wir nicht mehr existieren könnten, wenn auch nur eine einzige der fundamentalen physikalischen Konstanten sich um nur ein Prozent veränderte. Und er beschrieb auch die Entstehung von Kohlenstoff und Sauerstoff in Roten Riesen. Für seine Arbeiten an der Theorie der Feinabstimmung war er für den Nobelpreis nominiert. Oberhummer befasste sich auch mit der Didaktik, der Lehre vom Lehren und Lernen. Schon während seiner Tätigkeit als Forscher und besonders ab seiner Pensionierung 2006 lag ihm die Popularisierung der Naturwissenschaften, besonders für die junge Generation, am Herzen.

Er hatte 2007 die Idee, die schärfste Wissenschafts-Boygroup im Universum zu gründen: Die *Science Busters*. In der ursprünglichen Besetzung bestand diese Kabaretttruppe aus dem theoretischen Physiker Heinz Oberhummer, dem Experimentalphysiker Werner Gruber (geb. 1970) und dem Studienabbrecher und Kabarettisten Martin Puntigam (geb. 1969). Das Leitmotiv der Gruppe ist der Ausspruch „wer nichts weiß, muss alles glauben", der von der mährisch-österreichischen Schriftstellerin Marie von Ebner-Eschenbach (1830–1916) geprägt wurde. Die *Science Busters* führen live on stage wissenschaftliche Experimente bis hin zum Zünden von Thermit durch. Oberhummer durfte aber nur selten Experimente durchführen, denn es ist sehr gefährlich, Theoretiker ins Labor zu lassen.

In ihrem Kabarettprogramm behandeln die *Science Busters* auch die Pseudowissenschaften und zerpflücken auf der Bühne pseudowissenschaftliche Mythen und esoterische Unwahrheiten. Oberhummer führte den Prozess der Herstellung homöopathischer Präparate (siehe Abschn. 6.2.1) vor, eine wiederholte Verdünnung und Verschüttelung. Auf diese Weise konnte das Publikum sehen, dass da keinerlei „Heilkraft" ins Spiel kommen kann. Er kritisierte auch die Astrologie (siehe Abschn. 2.1.2) scharf und nannte sie Humbug und Geschäftemacherei, da sie keinerlei wissenschaftliche Grundlage hat.

Er hatte noch ein zweites Hobby. Er betrieb eine Alpakazucht in einem kleinen Dorf im Dunkelsteinerwald. Alpakas sind eine aus den südamerikanischen Anden stammende domestizierte Kamelform, die vorwiegend wegen ihrer Wolle gezüchtet werden. Dank Oberhummers Aktivitäten haben diese niedlichen Tiere nun auch einen zweiten großen Nutzen für die Menschheit.

Alpakakot enthält ein bestimmtes polyextremophiles Bakterium, das nicht nur gegen Kälte, Hitze, Austrocknung, Säure und Vakuum, sondern auch gegen ionisierende Strahlung in hohen Dosen resistent ist: Deinococcus radiodurans. Dieses Bakterium wurde auch in der Nähe von Forschungsreaktoren nachgewiesen, wo sonst kein Leben möglich ist. Man nennt es auch „Conan the Bacterium". Heinz Oberhummer hatte eine ganz besondere Art von Talisman bzw. Glücksbringer, den er immer mit sich trug: Ein Gläschen voller Alpakakot. Auch bei Fernsehauftritten hatte er es bei sich und konnte es mitten in der Diskussion mit Esoteriker*innen herausnehmen und so die ganze Welt von seinem Talisman, der auch Radioaktivität übersteht, berichten. Er wusste, dass es in der Welt mit rechten Dingen zugeht, und er hat dem Aberglauben seinen Platz zugewiesen. Es muss angenehm sein zu wissen, all seine Fantasie ausleben zu können, aber in einer Welt ohne Monster und Geister zu leben.

Oberhummer war auch ein engagierter Kirchenkritiker und Säkularist. Sein Engagement galt verschiedensten Organisationen wie der *Giordano Bruno Stiftung* oder dem *Zentralrat für Konfessionsfreie*. Er war Präsident der säkularen Initiative *Religion ist Privatsache* und er wollte den Verein *Letzte Hilfe – Verein für selbstbestimmtes Sterben* mitgründen. Die Gründung wurde jedoch von der zuständigen Behörde untersagt. Gegen dieses Gründungsverbot führte er gerichtliche Beschwerde, um ein selbstbestimmtes Sterben in Würde zu ermöglichen.

Oberhummer, der auch in der *Gesellschaft zur wissenschaftlichen Untersuchung der Parawissenschaften (GWUP)* aktiv war, war ein scharfer Kritiker des gefährlichen esoterischen Blödsinns „Lichtnahrung". 2010 erschien der österreichische Pseudodokumentarfilm *Am Anfang war das Licht,* der dieses Phänomen behandelt. Lichtfasten bedeutet, weder Speisen noch Getränke, sondern nur Sonnenlicht zu sich zu nehmen. Auf diese Weise könne man das Prana bzw. Ch'i (siehe Abschn. 2.4.3) direkt aufnehmen. Wenn man erst einmal gelernt hat, so zu leben, soll man fortan ohne feste und flüssige Nahrung überleben und möglicherweise in höhere spirituelle Sphären gelangen können. Da der menschliche Organismus jedoch über kein Chlorophyll verfügt und Sonnenlicht daher nicht wie Pflanzen durch Synthese von Kohlenhydraten in verwertbare Energie umwandeln kann, funktioniert das nicht. Es werden dreiwöchige Umgewöhnungsprogramme angeboten, die diesen Prozess einleiten sollen. Der Film geht auf einen indischen Guru ein, der angeblich seit Jahrzehnten nichts mehr gegessen hatte. Um diese Behauptung zu prüfen, wurde der Guru in einem Krankenhaus unter Beobachtung gestellt. Zu Beginn wog er etwa vierzig Kilogramm. Während der Überwachung nahm sein Körpergewicht um etwa zehn Prozent ab. Wenn er also seit langen Jahren nichts gegessen hätte, hätte er auch außerhalb dieser Untersuchung massiv am Gewicht verlieren müssen.

Selbst der Chef des *Österreichischen Rundfunks (ORF)* bezeichnete den Film als „inhaltlichen Schwachsinn". Oberhummer prophezeite, dass es aufgrund dieses Filmes Todesopfer geben werde. Viele Menschen haben diesen Prozess der Umstellung auf Lichtnahrung an sich selbst ausprobiert. Ein Münchner, eine Neuseeländerin, eine Australierin und eine Schweizerin verstarben an den Folgen einer daraus resultierenden Unterernährung. Esoterische Scharlatan*innen haben diesen dreiwöchigen Prozess zu verteidigen versucht und ihn mit einer Fastenkur verglichen. Jedoch hat eine übliche Fastenkur nichts damit zu tun, überhaupt nichts zu essen und zu trinken.

2011 etablierte die *Gesellschaft für kritisches Denken (GkD)*, die Wiener Skeptiker*innen, den Satire-Preis *Das Goldene Brett vorm Kopf* für den erstaunlichsten pseudowissenschaftlichen Unfug des Jahres im deutschsprachigen Raum. Er wird seither jährlich vergeben. Das erste Goldene Brett wurde an den Macher von *Am Anfang war das Licht*, also eines Films über ein vorgegaukeltes Scheinphänomen, der von mehr als 100.000 Menschen in den Kinos gesehen wurde, verliehen. Der Preisträger war bei der Zeremonie im Publikum anwesend und ergriff die Gelegenheit, ein paar Worte an die Festgäst*innen zu richten. Er bedankte sich für die PR und meinte, es sei ihm darum gegangen, das „materialistische Weltbild infrage zu stellen". Er hatte sichtlich nicht verstanden, dass er einer Täuschung aufgesessen war.

Der Physiker, Lehrer, Aufklärer, Kabarettist und Science Buster Heinz Oberhummer hat sich mit großem Enthusiasmus für die Wissenschaft als Unterhaltungsprogramm eingesetzt. Er gab uns folgenden Rat: Um glücklich leben zu können, ist es notwendig, ein gutes Abbild der realen Welt im Kopf zu haben. Auch dann kann man irrational sein, fantasievoll denken und die Liebe und die Künste lieben. Er starb unerwartet an den Folgen einer Lungenentzündung. Sein Körper wurde seinem Wunsch entsprechend der Wissenschaft zur Verfügung gestellt. Initiiert von Martin Puntigam, dem nichtwissenschaftlichen Part der *Science Busters*, haben die *Science Busters* zusammen mit der *Universität Graz*, der *Technischen Universität Wien*, dem *ORF, Radio FM4* und der Stadt Wien den *Heinz Oberhummer Award für Wissenschaftskommunikation* ins Leben gerufen. Er umfasst 20.000 € und ein Glas Alpakakot und wird jährlich verliehen. Der erste Preisträger war 2016 James Randi (siehe Abschn. 2.12).

Online-Material: **Heinz Oberhummer**
1. „Es gab unzählige Urknalle." Die Furche, 20.3.2008, https://www.furche.at/wissen/es-gab-unzaehlige-urknalle-1278699.
2. Oberhummer, H. „Heinz Oberhummer." Oberhummer.at, 2008, http://www.oberhummer.at.

3. Schedel, G. „Das Goldene Brett für – P.A. Straubinger." HPD.de, 3.6.2011, https://hpd.de/node/11646.
4. „Science Busters." Science Busters, 2017, http://www.sciencebusters.at.

3

Theorie und Praxis

Ein*e Experimentalphysiker*in kommt ins Büro eines*r theoretischen Physiker*in und zeigt ihm*ihr eine Kurve mit seinen*ihren neuesten Messergebnissen. „Hmmm", sagt der*die Theoretiker*in, „das ist genau die Stelle, wo eine Überhöhung zu erwarten war. Und hier ist die Erklärung dafür..." Es folgt ein langer Monolog. Mittendrin unterbricht ihn*sie der*die Experimentalphysiker*in: „Moment mal! Die Kurve steht kopfüber. Sorry." Er*sie dreht das Blatt um und dann setzt der*die Theoretiker*in erneut an: „Hmmm, das ist genau die Stelle, wo ein Einbruch zu erwarten war. Und hier ist die Erklärung dafür ..."

Wissen ist Macht. Wie die Macht hat auch die Wissenschaft zwei Seiten. Die zwei Seiten der Wissenschaft nennt man für gewöhnlich nicht „hell" und „dunkel", sondern man nennt sie Praxis (gr. prāxis „Tun", „Handlung(-sweise)" [1, 123]) und Theorie (gr. theoréō „ich bin Zuschauer/Beobachter", „ich betrachte", „ich überlege" [1, 281]). Und beide Seiten sind die Guten! Theorie und Praxis gehen Hand in Hand, sie kennen einander sehr gut und sie haben eine spezielle Beziehung: Die Theorie muss sich der Praxis unterordnen, nicht umgekehrt. Viele Menschen haben eine intuitive Ablehnung gegenüber „der Theorie", weil, wie ich vermute, sie durch dieses Wort zu sehr an die vielen Mathematik- und Physikstunden erinnert werden. Viele Menschen fühlen sich möglicherweise durch zu viel Theorie im Alltag unwohl und nicht jede*r mag Mathematik und Physik. Aber ist die Theorie die dunkle Seite der Macht? Ich kann euch beruhigen: Die Theorie muss sich, wie gesagt, der Praxis, der Erfahrung, der Beobachtung bzw. dem Experiment unterordnen! Sie muss, zumindest bis zu einem gewissen Grad, die Wirklichkeit beschreiben. Sie ist nicht frei zu beschreiben, was sie will. Das letzte Kriterium der Theorie ist die Wirklichkeit, der wir uns über Beobachtung, Experiment und Erfahrung annähern können. Man kann auch sagen: Die Natur hat immer recht. Eine wissenschaftliche Theorie beschreibt gewisse Aspekte der Natur hinreichend genau. Einzig und allein die Mathematik ist frei zu beschreiben, was sie will, solange sie dabei keine Widersprüche erzeugt.

Der französische Philosoph, Mathematiker und Naturwissenschaftler René Descartes stellte vier Kriterien der Wissenschaftlichkeit zusammen.

- Messbarkeit: Irgendwann bzw. irgendwie muss sich eine Beobachtung in Zahlen niederschlagen.
- Wiederholbarkeit: Unter denselben Bedingungen muss ein Experiment dasselbe Ergebnis bringen. Ein Experiment findet in einer kontrollierten Umgebung statt, wobei der*die Forscher*in bestimmte Variablen manipuliert, um Ursache-Wirkungs-Beziehungen zu untersuchen. In der Kosmologie und Evolutionsbiologie kann man meist kein Experiment durchführen. Anstelle des Experiments kann auch die Beobachtung treten. Eine Beobachtung findet in der natürlichen Umgebung statt, wobei die Forscher*innen keine Kontrolle über die Bedingungen haben.
- Vorhersagbarkeit: Eine Theorie liefert Vorhersagen. Wenn sie das nicht kann, ist die fragliche Theorie keine Theorie. Wenn die Vorhersagen nicht korrekt eintreffen, so ist die Theorie falsch oder unvollständig.
- Widerspruchsfreiheit: Eine Theorie liefert niemals mehr als eine Antwort auf dieselbe Fragestellung.

Die Forschung, also das halbwegs geplante Entdecken neuen Wissens, kann auf zwei Arten erfolgen: von einer Theorie zum Experiment oder von einem Experiment zur Theorie.

3.1 Von der Theorie zum Experiment

Es gibt nichts Praktischeres als eine gute Theorie.
   - Immanuel Kant, Philosoph

Oft hat jemand eine neue Theorie auf dem Papier entwickelt und sucht anschließend nach ihrer Bestätigung im Experiment. Um ein Beispiel zu geben: Die Entdeckung des allgemein bekannten Higgs-Bosons, das perfekt in das Standardmodell der Quantenphysik (siehe Abb. 2.14) passt, lief auf diese Weise ab.

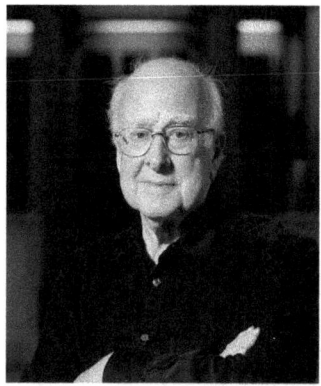

Abb. 3.1 Peter W. Higgs (Physiker; * 29.5.1929, Newcastle upon Tyne, † 8.4.2024, Edinburgh). Postulierte die Existenz des Higgs-Bosons bzw. des Higgs-Feldes im Rahmen des Standardmodells der Quantenphysik, durch das den anderen Teilchen ihre Masse verliehen wird. Der praktische Nachweis des Higgs-Teilchens an einem Teilchenbeschleuniger war über mehrere Jahrzehnte hinweg nicht möglich. Erst 2012 konnte es am *CERN* gefunden werden. (©Photoshot/picture alliance)

Es müsse so ein Boson geben, das den anderen Teilchen die Masse bringe. Der Physiker Peter Higgs (siehe Abb. 3.1) formulierte bereits in den 1960er-Jahren die Theorie dafür. Er schrieb damals in einem Brief, dass er etwas entdeckt habe, das „völlig nutzlos" sei. Danach verfasste er einen kurzen Aufsatz, der die Grundidee vorstellte und 1964 veröffentlicht wurde. Seine zweite, detaillierte Arbeit wurde von derselben wissenschaftlichen Zeitschrift jedoch abgelehnt, da dieses Thema nicht relevant erschien. Der Editor, der an der *Europäischen Organisation für Kernforschung (Conseil européen pour la recherche nucléaire, CERN)* arbeitete, riet ihm, die Arbeit bei einem etwas weniger prestigeträchtigen Journal nochmals einzureichen. Aber sie wurde dann doch in einem anderen hochrangigen Journal veröffentlicht. Zunächst schien sich niemand für seine Theorie zu interessieren. 1966 wurde er schließlich an die *Princeton University* eingeladen, um seine Idee vorzutragen. So sagte Peter Higgs ein massives Boson mit Spin null voraus. Der Nachweis seiner Theorie am *CERN* ließ jedoch bis 2012 auf sich warten. Glücklicherweise löste der weltgrößte Teilchenbeschleuniger dabei keinen Weltuntergang aus, indem er, wie manche damals vermuteten, kleine Schwarze Löcher (siehe Abschn. 2.7.2) erzeugte, die die Erde von innen hätten verschlingen können.

Der belgische Physiker François Englert (geb. 1932) entwickelte unabhängig von Higgs eine ähnliche Theorie. 2013 erhielten Peter Higgs und François Englert für ihre Theorien, die die Masse erklären, den Nobelpreis für Physik, nachdem diese im Experiment bestätigt worden waren. Auch die Neutrinos (siehe Abb. 2.14), die Quantenteleportation und die Gravitationswellen (siehe Abschn. 3.4), die schon ab dem frühen 20. Jahrhundert theoretisch beschrieben wurden, mussten auf ihre experimentelle Bestätigung mehrere Jahrzehnte warten.

> Online-Material: **Peter Higgs/François Englert/CERN**
> 1. „Was ist ein Higgs-Teilchen?" alpha-Centauri, BR-alpha, 2005, https://www.ardmediathek.de/video/alpha-centauri/was-ist-ein-higgs-teilchen/ard-alpha/Y3JpZDovL2JyLmRlL2Jyb2FkY2Fzd C9XT046MzM0NzMwOTI2ODEzX0YyMDE2V08wMDA5 NjNBMDpjaGFubmVsXzI4NDg3.
> 2. Bradshaw, G. „The Big Bang Machine." BBC, 4.9.2008, https://www.imdb.com/title/tt2017601.
> 3. „What is a Higgs Boson?" Fermilab, 7.7.2011, https://www.youtube.com/watch?v=RIg1Vh7uPyw.
> 4. „Auf Teilchenjagd – Ranga Yogeshwar am CERN." Quarks & Co, WDR, 2013, https://www.fernsehserien.de/quarks/folgen/423-auf-teilchenjagd-ranga-yogeshwar-am-cern-1152303.
> 5. „Peter Higgs – Biographical." The Nobel Foundation, 2013, https://www.nobelprize.org/nobel_prizes/physics/laureates/2013/higgs-bio.html.
> 6. „François Englert – Biographical." The Nobel Foundation, 2013, https://www.nobelprize.org/nobel_prizes/physics/laureates/2013/englert-bio.html.

Ein gutes Beispiel für eine pseudowissenschaftliche Theorie, die sich in allen bisherigen Versuchen nicht bewahrheiten konnte, ist die Homöopathie. Die Homöopathie kann zwar heilen helfen, aber das kann sie nicht wirksamer als ein Placebo. Homöopath*innen behaupten, dass sie unglaublich gute, jedoch unerklärbare Heilungserfolge mit homöopathischen Mittelchen bewirken können. Obwohl sie höchst unplausibel ist, werden seit ihrer Erfindung wissenschaftliche Doppelblindstudien (siehe Kap. 4) an der Homöopathie durchgeführt. Die Homöopathie ist nicht nur theoretisch, also quantenphysikalisch, chemisch, medizinisch und pharmazeutisch betrachtet, völlig unplausibel, auch alle bisherigen Experimente zeigen, dass sie in ihrer Wirksamkeit nicht von einem Placebo zu unterscheiden ist. Theorie und Praxis stimmen bei der Homöopathie überein und bestätigen ihre Unwirksamkeit. Für die Wissenschaft ist das Thema Homöopathie damit abgehakt, trotzdem schreien Homöopath*innen lauthals nach weiteren Forschungsmitteln und nach rechtlichen Sonderstellungen für ihre Placebos. Viele Homöopath*innen fühlen sich von der

Wissenschaft nicht ernst genommen und nicht respektiert. Sie fühlen sich nicht anerkannt, lehnen jedoch andererseits die moderne wissenschaftliche Methodik ab.

Fazit. Man sollte also einem Ansatz, der theoretisch nicht beschrieben werden kann und darüber hinaus mit einer ausreichend sicheren Statistik wieder und wieder falsifiziert (siehe Abschn. 2.8) wurde, keine weiteren Forschungsmittel mehr zusprechen [52]. Die vorgebrachte Behauptung hat sich nicht bestätigt. Natürlich hat jede*r Bürger*in auch weiterhin die Möglichkeit, sich trotz der Erkenntnis über das Nichtzutreffen mit der falsifizierten Behauptung zu beschäftigen. In diesem Buche tun wir dies auch! Wir müssen nicht unbedingt an die vorgebrachten Behauptungen glauben, um einen Blick hinter deren Kulissen riskieren zu können.

3.2 Vom Experiment zur Theorie

Jemand hat eine Beobachtung gemacht, die man mit dem bisherigen Wissen nicht erklären kann. Sie ist unerklärbar. Auch der Magnetismus (siehe Abschn. 2.2.1) war für lange Zeit eine unerklärbare Erscheinung. Um von einer einzelnen unerklärbaren Beobachtung zu einem validen experimentellen Aufbau zu kommen, ist viel Geduld und ein oft beträchtlicher Aufwand von Mitteln erforderlich. Erst wenn das Experiment in unabhängigen Laboratorien wiederholt werden kann und eine Vielzahl an Messdaten erhoben werden können, ist es möglich, die noch fehlende Theorie zu entwickeln und zu testen. Viele Theorien können entwickelt werden, jedoch ist es fraglich, ob auch nur eine davon alle wesentlichen Aspekte der unerklärbaren Beobachtung beschreiben kann.

In den Geschichtsbüchern der Wissenschaften sind beide Fälle, von der Theorie zum Experiment und vom Experiment zur Theorie, beschrieben [9]. Vielleicht kann man sagen, dass seit dem Beginn des 20. Jahrhunderts die Theorie vermehrt vor dem Experiment kommt. Newton (siehe Abschn. 2.1) bewies seine Theorie selbst, Einsteins (siehe Abschn. 2.7) und Higgs' Theorien konnten noch zu deren Lebzeiten bewiesen werden. Aber es dauert zunehmend länger, bis neue Theorien experimentell getestet und gestützt werden können. Moderne Anlagen für die Grundlagenforschung, z. B. das *CERN* oder die Internationale Raumstation (ISS), sind extrem teure multinationale Projekte mit hohen Vorlaufzeiten. Zu erwähnen wären da auch noch einige Prototypen für Kernfusionsreaktoren. Die moderne Wissenschaft ist international, groß angelegt und ein bisschen schwerfällig.

3.3 Echte Theorien

Um zu einer Theorie zu gelangen, ist alles erlaubt, z. B. experimentieren, denken, rechnen, meditieren, träumen, glauben. Egal, auf welche Weise man zu einer Theorie kommt, jede Theorie hat die Eigenschaft, überprüfbare Vorhersagen treffen zu können. Es gibt natürlich auch schwammige Theorien, die dies nicht erlauben – aber diese sind halt keine wissenschaftlichen Theorien. Auch die Wissenschaft hat schon viele Theorien falsch angewendet und so Fehler erzeugt: Es weiß doch ein*e jede*r, dass die Wissenschaft sagt, dass die Hummel gar nicht fliegen kann. Aber was kümmert sie all die Wissenschaft bei ihrem Flug? Eine Anekdote aus den 1930er Jahren erklärt, wie ein Professor für Aerodynamik aus Göttingen dies auf einem Bierdeckel bewies, als Student*innen ihm diese Frage stellten. Er nahm das Gewicht der mittleren Hummel, ihre mittlere Flügelfläche und ihre mittlere Fluggeschwindigkeit und setzte diese Zahlen in die Formel für Flugzeuge ein. Ein Flugzeug mit den Proportionen einer Hummel könnte natürlich nicht fliegen, es müsste mit den Flügeln schlagen können. Des Weiteren müsste es flexible Flügel wie eine Hummel haben, mit denen es bestimmte Luftverwirbelungen erzeugen kann. Es sind selbstverständlich auch schon viele geniale Ideen auf Bierdeckeln entstanden. Andere wissenschaftliche Fakten sind nur Mythen: Der Mensch benutzt nur zehn Prozent seines Gehirns, sagt die Wissenschaft. Dies wurde erstmals 1910 in der US-amerikanischen Zahnärzt*innenzeitschrift und 1915 im Jugendmagazin der *Young Men's Christian Association (YMCA)* behauptet. 1922 wurde eine Werbung für ein Buch über mentale Kräfte gedruckt, in der auf Mark Twain (1835–1910) verwiesen wurde, dem diese Behauptung zugesprochen wurde. 1950 schrieb L. Ron Hubbard (1911–1986) in seinem „Meisterwerk" namens *Dianetics,* mit dem er die Sekte *Scientology* begründete, etwas über Gedankenprozesse, die nicht nur durch „engrammatische Befehle", sondern auch durch Regenerationsprozesse gestört werden. Dadurch könne man effektiv nur ein Zehntel seines Potenzials ausschöpfen. Er erfand auch einen Bezug zu Albert Einstein. In einem Vortrag am *San Francisco Medical Center* verkündete der britische Schriftsteller Aldous L. Huxley (1894–1963), dass die Neurologie es herausgefunden habe. Viele spirituelle Geschäftemacher*innen bieten allerlei Methoden und Weisheiten an, die bewirken sollen, dass man mehr als zehn Prozent seines Gehirns nutzen kann. Das alles ist Nonsens. Außerdem weiß man, was passiert, wenn ein Gehirn zur Gänze aktiviert ist: Man hat dann einen epileptischen Anfall. Man kann Fehlinformationen allerdings kaum mehr löschen, wenn sie einmal in die Welt gesetzt wurden.

Eine solide Theorie hat all diese Problemchen nicht. Sobald die Vorhersage genau ausformuliert ist, kann man sich daran machen, sie experimentell zu testen. Erst im Experiment zeigt sich, ob die Theorie valide ist oder ob die Vorhersage und somit auch die Theorie in ihrer aktuellen Fassung falsifiziert wurde (siehe Abschn. 2.8). Es ist die wichtigste Eigenschaft einer wissenschaftlichen Theorie, dass sie überprüfbare Vorhersagen produzieren kann. Jede Theorie muss an der Wirklichkeit scheitern können! Wenn sie das nicht kann, ist sie wahrscheinlich nur ein Dogma.

Wir wollen uns darum kümmern, esoterische und pseudowissenschaftliche Behauptungen oder Beobachtungen, die im ersten Augenschein eigentlich als unmöglich oder magisch wahrgenommen werden, rigoros wissenschaftlich zu untersuchen. Wir kümmern uns also um behauptete Effekte, die mit keiner Theorie beschrieben werden können. Diese Effekte wurden auch noch nie einwandfrei experimentell bestätigt, ansonsten wären sie nicht mehr esoterisch bzw. pseudowissenschaftlich. Denken wir an die Behauptung „Mein Onkel kann mit den ‚bhutanischen Heilsymbolen', einer uralten schamanischen Heilmethode, das Ausheilen von kleinen Schnittwunden um 42 % beschleunigen." Diese Behauptung klingt seltsam, aber denkt mal an den Hautregenerator von Dr. Beverly Crusher auf der Krankenstation des Raumschiffs Enterprise NCC-1701-D! Was der*die Schaman*in verspricht, könnte die Wissenschaft halten. Heilversprechen solcher Art sind sehr spezifisch und können deswegen direkt überprüft werden. Dein Onkel kann dann irgendwie bewirken, dass jede kleine Schramme nur 4 oder 5 anstatt 8 Tage zur vollständigen Heilung braucht! Dr. Crusher schafft es in etwa zehn Sekunden, kleine Wunden zu heilen. Und im 24. Jahrhundert gibt es sicherlich auch eine Theorie, um die beschleunigte Ausheilung biologisch zu beschreiben.

3.4 Echte Experimente und Beobachtungen

*Eine Münze wird geworfen und fällt
zehnmal hintereinander auf Kopf.
Ein Mathematiker sagt: „Ich wurde soeben Zeuge
eines seltenen, aber möglichen Ereignisses."
Ein Statistiker sagt: „Kann ich mal
die Münze sehen, bitte?"*
   - Erich Neuwirth, Statistiker

2016 wurde die erste Gravitationswelle beobachtet. Sie war durch die Kollision zweier Schwarzer Löcher (siehe Abschn. 2.7.2) von je etwa dreißig Sonnenmassen in einer Entfernung von mehr als einer Milliarde Lichtjahren von der Erde verursacht worden. Diese Kollision strahlte drei Sonnenmassen an Energie in

Form von Gravitationswellen ab. Als Empfänger dienten kilometerlange Interferometer, die eine Längenänderung von 1/1000 Protonenradius feststellen können. Geräte dieser Art sind derart empfindlich, dass sie die Auswirkungen der Gezeiten im weit entfernten Ozean messen können.

Die Gravitation wird laut Einsteins allgemeiner Relativitätstheorie so erklärt, dass die Geometrie von Raum und Zeit selbst am dynamischen Geschehen teilnimmt. Eine gekrümmte Raumzeit verändert den Pfad von sich bewegenden Massen und Massen verzerren die Raumzeit (siehe Abb. 2.10). Diese Wechselwirkung zwischen Raum und Materie spricht schon für die Existenz von Wellenbewegungen des Raumes, also von Gravitationswellen. Gravitationswellen sind eine mögliche Lösung von Einsteins Gleichungen, aber er glaubte, dass sie nur mathematische Artefakte seien. Gravitationswellen sind jedoch real, sie sind heute messbar, obwohl sie eine sehr kleine Amplitude haben. Sie rasen mit Lichtgeschwindigkeit durch die Raumzeit, wie es auch elektromagnetische Wellen (siehe Abschn. 2.2.1) tun.

Um eine schwache Gravitationswelle, die aus dem Kosmos auf uns trifft, mit großer Sicherheit aus den Störsignalen herausfiltern zu können, muss man dieselbe Welle mit mehreren Interferometern gleichzeitig detektieren. Wenn man die Positionen der Detektoren genau kennt, kann man mit der Laufzeitdifferenz ermitteln, ob der detektierte Ausschlag ein Artefakt ist oder nicht. Wenn er kein Artefakt ist, kann man auch ermitteln, aus welcher Richtung die Gravitationswelle kommt. Mittlerweile ist ein Spektrum von Gravitationswellen detektiert worden. Eine neue Ära der Astronomie, die Gravitationswellenastronomie, hat begonnen.

Ob die Messung von Gravitationswellen nun ein Experiment oder nur eine Beobachtung ist, weiß ich selbst nicht so genau. Man kann zwei Schwarze Löcher nicht kontrolliert kollidieren lassen, was jedoch ein Merkmal eines entsprechenden Experiments wäre. Andererseits ist der Versuchsaufbau selbst ein physikalisches Experiment äußerster Präzision. Streng genommen ist es also eine Beobachtung. Aber man kann auch Experimente mit der Gravitation anstellen. Selbst heute werden noch Fallexperimente durchgeführt, wie es jedes Kleinkind macht und wie es angeblich auch Galileo Galilei gemacht hat. Er bemerkte, dass alle Gegenstände gleich schnell fallen, falls der Luftwiderstand ausgeschaltet werden kann. Aristoteles (384–322 v. u. Z.) nahm an, dass schwerere Körper aufgrund ihres größeren Gewichtes schneller fallen, was für beinahe 2000 Jahre als wahr galt. Galilei stellte das richtig. Es ist jedoch nur eine Legende, dass er Fallversuche vom Schiefen Turm von Pisa durchführte. Jedenfalls hat er die Notwendigkeit des Experiments aufgezeigt.

Es sollten sich alle Wissenschaftler*innen bzw. alle Menschen die Frage stellen, wie leichtgläubig sie sind. In heutigen Forschungseinrichtungen kann man technische Hilfsmittel installieren, die den Forscher*innen Fallen stellen. So wird es auch bei den Detektoren für Gravitationswellen gemacht; dort werden computergesteuert zu zufälligen Zeitpunkten künstliche Signale eingefügt, die eine kosmische Gravitationswelle vortäuschen. Diese Sicherheitsmaßnahme wird offen kommuniziert. Nur eine saubere Analyse aller Detektoren auf der ganzen Welt kann diese Fehlalarme enttarnen. Dies soll vor allem dazu dienen, die Wissenschaftler*innen davon abzuhalten, verfrühte Interviews über vermutliche Forschungsresultate zu geben.

Esoteriker*innen und Pseudowissenschaftler*innen lassen sich oft nur ungern darauf ein, ihren Effekt so genau zu beschreiben, dass er messbar gemacht werden kann. Kehren wir zur Behauptung unseres Schamanen-Onkels zurück, der durch gewisse Heilsymbole kleine Wunden schneller ausheilen lassen können will. Dies ist eine sehr spezifische Angabe mit hoher Güte, die nur sehr selten von den Anhänger*innen esoterischer Behauptungen gemacht werden wird. Viele werden nur sagen „aber ich habe es doch am eigenen Leib erfahren!" Oder „es wirkt, probier es doch selbst aus!" Aber das ist zu wenig, um Wissenschaft betreiben zu können. In solchen Fällen kann man nur bei Behauptung, Glaube und Dogma bleiben, man wird nicht zu Beweis, Wissen und Fortschritt kommen.

Wir benötigen für unsere Experimente aber kein teures Labor, wir brauchen nur Papier und Bleistift, einen Würfel, eine Münze, ein Medium wie z. B. eine*n Wünschelrutengeher*in (siehe Abschn. 5.1) oder eine elektrosensitive Person (siehe Abschn. 5.2) und etwas Zeit. Eventuell sind ein paar freiwillige Teilnehmer*innen gesucht, aber keine Angst, wir werden keinerlei Schnittwunden herbeiführen müssen. Es ist nicht langweilig, es wird sehr spannend! Es wäre ja möglich, die bestehende physikalische Theorie zu erweitern oder eine gänzlich neue Theorie zu finden. Dies ist jedem Menschen möglich, auch wenn er von all der grauen Theorie eigentlich gar nichts wissen will!

Nicht alle Behauptungen kann man auch tatsächlich überprüfen. Spezifische Behauptungen sind aber geeignet, wissenschaftlich getestet zu werden. Der erste Schritt zur Untersuchung von esoterischen und pseudowissenschaftlichen Behauptungen ist somit, den Effekt so genau wie möglich einzugrenzen. Ein Medium, das vorgibt, Gedanken lesen zu können, könnte behaupten, dass es den Gemütszustand seines Gegenübers lesen kann. Nun, dies kann fast jeder Mensch, indem er dem anderen ins Antlitz schaut. Das Medium könnte aber auch behaupten, dass es die Zahl erraten kann, an die eine dritte Person gerade denkt. Um die Hypothese der Telepathie (siehe Abschn. 7.2.1) wissenschaftlich zu formulieren, sollte man gemeinsam mit dem Medium vereinbaren, dass der behauptete Effekt darin besteht, dass es z. B. eine Zahl zwischen eins und zehn, an die die zu lesende Person denkt, ermitteln kann. Dabei gilt es sicherzustellen, dass beide Personen nicht im gleichen Raum sind, keine technischen Hilfsmittel benutzt werden und dass es keine akustische Verbindung zwischen beiden Personen gibt. Um diese Hypothese zu validieren, muss das Medium jene Zahl überdurchschnittlich oft korrekt ermitteln. Die Worte „überdurchschnittlich oft" deuten schon darauf hin, dass der Effekt wiederholbar sein muss.

Nachdem die wissenschaftlich validen Versuchsbedingungen von allen Beteiligten akzeptiert wurden, kann man sich daran machen, das Experiment unter den abgesprochenen kontrollierten Bedingungen wiederholt durchzuführen. Anschließend werden die gemessenen Daten statistisch ausgewertet. In diesem Buch werde ich euch diese wissenschaftlich validen Versuchsbedingungen detailliert, aber für Lai*innen verständlich und mit einem Minimum an statistischer Theorie erklären.

Fazit. Falls eine Überprüfung wiederholt ergibt, dass der angegebene Effekt auftritt und dabei die bis jetzt bekannten physikalischen Theorien gesprengt werden, so ist die vorgebrachte Behauptung, sei sie auch noch so unplausibel, möglicherweise der erste Schritt zu vollkommen neuer Erkenntnis und kann publiziert werden. Falls der Effekt auch noch unabhängig reproduziert werden kann, kann gegebenenfalls das Standardmodell der Elementarteilchenphysik (siehe Abb. 2.14) erweitert werden.

Falls jedoch eine Überprüfung wiederholt ergibt, dass der angegebene Effekt nicht auftritt, kann man aus dem Versagen viel lernen. Dazu gehört auch die Bereitschaft, sein Versagen einzugestehen. Nur wer scheitert, wird gescheiter. Es bleibt die Frage offen, wie oft man das betreffende Experiment durchführen muss, um mit welcher Fehlerwahrscheinlichkeit rechnen zu können. Wir werden unsere Experimente etwa 20- bis 50-mal wiederholen, um eine Fehlerwahrscheinlichkeit von unter 0,01 % erreichen zu können. Am *CERN* wurden eine Million Milliarden, also $10^6 \cdot 10^9 = 10^{15}$ Protonen-Protonen-Kollisionen ausgewertet, um das Higgs-Boson mit einer ausreichenden Sicherheit detektieren zu können. Die Frage nach der Versuchsgröße, also nach der benötigten Zahl von Wiederholungen oder Versuchspersonen kann die Statistik beantworten, bevor man beginnt, das Experiment durchzuführen.

Online-Material: **Theorie und Praxis**
1. „Der ewige Konflikt zwischen Theorie und Praxis." Frag den Lesch, ZDF, 2010, https://www.fernsehserien.de/frag-den-lesch/folgen/15-der-ewige-konflikt-zwischen-theorie-und-praxis-183510.

2. Freistetter, F. „Argumentation in Theorie und Praxis." Astrodicticum Simplex Blog, 15.07.2011, https://scienceblogs.de/astrodicticum-simplex/2011/7/15/argumentation-in-theorie-und-praxis.
3. „Experiment in Physics." Stanford Encyclopedia of Philosophy, 16.10.2019, https://plato.stanford.edu/entries/physics-experiment.
4. „Baumarktkette Theoretiker verkauft Dinge für Leute, die gerne anderen bei der Arbeit zusehen." Der Postillon, 27.9.2020, https://www.der-postillon.com/2013/09/baumarktkette-theoretiker-verkauft.html.
5. „Wissenschaftstheorie." Spektrum.de, 2024, https://www.spektrum.de/lexikon/physik/wissenschaftstheorie/15675.
6. Freistetter, F. „Warum können Hummeln fliegen?" Spektrum.de, 7.7.2024, https://www.spektrum.de/kolumne/aerodynamik-warum-koennen-hummeln-fliegen/2220634.

4

Doppelblindversuche

Mit einem Doppelblindversuch kann man feststellen, ob Kausalität zwischen einer vermuteten Ursache und einer Wirkung besteht bzw. ob der gesuchte Effekt existiert. Ein wissenschaftlicher Doppelblindversuch bzw. eine Doppelblindstudie [8, 11] folgt einer streng definierten Vorschrift. Das Befolgen dieser Vorschrift kann vermeiden, dass subjektive Einflüsse, denen die Experimentator*innen auch unbewusst unterliegen könnten, auftreten. Doppelblindstudien wurden erstmals 1907 vom englischen Neurologen und Psychiater William H. Rivers (1864–1922) verwendet, um den Effekt von Koffein zu untersuchen. Um es gleich vorweg zu sagen: Ich habe in meinem Leben nur einmal bei einem Doppelblindversuch, beim Psi-Test der *GWUP* 2017 zugesehen und war weder als Medium noch als Proband oder Versuchsleiter beteiligt. Ich spreche hier als ein Theoretiker! Als Theoretiker möchte ich in diesem Kapitel die statistischen Verfahren erklären, die jede*r Wissenschaftler*in im Schlaf beherrschen sollte. Aber man muss hierfür kein*e Wissenschaftler*in sein! Dieses Wissen ist, meiner Meinung nach, die modernste Ausformulierung des „gesunden Hausverstandes". Es sind Prozeduren, um anhand von kontrollierten Experimenten valide Daten zu erheben und um diese statistisch korrekt auszuwerten, um den Nachweis für einen behaupteten Effekt zu erbringen. Aber keine Angst, für die Daten, die wir erheben werden, reicht es, eine Liste der Reihe nach abzuhaken!

Liebe*r Leser*in, du kannst dieses Theoriekapitel überspringen und gleich zu Teil II gehen, um die praktische Seite kennenzulernen!

4.1 Statistische Grundlagen

Die Geschichte der Statistik (frz. statistique „staatswissenschaftlich", „statistisch"; lat. status „Zustand", „Status", „Staat") beginnt spätestens bei den frühen Ägypter*innen. Schon um 2700 v. u. Z. wurden dort Volkszählungen durchgeführt. Auch in China, Mesopotamien, Griechenland und Rom wurden Volkszählungen durchgeführt und gegebenenfalls wurde das Vermögen erfasst. Die Obrigkeit wollte damit nicht nur ihre Steuereinnahmen planen, sondern auch die Menge an zukünftigen Soldat*innen abschätzen. Die Grundlagen der Kombinatorik und der Wahrscheinlichkeitsrechnung sind dem Menschen bekannt, seit er sich dem Glücksspiel zuwandte. Mathematisch betrachtet wurde dieses weite Feld erstmals von den französischen Mathematikern Blaise Pascal (1623–1662) und Pierre de Fermat (1607–1665).

4.1.1 Die Binomialverteilung

Vielleicht hast du noch nie etwas von der Binomialverteilung gehört, aber man kann sie einfach erklären, wenn man eine Münze oder einen Würfel öfters wirft. Jede Münze hat zwei Seiten, Kopf und Zahl. Wenn sie geworfen wird und so zu liegen kommt, dass die zuvor bestimmte Seite oben, also, sichtbar ist, dann bezeichnen wir das als Treffer „hit". Die Binomialverteilung gibt die Wahrscheinlichkeiten für die Trefferanzahlen an, die in einer Serie von gleichartigen und unabhängigen Münzwürfen erzielt werden können. Die Tests für übernatürliche Behauptungen, die wir später besprechen werden, basieren auf dieser statistischen Verteilung. Die Anzahl an Versuchsdurchgängen bezeichnen wir als n und die Anzahl an erreichten Treffern als x, was zwischen einschließlich 0 und n liegen kann. Die Wahrscheinlichkeit p_{hit}, bei einem einzelnen Vorgang einen Treffer zu haben, kann verschiedene Werte annehmen. Sie hängt davon ab, wie viele Möglichkeiten das zugrunde liegende Zufallsexperiment hat. Diese Anzahl von Zuständen bzw. Kategorien bezeichnen wir mit c, sie muss mindestens 2 betragen. Beim Münzwurf haben wir $c = 2$ Kategorien Kopf „head" und Zahl „tail", woraus eine Trefferwahrscheinlichkeit für z. B. Kopf $p_{hit} = \Pr[head] = 1/c = 1/2$ folgt. Beim Würfel haben wir $c = 6$ Kategorien, woraus $\Pr[1] = \Pr[2] = \ldots = \Pr[6] = 1/6$ folgt. Hier beträgt die Trefferwahrscheinlichkeit für z. B. eine Sechs $p_{hit} = \Pr[6] = 1/c = 16{,}67\%$. Solche Versuchsreihen, also wiederholte Experimente, die je eine Trefferwahrscheinlichkeit von $1/c$ haben, werden auch Bernoulli-Prozesse genannt. Wir werden Realisierungen von Bernoulli-Prozessen selbst durch Randomisierung herstellen, um damit unsere Psi-Tests durchzuführen.

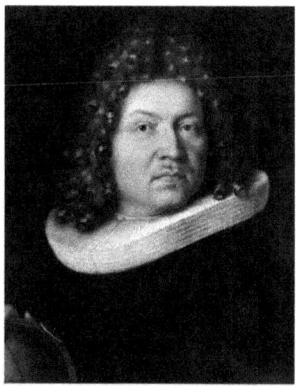

Abb. 4.1 Jakob I Bernoulli (Mathematiker und Physiker; * 6.1.1655, Basel, † 16.8.1705, ebenda). Brachte wesentliche Entwicklungen in der Wahrscheinlichkeitstheorie und in vielen anderen Gebieten der Mathematik. Aber er sagte auch einen Weltuntergang voraus, der an jenem Tag eintreten sollte, für den er einen Kometen vorhersagte. Weder kam der Komet, noch ging die Welt unter. (©Leemage/picture alliance)

Jakob I Bernoulli (siehe Abb. 4.1) war Schweizer Mathematiker und Physiker. Sein Bruder Johann Bernoulli (1667–1748) und sein Großneffe Jakob II Bernoulli (1759–1789) waren ebenfalls Mathematiker. Der Sohn Johann Bernoullis war der Mathematiker und Physiker Daniel Bernoulli (1700–1782), der den Bernoulli-Effekt in der Aerodynamik beschrieben hat. Mit seinen Erkenntnissen können wir untersuchen, ob eine Hummel ohne Flügelschlag fliegen könnte (siehe Abschn. 3.3).

Jakobs Vater wünschte, dass er Philosophie und Theologie in Basel studiere. Er schloss beide Studien ab und beschäftigte sich nebenher mit Mathematik und Astronomie. Von 1676 bis 1682 reiste er durch Europa und lernte über die neuesten mathematischen Erkenntnisse der führenden Größen von damals. Er studierte auch die Arbeiten von Newtons Erzfeind Robert Hooke (siehe Abschn. 2.1.2) und war fasziniert vom Zusammenhang zwischen der Mathematik und dem Kosmos. In dieser Zeit publizierte er eine Theorie über Kometen, die sich aber als falsch herausstellte. Der Komet von 1680, der so hell war, dass man ihn mit freiem Auge sehen konnte, wurde vom Schulmeister, Kalendermacher und Astronomen Gottfried Kirch (1639–1710) entdeckt. Bernoulli sagte voraus, dass jener Komet am 17. März 1719 wiederkehren werde und dass „ein unfehlbares Zeichen des Zorns des Himmels" sei und dass damit das Ende der Welt angekündigt werde. An jenem Tag passierte jedoch nichts Bemerkenswertes.

1682 begann er, sich mit unendlichen Zahlenreihen zu beschäftigen. 1687 wurde er Professor für Mathematik in Basel und begann mit seinem Bruder und Schüler Johann die Differential- und Integralrechnung (siehe Abschn. 2.1.2) von Leibniz und Newton zu erweitern und anzuwenden. Seine wichtigsten Beiträge waren aber jene zur Wahrscheinlichkeitsrechnung. Auf ihn geht das „Gesetz der großen Zahlen" zurück. Es erklärt das Wesen des Begriffes der Wahrscheinlichkeit, der damals noch nicht ganz verstanden war. Man kann das „Gesetz der großen Zahlen" am Spieltisch erklären: Wenn man einen Würfel wiederholt wirft und alle Sechsen in eine Strichliste einträgt, so wird die Anzahl von Sechsen annähernd 1/6 der Gesamtzahl an Würfen sein. Wenn man immer mehr und mehr Würfe auswertet, wird der Anteil an Sechsen dem Wert 1/6 immer genauer entsprechen. Diesem Gesetz liegt die Annahme zugrunde, dass der Würfel fair ist. Wenn man den Würfel zinkt, also seinen Schwerpunkt verschiebt, sind die sechs Zahlen nicht mehr gleich wahrscheinlich. Die Augenzahl eines gezinkten Würfels kann man sehr gut vorhersagen!

So konnte Bernoulli alles mathematisch Verwertbare am Modell „zufällige Auswahl aus c gleich wahrscheinlichen Kategorien" fassen. Seine mathematische Erkenntnis sagt nichts darüber aus, wie ein einzelner Wurf der Münze oder des Würfels ausgeht. Wenn beim Roulette schon fünfmal die Farbe Schwarz kam, ist die Wahrscheinlichkeit, dass beim nächsten Mal Rot kommt, auch nur 50 %. Jedoch muss man beachten, dass die Wahrscheinlichkeit, dass fünf Treffer bei diesem Spiel in Serie auftreten, nur 1/32 ist. Sein Gesetz hilft also nicht, öfters in der Lotterie zu gewinnen – dazu bräuchte man eben übersinnliche Fähigkeiten.

Jede Wissenschaft bedarf der Mathematik, die Mathematik bedarf keiner, sagte er. Jakob I Bernoulli verstarb im Alter von fünfzig Jahren in Basel. Seine Professur wurde daraufhin von seinem Bruder Johann übernommen.

Um die Binomialverteilung zu erklären, werden wir eine faire Münze n-mal werfen und fragen, wie oft (x) wir damit rechnen können, einen Treffer zu erhalten. Bei einem einzigen Münzwurf kann man entweder keinen oder einen Treffer erreichen. Und dies ist bereits die Definition der Binomialverteilung für einen einzigen Münzwurf: Die Wahrscheinlichkeit für keinen Treffer ist gleich $\Pr[x=0] = 1/2$, die Wahrscheinlichkeit für einen Treffer $\Pr[x=1]$ ebenfalls. Wenn man danach einen weiteren Münzwurf durchführt, also n auf 2 erhöht, so steht man vor der Situation, dass man insgesamt entweder $x = 0$, 1 oder 2 Treffer haben kann. Wie groß sind nun die Wahrscheinlichkeiten für jede dieser drei Möglichkeiten?

Wenn wir zwei Münzen geworfen haben, so haben wir vier mögliche Ergebnisse, die mit 1/4 gleich wahrscheinlich sind (siehe Abb. 4.2). Die Kombination Zahl-Zahl liefert keinen Treffer, also $\Pr[x=0] = 25\%$. Zahl-Kopf und

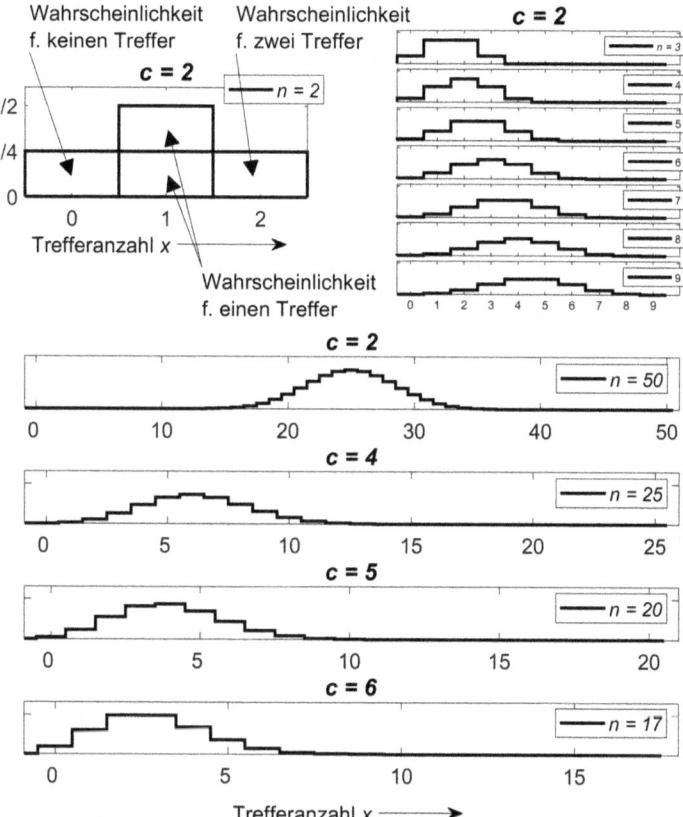

Abb. 4.2 Binomialverteilungen für Testaufbauten mit $c = 2, 4, 5$ und 6 Kategorien. **Oben links:** Die Binomialverteilung für 2 Würfe einer Münze ($c = 2, n = 2$). Man kann 0, 1 oder 2 Treffer erzielen. **Oben rechts:** Verteilungen für Wiederholungen des Münzwurfexperimentes. **Unten:** Die vier finalen Verteilungen für die offiziellen Tests, die in diesem Buch besprochen werden. Alle Verteilungen zeigen die Wahrscheinlichkeiten für die Trefferanzahl x (x läuft von 0 bis n), wenn rein zufällige Daten zur Verfügung stehen. Daher hat jede Verteilung ihr Maximum bei n/c. Die Fläche unter jeder Kurve ist 1, also 100 %

Kopf-Zahl liefern je ein Treffer, also $\Pr[x=1] = 50\%$. Nur Kopf-Kopf liefert zwei Treffer, also $\Pr[x=2] = 25\%$.

Nach dem „Gesetz der großen Zahlen" Jakob Bernoullis strebt die Trefferanzahl nach n/c, wenn man n zufällige Experimente mit c Kategorien durchführt. Dies bedeutet, dass die mittlere Trefferquote „hit rate" HR = $(n/c)/n$ = $1/c$ ist. Dies ist die Trefferquote, die man auch durch blindes Raten erzielen kann. Wenn man Experimente mit einem echten Medium durchführt, muss die Trefferquote höher, also besser als zufällig, sein.

Mit Bernoulli kamen wir einen großen Schritt weiter. Mit diesem Vorwissen konnte der französische Mathematiker, Physiker und Astronom Pierre-Simon de Laplace (1749–1827) den Begriff der Wahrscheinlichkeit nun ganz ausarbeiten. Er fand die intuitive Definition als „günstige durch mögliche", aber mathematisch steckt noch viel mehr dahinter.

> Online-Material: **Jakob I Bernoulli**
> 1. „Jakob Bernoulli, Mathematiker (Todestag 16. 8. 1705)." Zeit-Zeichen, WDR, 16.8.2015, http://www1.wdr.de/mediathek/audio/zeitzeichen/audio-jakob-bernoulli-mathematiker-todestag----100.html.
> 2. Walton, G.,„The Comet Scare of 20 May 1773." Geriwalton.com, 20.5.2016, https://www.geriwalton.com/the-comet-scare-of-may-20-1773.
> 3. „The Bernoullis: When Math is the Family Business." SciShow, 2016, https://www.youtube.com/watch?v=0ASgzwHliDQ.
> 4. „Bernoulli Jakob (1654–1705, Basel)." Mathematik.ch, 2017, https://www.mathematik.ch/mathematiker/jakob_bernoulli.html.
> 5. „Jakob Bernoulli, Swiss mathematician." Encyclopædia Britannica, 2017, https://www.britannica.com/biography/Jakob-Bernoulli.
> 6. Predota, M. „Die Bernoullis: Jakob, Johann und Daniel, Schweiz." Berühmte Mathematiker, TU Graz, 2024, http://finanz.math.tugraz.at/~predota/old/history/mathematiker/bernoulli.html.

4.1.2 Die Fehlerwahrscheinlichkeit

Wenn wir eine*n Wünschelrutengeher*in (siehe Abschn. 5.1), eine*n Hellseher*in (siehe Abschn. 7.2.2) oder einen ähnlich begabten Menschen untersuchen wollen, stehen wir vor der Herausforderung, ein statistisches Experiment mit c möglichen Ereignissen durchzuführen, von denen das Medium das richtige Ergebnis bestimmen muss. Wir werden die vier Varianten der Binomialverteilung für $c = 2, 4, 5$ und 6 Kategorien, die wir am Beginn dieses Kapitels kennengelernt haben, betrachten. Ich werde euch zeigen, worauf es bei der

Bestimmung der Fehlerwahrscheinlichkeit ankommt. Die Fehlerwahrscheinlichkeit ist jene kleine Wahrscheinlichkeit, dass eine rein zufällige Datenquelle, wie eine Münze oder ein Würfel, viele Treffer erreichen kann.

Wir wollen zuerst quantifizieren, wie hoch die Wahrscheinlichkeit $\Pr[x \geq x_0]$ ist, dass man mit Zufallsdaten mit n Versuchen mindestens eine Schwelle von x_0 Treffern erzielt. Die Wahrscheinlichkeiten $\Pr[x = x_0]$ für vorgegebene x_0 kann man aus der Binomialverteilung (siehe Abb. 4.2) ablesen. Wenn wir sie aufsummieren, erhalten wir $\Pr[x \geq x_0] = \Pr[x = x_0] + \Pr[x = x_0+1] + \ldots + \Pr[x = n]$.

Diese Wahrscheinlichkeit $\Pr[x \geq x_0]$ kann man als die Fläche unter der Kurve deuten und darstellen, indem man den Schwanz der Verteilung beginnend bei x_0 anmalt (siehe Abb. 4.3). Dies ist die Wahrscheinlichkeit für das

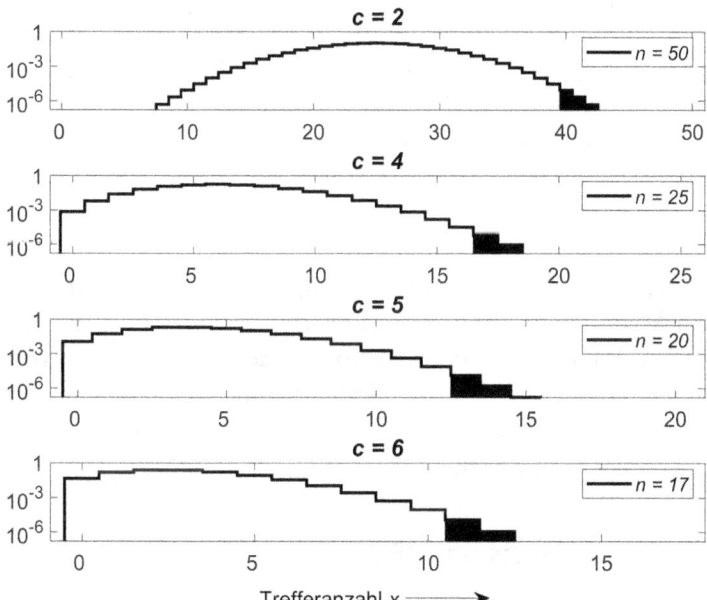

Abb. 4.3 Fehlerwahrscheinlichkeiten von Binomialverteilungen. Wir betrachten die vier Verteilungen ($c = 2, 4, 5$ und 6) für die offiziellen Tests, aber hier ist die Ordinate logarithmisch aufgetragen, um die kleinen Fehlerwahrscheinlichkeiten (ausgemalte Bereiche) sichtbar zu machen. Die Fläche des ausgemalten Bereiches im oberen Schwanz der Verteilung gibt die Wahrscheinlichkeit an, sehr viele Treffer (bei gegebenem c und n) zufällig zu erhalten. Diese Fläche ist kleiner als 0,01 %, was für praktische Zwecke gut genug ist. Es wird vorausgesetzt, dass die Daten von einer unabhängigen Zufallsquelle kommen

Ereignis, dass rein zufällige Daten eine sehr hohe Trefferanzahl ergeben. Sie wird meist als Fehlerwahrscheinlichkeit Pr[FA] = Pr[$x \geq x_0$] „false alarm" bezeichnet, da sie die Wahrscheinlichkeit eines Nachweises eines nicht existenten Effektes ist. Sie gibt die Wahrscheinlichkeit an, dass man fälschlicherweise dazu verleitet wird, anzunehmen, dass die x_0 Treffer von einer Verteilung stammen, die anders als die Binomialverteilung ist, obwohl sie tatsächlich von einer Binomialverteilung kommen, also rein zufällig entstanden sind.

Wir setzen Pr[FA] auf einen frei gewählten Wert. Wenn man also eine Pr[FA] von 1 % wählt, so muss man erwarten, dass einer von 100 gleichartigen Tests, die man durchführt, zufällig positiv ausgeht. In den Lebenswissenschaften hat es sich eingebürgert, dass man Studien, bei denen die Fehlerwahrscheinlichkeit kleiner als 5 % ist, als signifikant bezeichnet. Für uns wäre eine Schwelle von 5 % jedoch viel zu niedrig. Es würde bedeuten, dass von 20 Tests einer durch Zufall positiv wäre.

Wenn wir also einen Grenzwert für Pr[FA] festgelegt haben, wählen wir ein n und finden die zugehörige Trefferanzahl x_0 in einer statistischen Tabelle oder mittels einer App, sodass die gewählte Pr[FA] gerade unterschritten wird. In diesem Buch benutzen wir einen Grenzwert von Pr[FA] < 0,01 %. Wenn also ein Medium, das am Test teilnimmt, mindestens x_0 Treffer von n erzielt, so ist dies ein Resultat seiner medialen Fähigkeiten, wobei eine gewisse Fehlerwahrscheinlichkeit Pr[FA] besteht.

Mit diesem statistischen Handwerkszeug können wir ermitteln, wie viele Treffer ein Medium erreichen muss, um nachzuweisen, dass es eine mediale Begabung hat. Wenn ein Medium in einer Versuchsreihe diese Mindestanzahl x_0 an Treffern erreicht, dann ist die Wahrscheinlichkeit sehr klein, dass dieses Resultat eine Folge von reinem Zufall ist. Beachte: Ein echtes Medium wird solche Tests wiederholt bestehen können!

4.1.3 Der tote Lachs im MRT-Scanner

Traue keiner Statistik,
die du nicht selbst gefälscht hast!
   - Winston Churchill

Man kann keinem*r Wissenschaftler*in und keinem*r Pseudowissenschaftler*in vorwerfen, sich geirrt zu haben. Wir Menschen irren uns nur zu oft. Man rechnet und rechnet und erhält irgendwann mal ein signifikantes Ergebnis. Wenn man die Statistik falsch benutzt, erhält man nur allzu oft ein signifikantes Ergebnis, obwohl es die Daten nicht hergeben.

Was man machen kann, ist, eine Arbeit zu veröffentlichen, die die neurologischen Vorgänge in einem toten Lachs beschreibt, der sich während einer Magnetresonanztomografie (MRT) bunte Bilder ansah [3]. Ein Lachs, der im Supermarkt gekauft wurde, wurde in den Scanner gelegt und ihm wurde der Versuchsablauf erklärt. Anschließend wurden dem toten Lachs verschiedene Bilder von Menschen gezeigt, um seine Gefühle anzuregen und um die dabei aktiv werdenden Gehirnregionen des toten Tieres zu ermitteln. Die so gemessenen Daten wurden von den Autor*innen jener Studie so lange ausgewertet, bis schließlich ein Areal im Gehirn des Lachses gefunden wurde, das eine erhöhte Aktivität aufwies. Der tote Lachs hat also auf den Stimulus reagiert.

Das war kein Scherz! Den Autor*innen wurde für diese Arbeit der Ig-Nobelpreis 2012 (engl. ignoble „unwürdig", „schmachvoll", „schändlich"), eine satirische Auszeichnung, verliehen. Er wird auch als Anti-Nobelpreis bezeichnet wird und will wissenschaftliche Leistungen ehren, die „Menschen zuerst zum Lachen, dann zum Nachdenken bringen". Doch früher wurde der Ig-Nobelpreis auch für pseudowissenschaftliche Arbeiten verliehen. Die Autor*innen wollten zeigen, wie viel Unsinn in der experimentellen Hirnforschung betrieben werden kann. Dazu haben sie vorgeführt, was man nicht machen darf, aber im Wissenschaftsalltag sehr oft gemacht wird: Daten erheben und sie so lange auswerten, bis man einen Effekt findet. Was hingegen zu machen ist, ist, eine Hypothese aufzustellen, dann die Daten zu erheben und diese auszuwerten, um die vorab aufgestellte Hypothese zu testen. Biodaten, aber im Speziellen Daten aus einem MRT-Scanner, haben eine sehr kleine Amplitude und es ist sehr viel Messrauschen vorhanden. Es ist beim Auswerten mit großer Sorgfalt vorzugehen.

Lasst uns nochmals reflektieren, wozu wir einen statistischen Test durchführen wollen. Aus einer eher kleinen Zahl von Messdaten soll eine Aussage abgeleitet werden, ob ein Merkmal in den Daten vorhanden ist, wobei eine gewisse vorgegebene Fehlerwahrscheinlichkeit hinzunehmen ist. Je größer die Datenmenge, umso zuverlässiger wird diese Entscheidung sein – das dürfte wohl kein Mensch anzweifeln. Wenn man jetzt aber, ausgehend von denselben Messdaten, verschiedene Tests durchrechnet bzw. verschiedene Hypothesen testet, dann versucht man, aus der gleichen Datenmenge viele Entscheidungen herauszulesen. Es wird auch jede*r einsehen, dass dann pro getroffene Entscheidung die vorhandene Datenmenge sinkt! Es ist also zu erwarten, dass viele Fragen, die man an die Daten richtet, viele ungenaue Antworten zur Folge haben werden.

Die Autor*innen haben ihre Arbeit mit dem toten Lachs in einem Fachjournal publiziert und auf wichtigen Fachkonferenzen präsentiert, um der Fachwelt zu zeigen, wie einfach man, wenn man keine Sorgfalt in der Statistik walten lässt, von ihr in die Irre geführt werden kann. Man muss leider sagen, dass diese sorglose Vorgehensweise auch in der Wissenschaft an der Tagesordnung ist. Es gibt jedoch eigene „Fach"journale für die Pseudowissenschaften, die solche Müllarbeiten „junk science" veröffentlichen.

4.2 1-aus-c-Tests

Beginnen wir, den kontrollierten Versuchsaufbau für die einfachsten Doppelblindexperimente, die 1-aus-c-Tests, um die sich dieses Buch dreht, zu besprechen. Dieser Aufbau erlaubt es, auf eine objektive Art und Weise zu ermitteln, ob ein behaupteter Effekt in der Tat auftritt. Die Frage, wie stark dieser behauptete Effekt ist, soll hier nicht gestellt werden, denn wir wollen vorerst nur seine Existenz sicherstellen. Viele Pseudowissenschaftler*innen verzichten darauf, den Effekt an sich nachzuweisen, sie beginnen sofort mit der weiteren Erforschung bzw. der Anwendung und der Vermarktung des Effektes. Dies nennt man Zahnfeewissenschaft „tooth fairy science". Der wichtigste Aspekt an unseren Experimenten ist, dass der Effekt nachgewiesen werden kann.

Die Wirkung einer behaupteten Methode, sei es in der Medizin, beim Suchen von Wasser mit einer Wünschelrute (siehe Abschn. 5.1) oder beim Hellsehen (siehe Abschn. 7.2.2), kann nur in Bezug auf die Wirkung einer anderen, bekannten Methode angegeben werden. Die Behauptung, „die Methode X wirkt", muss also durch die spezifischere Behauptung „die Methode X wirkt besser als die Referenzmethode Y" ersetzt werden, wobei die Wirkung der Referenzmethode Y bereits bekannt ist. Der*die aufmerksame Leser*in wird sich nun sicherlich fragen, was denn eine bekannte Referenzmethode Y für das Hellsehen sein könnte.

4.2.1 Randomisierung und doppelte Verblindung durch eine*n Notar*in

Wir wollen einen Effekt in einem kontrollierten Experiment finden. Dazu ist eine zufällige Zuordnung zu erstellen, die darüber hinaus im Geheimen bleiben muss. Um alle n Wiederholungen der geplanten Versuchsreihe durchzuführen, muss man die Versuchspersonen bzw. die Testbedingungen auf irgendeine Weise randomisieren, also zufällig anordnen bzw. zufällig generieren. Alle möglichen Zustände sollen gleich wahrscheinlich und unabhängig voneinander angeordnet sein. Man will eine statistische Ausgewogenheit erzielen, denn es sollen durch die Zuordnung vorab keine Verzerrungen in den Daten entstehen. Es ist sehr einfach, bei 1-aus-c-Tests die Randomisierung vorzunehmen. Meist reicht ein Würfel oder eine Münze, um einen Bernoulli-Prozess (siehe Abschn. 4.1.1) herzustellen.

Eine Randomisierung wurde erstmals bei parapsychologischen Studien (siehe Kap. 7) von Charles Richet angewendet. Neben seiner medizinischen Karriere brachte er auch großes Interesse für den Spiritismus auf und schrieb einige Romane. Bei klinischen Studien wurde die Randomisierung jedoch nicht vor 1898 eingeführt.

Es ist auch notwendig, die Zuordnungen der Versuchspersonen bzw. der Testbedingungen im Geheimen durchzuführen, sodass weder die Versuchspersonen bzw. das Medium noch der*die Versuchsleiter*in sie kennen. Bei der Erforschung von Wünschelrutengeher*innen (siehe Abschn. 5.1) ist ein randomisiertes doppelblindes Vorgehen wie folgt zu verstehen: Weder der*die Rutengeher*in noch der*die ihn*sie begleitende Versuchsleiter*in wissen, unter welchem der c Eimer das Wasserglas versteckt wurde, das durch die Kraft der Rute gefunden werden soll. Am Beispiel der Telepathie (siehe Abschn. 7.2.1) sieht unser experimentelles Vorgehen wie folgt aus: Weder das Medium noch der*die Versuchsleiter*in dürfen wissen, welches Symbol für den Menschen, dessen Gedanken anschließend vom Medium gelesen werden sollen, zufällig ausgesucht wurde.

Ein doppelt verblindetes Versuchsdesign wird in der Wissenschaft immer dann benötigt, wenn man Forschung am Menschen oder auch an Zellkulturen betreiben will. Nicht nur Biolog*innen, Mediziner*innen, Pharmazeut*innen oder Psycholog*innen, sondern auch Parapsycholog*innen (siehe Kap. 7) wenden es an.

Die Realisierung eines Doppelblindversuches steht und fällt mit der Verfügbarkeit des*der Notar*in, einer neutralen Person, die jeder Wiederholung des Tests ihre Testbedingung zuordnet. Bevor die Daten aus dem Experiment erhoben werden können, muss der*die Notar*in die Randomisierung und die doppelte Verblindung vornehmen. Dazu schreibt er*sie eine Liste, in der die randomisierten Zuordnungen für jeden Durchgang notiert werden. Nachdem diese Phase abgeschlossen ist, kann das Experiment durchgeführt werden. Zu guter Letzt kann man mit der statistischen Analyse der Daten beginnen, in der festgestellt wird, ob der behauptete Effekt sich in den Daten zeigt.

Frühere Forschungsarbeiten haben das Doppelblindprinzip nicht angewendet, da es noch nicht allgemein akzeptiert war. Diese Arbeiten sind heute nur mehr bedingt vertrauenswürdig. Das doppelblinde Vorgehen ist der momentane Goldstandard der Wissenschaft. Diese Methode ist umständlich, teuer und nicht unfehlbar, sie hat eine gegebene Fehlerwahrscheinlichkeit. Aber es gibt momentan keine bessere Methode der Forschung als den Doppelblindversuch.

Alle anderen Methoden der Forschung wie z. B. eine nur einfache Verblindung sind veraltet und nur mehr bedingt brauchbar.

Die Skeptiker*innen, die solche Tests öffentlich anbieten, führen diese 1-aus-c-Tests in mindestens zwei Phasen durch. Wenn in der ersten Phase die Trefferquote groß genug war, kann man zur zweiten Phase übergehen. Danach können in der Praxis noch mehrere Phasen folgen. Aber nachdem ein*e Hellseher*in oder ein anderes übersinnliches Medium die ersten beiden Phasen bestanden hat, wird es wohl so weit kommen, dass alle Welt davon erfahren wird. Ab diesem Zeitpunkt werden sich andere organisierte Skeptiker*innen bei ihm*ihr melden, um ihm*ihr eine Million anzutragen. Wir werden im Folgenden die erste Phase für solche Psi-Tests vorstellen.

4.2.2 Das Design von Experimenten

Offizielle Experimente
Wir haben gelernt, wie man einen Test für eine Auswahl von c Kategorien entwirft, der eine gewisse Fehlerwahrscheinlichkeit nicht überschreitet. Für einige praktikable Werte der Kategorienanzahl c und der Anzahl an Versuchsdurchgängen n können wir eine Trefferanzahl x_0 finden, die diese Forderung erfüllt.

- Ziehen aus 2 Kategorien: Bei Experimenten wie der Vorhersage des Ausganges eines Münzwurfs (Kopf oder Zahl) besteht der Test aus $n = 50$ Durchgängen (siehe Tab. 4.1). Wenn der*die Proband*in $x_0 = 40$ Treffer erzielt hat, so ist dies mit einer Fehlerwahrscheinlichkeit von kleiner als 0,01 % kein Resultat von zufälligem Raten (siehe Abb. 4.3).
- Ziehen aus 4 Kategorien: Dieser Test umfasst $n = 25$ Durchgänge, von denen $x_0 = 17$ positiv sein müssen, um eine Fehlerwahrscheinlichkeit kleiner als 0,01 % zu erreichen.
- Ziehen aus 5 Kategorien: Hier müssen von $n = 20$ Durchgängen mindestens $x_0 = 13$ positive Resultate erzielt werden.
- Ziehen aus 6 Kategorien: Hier müssen von $n = 17$ Durchgängen mindestens $x_0 = 11$ positive Resultate erzielt werden.

Vortests
Ihr werdet noch sehen, dass es schon einen Tag lang dauern kann, ein offizielles Experiment aus diesem Buch mit bis zu 50 Wiederholungen selbst zu Hause durchzuführen. Try this at home! Sobald sich ein potenzielles Medium dem

Tab. 4.1 Fehlerwahrscheinlichkeiten Pr[FA] für x-aus-n-Matches für vier verschiedene Kategorien $c = 2$, 4, 5 und 6. Für die Konstellation eines x-aus-n-Matches ist Pr[FA], also die Wahrscheinlichkeit, dass x Treffer oder mehr aus n Einzelvorgängen von purem Zufall herrühren, tabelliert. Die Trefferquote R „hit rate" ist gleich x / n. Oberer Teil: Zufallsrate, mittlerer Teil: „Vortests", unterer Teil: „offizielle" Tests

	$c = 2$			$c = 4$			$c = 5$			$c = 6$	
x n	HR	Pr[FA]	x n	HR	Pr[FA]	x n	HR	Pr[FA]	x n	HR	Pr[FA]
1 2	50	75,000	1 4	25	68,359	1 5	20	67,232	1 6	17	66,510
30 60	50	55,129	15 60	25	54,943	12 60	20	55,138	10 60	17	55,363
						3 4	75	2,720	3 4	75	1,620
									3 5	60	3,549
			4 5	80	1,563	**4 5**	**80**	**0,672**	4 5	80	0,334
			4 6	67	3,760	4 6	67	1,696	4 6	67	0,870
			5 6	**83**	**0,464**	5 6	83	0,160	5 6	83	0,066
			5 7	71	1,288	5 7	71	0,467	5 7	71	0,200
			6 7	86	0,134	6 7	86	0,037	6 7	86	0,013
			6 8	75	0,423	6 8	75	0,123	6 8	75	0,044
7 8	88	3,516	7 8	88	0,038	7 8	88	0,008			
			7 9	78	0,134	7 9	78	0,031	7 9	78	0,009
8 9	89	1,953	8 9	89	0,011						
9 10	90	1,074									
9 11	82	3,271	9 11	82	0,013						
10 11	**91**	**0,586**									
40 50	80	0,001	17 25	68	0,001	13 20	65	0,002	11 17	65	0,001

Testverfahren aufdrängt, kann man ja ad hoc ein paar Einzelversuche machen und sicherstellen, dass die Fehlerwahrscheinlichkeit kleiner als 5 % ist.

Nennen wir n = 4 aufeinanderfolgende Versuche mit c = 5 bzw. 6 Kategorien ein Match. Mit mindestens x_0 = 3 Treffern hat das Medium das Match gewonnen. Dabei muss es eine Trefferquote von 75 % erreichen. Die Wahrscheinlichkeit, dass dieses Ereignis aufgrund von Matches, die aus purem Zufall gewonnen werden, entstanden ist, ist 2,72 % bzw. 1,62 % (siehe Tab. 4.1). Das Zielkriterium „mindestens 3 Treffer von 4 Versuchen bei c = 5 bzw. 6 Kategorien" würde die schwächste aller Signifikanzschwellen von 5 %, die die Wissenschaft jemals zulässt, erreichen. Wenn euer Medium wiederholt in der Lage ist, die 3-aus-4-Matches mit c = 5 bzw. 6 Kategorien zu gewinnen, so habt ihr wohl ein recht außergewöhnliches Medium aufgetrieben!

Beim Versuch mit c = 4 Kategorien muss das Medium die allermeisten 4-aus-5-Matches gewinnen, um die Fünf-Prozent-Schwelle für die Fehlerwahrscheinlichkeit zu schaffen. Und beim Münzwurf muss das Medium 7-aus-8-Matches gewinnen, um eine kleinere Fehlerwahrscheinlichkeit als 5 % erreichen zu können.

Stell dir nun vor, der*die Kandidat*in ist ein*e Hellseher*in, der*die aus deinen Gedanken lesen kann, auf welche Seite ein Würfel gefallen ist. Wenn dieses Medium wiederholt in der Lage ist, 3-aus-4-Matches zu gewinnen, so hat es den einfachsten Psi-Test bestanden. Als nächsten Schritt macht man am besten einen weiteren Vortest, der die Ein-Prozent-Grenze erreicht (in der Tabelle hervorgehoben). Dann müsste das Medium 99 % aller Matches gewinnen, aber seine Trefferquote muss die 100 % nicht erreichen. Das Medium darf Einzelfehler machen, muss aber die Matches klar gewinnen. Wenn es dies auch schafft, solltet ihr wohl verblüfft sein und nachprüfen, ob ihr einen groben Mangel im Versuchsaufbau habt! Wenn nicht, solltet ihr das Medium für einen Sonntagnachmittag zu euch einladen, um einen „offiziellen" Test (siehe Tab. 4.1), der eine Fehlerwahrscheinlichkeit von 0,01 % hat, zu besprechen.

Fazit. Falls du das hier noch liest, hast du doch nicht aufgegeben. Ich gratuliere recht herzlich zur erfolgreichen Absolvierung des „Basispakets Statistik für kritisch denkende Bürger*innen". Dass Statistik auch sexy sein kann, hat uns der schwedische Arzt und Statistiker Hans Rosling (1948–2017) gezeigt. Er war Mitgründer und Vorsitzender der *Gapminder Foundation,* die eine Visualisierungssoftware zur Animation von Statistiken entwickelte. Man kann damit globale Daten anspruchsvoll darstellen und so zu einer faktenbasierten Weltsicht beitragen. Rosling hat zwar keine eigenen Forschungen angestellt, aber er hat es verstanden, globale Daten intuitiv und anspruchsvoll darzustellen. Er visualisierte vor allem Daten über die Weltbevölkerung, Einkommens- und Lebenserwartung. In den letzten zwei Jahrhunderten hat sich die Situation in allen Ländern verbessert, vor allem die extreme Armut, Kindersterblichkeit und Fertilitätsrate gingen rapide zurück. Die *Gapminder Foundation* betreibt auch Forschung über das Unwissen. Ein Fragebogen, der einige Multiple-Choice-Fragen über den Zustand unserer Welt enthielt, wurde von Schimpansen und Menschen beantwortet. Die Schimpansen erzielten im Durchschnitt bessere Ergebnisse als die Menschen. Der Grund, warum wir Menschen unterhalb der zufälligen Trefferquote liegen, ist unser Vorwissen, das uns nur allzu oft fehlleitet.

Wir sind nun in der Lage, Hellseher*innen, Wünschelrutengeher*innen und allerhand andere Menschen mit angeblich übernatürlichen Fähigkeiten zu testen. Jedes Huhn, ob blind oder nicht, findet mal ein Korn. Selbst eine stehengebliebene Uhr stimmt zweimal am Tag. Jeder Schuss ein Knaller. Aber Menschen, die vorgeben, solch außergewöhnliche Begabung zu haben, müssen eben merklich besser abschneiden als der Durchschnittsmensch, der nur raten kann. Jede*r hat die Chance, seine*ihre Begabungen validieren zu lassen und so sein*ihr parawissenschaftliches Angebot aus dem Sumpf der Pseudowissenschaften und der Quacksalberei herauszuholen.

Online-Material: **Statistik/Doppelblindversuche**
1. Randi, J. „The Definition of ‚Double Blind'." JREF Swift Blog, 17.10.2008, http://archive.randi.org/site/index.php/swift-blog/234-the-definition-of-qdouble-blindq.html.
2. „IgNobel Prize in Neuroscience: The dead salmon study." Blogs.scientificamerican.com, 25.9.2012, https://blogs.scientificamerican.com/scicurious-brain/ignobel-prize-in-neuroscience-the-dead-salmon-study.
3. Blawat, K. „Ein Fisch schaut in die Röhre." Süddeutsche Zeitung, 14.12.2012, http://www.sueddeutsche.de/wissen/neuronenforschung-ein-fisch-schaut-in-die-roehre-1.36460.
4. „Alles fauler Zauber!?" SWR, 2012, http://www.swr.de/betrifft/telepathie-wuenschelrute-psychokinese/-/id=98466/did=5967338/nid=98466/y7jdcj/index.html.
5. „Don't Panic – The Facts About Population." Gapminder, 2013, http://www.gapminder.org/videos/dont-panic-the-facts-about-population.
6. „Placebo Effect, Control Groups, and the Double Blind Experiment (3.2)." Simple Learning Pro, 2015, https://www.youtube.com/watch?v=GMqrOdCx4Yg.
7. Aigner, F. „Und was, wenn sie doch recht haben?" Futurezone.at, 1.12.2015, https://futurezone.at/meinung/und-was-wenn-sie-doch-recht-haben/166.963.473.
8. „Die Psi-Tests der GWUP (Dr. Martin Mahner – Skepkon 2016)." GWUP, 2016, https://www.youtube.com/watch?v=fws15mDOrP0.
9. Jachan, M. „Wurd's in Würzburg wunderlich? Die PSI-Tests der GWUP 2017." Ruhrbarone, 15.8.2017, https://www.ruhrbarone.de/psi-tests-der-gwup-2017/145644.

Teil II

Pseudowissenschaften

Wir irren uns empor.

– Gerhard Vollmer, Physiker und Philosoph

Ich habe euch eingangs von der arrogantesten aller Wissenschaften, von der Physik, erzählt. Die Physik hat den Anspruch, die Welt um uns zu beschreiben. Ursprünglich war die Welt der Dinge gemeint, mittlerweile hat die Physik auch einen großen Anteil an der Erforschung des Lebens. In vielen langsamen kleinen Schritten erfüllt sie ihren Anspruch mit Bravour. Sie hat das Recht, manchmal ein wenig arrogant zu sein.

Es ist nicht einfach, Lai*innen die Naturwissenschaften vor Augen zu führen. Schon gar nicht, wenn man selbst Laie ist. Meine Worte über die Naturwissenschaften sollen dazu gedient haben, sich einige wichtige Begriffe und Gesetze und deren Entdecker*innen ins Gedächtnis zu rufen. Wir sind durch viele Bereiche der Physik gestreift und haben den Begriff der (siehe Abschn. 2.4.1), also des Vermögens, Arbeit zu verrichten, Strahlung Energie auszusenden oder Hitze zu erzeugen, hervorgehoben. Denn das Wort Energie wird in der Esoterik, der Spiritualität und den Pseudowissenschaften des Öfteren sorglos verwendet und seiner eigentlichen Bedeutung beraubt (siehe Abschn. 2.4.3). Eine Merkregel zum Entlarven esoterischen Geschwurbels gebe ich euch gleich vorweg: Man muss das Wort „Energie" immer durch die Worte „das Vermögen, Arbeit zu verrichten, Strahlung auszusenden oder Hitze zu erzeugen" ersetzen können. Falls dies zu einer bedeutungslosen Aussage führt, hat man es höchstwahrscheinlich mit einer pseudowissenschaftlichen Aussage zu tun: „Seit dem 21.12.2012 sind die Energien anders geworden." Oder: „Weil ich sehr feinfühlig für die Energien bin."

Ich hoffe, dass ich euch zeigen konnte, dass es nicht der Fall ist, dass die Wissenschaft sich nicht irrt, sondern dass sie geradezu die Pflicht hat, sich zu irren. Sie hat aber auch die Pflicht, die gemachten Fehler zu erkennen und, wenn möglich, auszubessern. Zugegeben, das Ausbessern von Fehlern in der Wissenschaft dauert oft seine Zeit, falls man überhaupt einen Ansatzpunkt dazu findet. Ich habe euch auch ein bisschen über die nicht sehr beliebte Statistik erzählt. Dieses Grundwissen werden wir jetzt praktisch anwenden.

Im zweiten Teil möchte ich die reale Welt verlassen und euch auf eine Reise in einige Glaubenswelten mitnehmen, in denen es nicht notwendig ist, Fehler zu erkennen, geschweige denn, sie zu korrigieren. Wir analysieren hier einige Pseudowissenschaften (griech. pseudo ‚ich mache zur Lüge', ‚ich täusche (vor)' [1, 301]). Eines der wichtigsten Merkmale der Pseudowissenschaften ist, dass es nicht üblich ist, Theorie und Praxis in Einklang zu bringen. Es ist auch nicht notwendig, Behauptungen valide zu überprüfen, und es ist für die Pseudowissenschaften kein Ziel, kritisch zu denken. Daran zu glauben, reicht, um kommerziell aktiv werden zu können. Pseudowissenschaftliche „Theorien" werden oft von einer einzigen Person, dem*der Guru*Gurvi, vertreten, der*die gerne nicht falsifizierbare Hypothesen verbreitet und wissenschaftliche Fachwörter nach Belieben verwendet. Er*sie stellt seine*ihre Hypothesen nicht dem öffentlichen Peer-Review zur Verfügung; oder anders gesagt: Das Hinterfragen seiner*ihrer Lehren ist nicht erwünscht. Falls es doch gelingt, seine*ihre Hypothesen zu widerlegen, so werden sie trotzdem beibehalten. Antagonist*innen, die die pseudowissenschaftlichen Behauptungen nicht teilen und zu entlarven versuchen, werden nur allzu oft diffamiert und mittels Verschwörungserzählungen dämonisiert. Wer intensiv an etwas glaubt, ist oft sehr unempfänglich für Argumente, die dem eigenen Glauben widerstreben.

Es gibt viel skeptische und populärwissenschaftliche Literatur, die sich darum kümmert, über die Fehlannahmen mancher Pseudowissenschaften zu informieren [14, 19]. Hier können wir nur einige Bereiche des Paranormalen, also der Welt von ‚A' wie Astrologie (siehe Abschn. 2.1.2) bis ‚Z' wie Zenerkarten (siehe Abschn. 7.3.2), besprechen.

Religiöses, esoterisches und traditionelles Wissen ist angeblich immer wahr, denn es steht angeblich in alten Büchern. Wissenschaftliches Wissen ist vorläufig wahr, es kann herausgefordert werden und es kann ersetzt werden. Man schreibt es immer neu.

Obwohl die Pseudowissenschaften uns einen bunt schillernden Haufen Nonsens bringen, tappen Pseudowissenschaftler*innen gerne im Dunkeln. Es scheint, als ob sie Angst vor dem Licht haben. Vielleicht ist es die Angst, enttarnt zu werden, oder die Angst, den Glauben verlieren zu können. Lasst uns nun Licht in die Sache bringen!

5

Geheime Strahlen und Energien

Nichts kann im Widerspruch zur Natur existieren, sondern nur im Widerspruch zu dem, was wir darüber wissen. Und an dem Punkt werden wir anfangen.
- Special Agent Dana Scully, Ärztin, FBI-Agentin, Skeptikerin

Die Wissenschaft, der Zufall und die aufmerksame Beobachtung haben uns Menschen schon oft neue Naturphänomene offenbart. Teilchenphysiker*innen haben immer schon neue Teilchen postuliert und oft auch gefunden. Aber erst, wenn nachweislich valide Messungen stattgefunden haben, kann man davon ausgehen, etwas Neues, wie z. B. das Higgs-Boson (siehe Abschn. 3.1), entdeckt zu haben. Erst danach kann man es zum Nutzen der Menschheit einsetzen.

Manchmal sagt uns die Wissenschaft aber auch, dass das, an das viele glauben, gar nicht existiert. Besser gesagt, dass gar nichts dafür spricht. Selbstverständlich ist es prinzipiell nicht möglich, die Nichtexistenz von etwas zu beweisen! Es ist aber möglich zu testen, ob wir behauptete Effekte finden können. In diesem Kapitel geht es um „böse" und „gute" Strahlen und um Energien und deren angebliche Wirkungen, die bis jetzt jedoch durch keine einzige valide Messung bestätigt werden konnten.

5.1 Radiästhesie

Der Mensch an sich selbst, insofern er sich seiner gesunden Sinne bedient, ist der größte und genaueste physikalische Apparat, den es geben kann; und das ist eben das größte Unheil der neuern Physik, dass man die Experimente gleichsam vom Menschen abgesondert hat.

- *Wilhelm Meisters Wanderjahre*, Johann Wolfgang von Goethe

Vielfach wird behauptet, es gäbe sogenannte Erdstrahlen [32], die von unterirdischen Wasser- oder Metallerzvorkommen ausgehen. Obwohl auch im 21. Jahrhundert noch immer nicht technisch nachgewiesen, sollen diese Strahlen mit einer Wünschelrute oder mit einem Pendel, jedoch nur in den Händen sensitiver Personen, detektiert werden können [18, 22]. Manche Menschen meinen, dass sie mit der Rute Kraftplätze [27], also Orte mit besonderen energetischen Eigenschaften, finden können. Naturwissenschaft und Technik sind in der Lage, magnetische Feldstärken festzustellen, die mehr als eine Million Mal kleiner als das natürliche Magnetfeld der Erde sind, aber es gibt nicht den leisesten Hinweis, dass ein technisches Messgerät jemals die gleichen Erdstrahlen gemessen hätte, wie von Rutengeher*innen behauptet. Falls es diese Erdstrahlen wirklich gibt, so können sie weder von gravitativer oder elektromagnetischer Natur (siehe Abschn. 2.10.1) sein. Die Kernkräfte kommen auch nicht infrage. Sie müssten einer fünften, noch unbekannten Naturkraft entspringen. Es gibt in der Experimentalphysik bis jetzt jedoch keinen Hinweis auf eine fünfte Naturkraft. Die Wissenschaft der Hydrogeologie bietet zur Wassersuche heutzutage viele Methoden an, die nachweislich funktionieren, aber nichts mit sogenannten Erdstrahlen zu tun haben.

Es gab wahrscheinlich immer schon Menschen, die mit einer Art Wünschelrute durch die Gegend liefen, um mit ihrer Kraft geeignete Plätze zum Schlafen, zum Brunnenbauen und zur Rohstoffgewinnung zu suchen. Die Lehre von der Wahrnehmung solcher, bis jetzt physikalisch nicht nachgewiesenen und sogar höchst unwahrscheinlichen, Strahlungswirkungen heißt Radiästhesie (lat. radius „Strahl"; gr. aísthēsis „Wahrnehmung" [1, 279]). Die Wünschelrute ist üblicherweise Y-förmig und sie wird traditionell aus einer Astgabel gefertigt. Es gibt auch Varianten aus gebogenem Draht oder aus Kunststoffen.

Die Rute wird mit beiden Händen in einer bestimmten Stellung gehalten und sobald die sensitive Person damit über eine „Wasserader" läuft, soll sie eine Kraft verspüren, der die Rute unterliege, worauf ein Ausschlag erfolge. In Wahrheit aber unterliegt sie dem ideomotorischen Effekt. In sehr vielen Fällen kann man mithilfe der Ausschläge einer Wünschelrute auch etwas finden. Besonders beim Suchen von Wasser hat man mit der Wünschelrute beachtliche Erfolge erzielt. Radiästhet*innen gehen davon aus, dass Grundwasser in Form von Adern, also unterirdischen Bächen, vorkommt, die sie finden können. Aber wenn man Geolog*innen fragt, wie der Untergrund beschaffen sei, so sagen sie, dass es in den meisten Gegenden der Erde unterirdische Schichtstrukturen gibt. Diese lassen das Grundwasser nicht wie in Adern fließen, sondern es fließt oder steht flächig. Es gibt also in einer gewissen Tiefe sehr oft eine untere, wasserundurchlässige Schicht, die das Wasser auf seinem Weg nach unten zurückhält, sodass sich großflächige unterirdische Seen bilden. Wenn man nun an einer beliebigen, oder mit der Magie der Wünschelrute gefundenen, Stelle ein Loch gräbt, stößt man ziemlich sicher auf Wasser. Man muss nur tief genug graben.

5.1.1 Die Geschichte der Rutenkunst

Die Verwendung von Y-förmigen Wünschelruten, die aus gegabelten Haselnuss- oder Weidenzweigen hergestellt werden, ist ab dem Mittelalter dokumentiert. Der deutsche Historiker und Parapsychologe Carl Graf von Klinckowstroem (1884–1969), der zu den Wegbereitern der Technikgeschichte in Deutschland gehört, publizierte auch über die Wünschelrute und ihre Geschichte. Er identifizierte eine Pergamentzeichnung eines Wünschelrutengehers an einem Brunnen von 1402, die sich heute in Wien befindet, als die älteste verlässliche Darstellung des Phänomens. Die Verwendung ähnlicher Geräte ist in der Menschheitsgeschichte an vielen Stellen zu erahnen.

Von einigen Radiästhet*innen wird der Ursprung ihrer „Wissenschaft" in der Jungsteinzeit vermutet. In der Grotte von Lascaux, Frankreich, befinden sich einige Höhlenmalereien, die die ältesten bekannten abbildenden Kunstwerke der Menschheitsgeschichte sind. Sie werden auf 15.000 v. u. Z. datiert und zeigen, mit ein bisschen Fantasie, Menschen mit radiästhetischen Apparaten. In Togo und Südafrika soll es sehr alte Brunnen von 13.500 v. u. Z. geben, die man damals angeblich mittels Rute bzw. Pendel gefunden haben soll. Auch die Felsbilder von Tassili von 6000 v. u. Z. in der nördlichen Sahara zeigen angeblich den Gebrauch von Ruten, was aber sogar von der Radiästhesie-Community als „schwer erkennbar" eingestuft wird. Radiästhet*innen finden auch in vielen antiken Kulturen Hinweise dafür, dass das Rutengehen eine sehr alte Wissenschaft sei. Aber kehren wir zu einigermaßen belegbaren Begebenheiten zurück.

Bis ins Jahr 1000 sollen die frühen christlichen Missionar*innen die Rute zur Wassersuche verwendet haben und so viele Menschen vor dem Verdursten gerettet haben. Das Volk der Frank*innen kannte Bräuche mit Haselruten, die gegen Erdstrahlen, Blitzschlag und Hexerei wirken sollten. Die Früchte der Hasel galten ihnen auch als Liebeselixier. Im 12. Jahrhundert erwähnte die Nonne Hildegard von Bingen (1098–1179) die Wünschelrute in ihren Schriften. Im 13. Jahrhundert erwähnten die Dichter Gottfried von Straßburg und Wolfram von Eschenbach die Rute, die auch im Nibelungenlied häufig vorkommt. Überliefert sind auch Beschwörungsformeln, die während des Rutengebrauchs gesprochen werden mussten. Um 1430 kam durch den Goslarer Bergmeister Andreas de Solea die Ansicht auf, dass eine Rute auch auf die Ausstrahlung von Metallen reagiere. Bis ins 15. Jahrhundert gab es nur sehr wenige Texte über die Herstellung und Benutzung von Ruten, aber ein unbekannter Alchemist und Benediktinermönch genannt Basilius Valentinus hinterlässt detaillierte Anweisungen zu ihrer Verwendung. Der Jesuit Athanasius Kircher (1602–1680), ein Universalgelehrter des 17. Jahrhunderts, befasste sich intensiv mit dem Wünschelrutengehen und schrieb 1664 eine Bedienungsanleitung für Ruten. Aus dem 18. Jahrhundert sind Holzstiche bekannt, die das Aufspüren von Erzvorkommen und die Wassersuche mit der Rute zeigen.

Es gab aber auch immer schon Kritik am Wünschelrutengehen [22]. Martin Luther (1483–1546) schrieb 1517, dass alle magischen Praktiken, so auch die Suche mit der „virga divinationis" nach verborgenen Schätzen, gegen das erste Gebot des abrahamitischen Gottes verstoße. Wichtiger ist jedoch, dass die Annahmen der Rutengeher*innen gegen die Naturgesetze, die die Welt beschreiben, verstoßen. Radiästhet*innen betonen gerne, dass sich der Arzt und Mystiker Theophrastus Bombastus von Hohenheim, genannt Paracelsus (1493–1541), mit der Rutenkunst beschäftigt habe. Die Wahrheit jedoch ist, dass er sie ablehnte: „Das seind alle ungewissen künsten, fürnemlich die wünschelrutten, die viel Bergleut betrogen haben, dann ob sie schon ein mahl wahre anzeygung gebe, so verführt sie neun mal dagegen, also unter zehn mahl kaum ein mahl wahr sagt." Es scheint, als ob er die Notwendigkeit eines statistischen Ansatzes erkannt hat. Der deutsche Arzt und Apotheker Georgius Agricola (1494–1555), der die moderne Geologie und die Bergbaukunde begründete, schrieb die erste ausführliche Abhandlung über die „Virgula diuina". Zu seiner Zeit war das Rutengehen unter Bergleuten wohl sehr verbreitet, jedoch bestand auch ein fachlicher Streit. Die einen meinten, dass die Kraft der Rute von folgenden Faktoren abhänge: das Holz der Rute, ihre Größe und Form, die Anziehungskraft der Metalle, die Handhabung und das Geschick bzw. die Veranlagung des*der Rutengeher*in. Die anderen meinten, dass lediglich die Zaubersprüche, die man während des Rutengehens aufzusagen hatte, die Wirkung erzeugen. Agricola schlug sich auf die Seite der Kritiker*innen, die die Zaubersprüche befürworteten. Er meinte außerdem, dass auch der Zufall und das Geschick des*der Rutengeher*in, diesen auszunutzen, den Erfolg brächte und dass man Metalle suchen soll, indem man auf natürliche Anzeichen achtet. Auch Joseph Glanvill, Englands erster Geisterjäger (siehe Abschn. 2.2.2), stand der Rutenkunst sehr skeptisch gegenüber. Es wurde ihm die Frage gestellt, ob Wünschelruten oder doch unterirdische Dämonen für das Aufspüren von Erz verantwortlich seien. Er lehnte beide Erklärungsversuche gleichermaßen ab.

Johann W. von Goethe (1749–1832) befasste sich nahezu ein Jahrzehnt lang intensiv mit dem „magischen Reis" („Reis" im Sinne von Reisig, also Zweig) und wird heute von Radiästhet*innen gerne als Referenz genannt. Zur gleichen Zeit beschäftigte sich auch der deutsche Physiker und Philosoph Johann W. Ritter (1776–1810) mit dem Rutengehen und dem Pendeln. Ritters Lebensgeschichte ist sehr ungewöhnlich. Obwohl er sich seine Kenntnisse autodidaktisch angeeignet hat, arbeiteten Persönlichkeiten wie Goethe oder der Naturforscher Alexander von Humboldt (1769–1859) gerne mit ihm zusammen. Ritter war vor allem am Galvanismus interessiert, der von Alessandro Volta (siehe Abschn. 2.2.1) so benannt wurde. 1801 entdeckte er die UV-Strahlung, und 1802 erfand er den ersten Akkumulator, die Ritter'sche Ladungssäule. Ritter nannte den Galvanismus, den man damals auch als die Lebenskraft ansah, das „innere Feuer". Er suchte dieses Feuer mithilfe einer nicht unerheblichen Gleichspannung von einigen Volt am bzw. im eigenen Körper. Er führte diese Gleichspannung an seine Augäpfel und berichtete, einen blauen Blitz gesehen zu haben und einen großen Schmerz empfunden zu haben. Wenn er die Polarität umkehrte, so sah er einen roten Blitz. Er galvanisierte auch seine Finger und seine Zunge. Er applizierte elektrische Spannungen im Mastdarm und konnte so, je nach Polarität, Verstopfung oder Durchfall hervorrufen. Manche seiner Experimente muss man nicht replizieren, aber man hat durch ihn viel über den Einfluss des elektrischen Stromes auf Muskelfasern gelernt. Man muss Ritter zugutehalten, dass er jene Experimente an sich selbst durchgeführt hat und nicht wie James Joule an Untergebenen (siehe Abschn. 2.4).

Ritter kam mit der Theosophie in Berührung und begann 1806, sich mit dem Rutengehen auseinanderzusetzen und begab sich auf die Suche nach der Weltformel. Ritter wollte eine wissenschaftliche Erklärung des Phänomens finden und Goethe förderte ihn dabei. Er betrieb eifrig Experimente mit Rute und Pendel, was aber seine wissenschaftliche Reputation nicht verbesserte. Aber da das Phänomen, so wie wir heute wissen, gar nicht existiert, hat er nur Nonsens erzeugt. Sein früher Tod im Alter von vierunddreißig Jahren ist wahrscheinlich auf seine übertriebene Lust am Experimentieren am eigenen Körper zurückzuführen. Er wird heute von Radiästhet*innen auch gerne als Referenz benutzt.

In der Folklore der Radiästhet*innen, die man ganz leicht googeln kann, wird auch erwähnt, dass im Ersten Weltkrieg Pendler und Rutengeher eingesetzt wurden, um Wasser, Höhlen und Blindgänger zu finden. Erwähnenswert ist der Rutengeher Oberst Karl Beichl (1874–1937), der im Ersten Weltkrieg mit seinen „hydrotechnischen Untersuchungen" die Trinkwasserversorgung der österreichischen Truppen im Karst sichern konnte. Aufgrund dieses Erfolges wurde er von der Regierung des verbündeten Osmanischen Reiches eingeladen, auch in der Türkei nach Wasser zu suchen. Er war auch nach dem Ersten Weltkrieg noch als Rutengeher aktiv und bekam viele Einladungen aus ganz Europa, seine Künste einzusetzen. Man munkelt auch, er habe erlernt, bis zu siebzig Mineralien durch den Ausschlag der Rute unterscheiden zu können. Es gelang ihm auch, solche Strahlen auf fotografischen Platten festzuhalten, womit der Beweis für die Existenz von Erdstrahlen ein für alle Mal erbracht sei.

In Frankreich verhalfen Ende des 19. Jahrhunderts die Provinzpfarrer Alexis-Timothée Bouly (1865–1958) und Alexis Mermet (1866–1937) dem Pendeln zu enormer Popularität. 1922 hat der amerikanische Pathologe Albert Abrams (1863–1924) das erste Buch zum Thema Wünschelruten und Pendel geschrieben. Eine kurze Recherche zeigt, dass er dafür bekannt war, allerlei Maschinen erfunden zu haben, die vermeintlich beinahe alle Krankheiten heilen konnten. Der Wiener Neurologe Moriz Benedikt (1835–1920) postulierte „pathogene Orte", die er mit der Wünschelrute erforschte. Diese Begebenheiten waren der Grundstein für die eigentliche Begründung der Radiästhesie durch den deutschen Autor und Wünschelrutengeher Gustav von Pohl (1873–1938). Abbé Bouly wird ebenfalls zugeschrieben, die Bezeichnung Radiästhesie eingeführt zu haben. Von Pohl vertrat die Ansicht, dass unterirdische Wasseradern eine für Mensch und Tier schädliche Strahlung aussenden können. In seinem Buch *Erdstrahlen als Krankheitserreger* meinte er, dass Erdstrahlen die Ursache für z. B. Schlafstörungen oder Krebs seien und dass irregulärer Pflanzenwuchs durch Erdstrahlen verursacht werde. Diese Strahlen seien nur von besonders begabten Menschen, den Radiästhet*innen, feststellbar. Auf ihn geht auch der Begriff „geopathogen" (gr. gē „Erde", „Boden", „Land" [1, 140]; páthos „Leid", „Empfindung", „Erlebnis", „Ereignis" [1, 101 und 180]; génesis „Werden", „Entstehen" [1, 117]) zurück. Geopathogene Orte sollen krank machen. Er versuchte 1928 in Vilsbiburg zu belegen, dass Krebserkrankungen besonders häufig über Orten mit angeblichen „Reizströmen" oder „Wasseradern" auftreten. Seine Abhandlung über die Entstehung von Krebs nur durch Erdstrahlen wurde 1930 in der Berliner *Zeitschrift für Krebsforschung* veröffentlicht, jedoch können seine Experimente heute nicht mehr als wissenschaftlich valide angesehen werden. Er besorgte sich die Wohnsitzdaten von 54 Krebstoten und führte, unter strengster Aufsicht, eine Rutenbegehung des Stadtgebietes durch. An allen Stellen, in denen es in den vergangenen zehn

Jahren zu Krebs-Todesfällen gekommen ist, fand er im Nachhinein eine „Strahlenbelastung". Im Protokoll stand: „Aus den Karten zeigt sich die verblüffende Tatsache, dass sämtliche Krebstodesfälle in Vilsbiburg auf den von Freiherr von Pohl eingezeichneten starken unterirdischen Wasserläufen liegen."

In der Zeit des Nationalsozialismus hatte das Rutengehen, wie so viele esoterische Praktiken, eine Hochblüte. Es bestand sogar eine Abteilung für angewandte Geologie in der *Forschungsgemeinschaft Deutsches Ahnenerbe*, in der Wünschelrutenlehrgänge für die *SS* abgehalten wurden. Auch im Kräutergarten des KZ Dachau wurde so ein Lehrgang durchgeführt. Von da an wurde jedem *SS*-Wehrgeologentrupp ein Wünschelrutengeher beigestellt, der nicht nur zur Wassersuche, sondern auch zur Ortung von Bunkern und Sprengstoff einsetzbar sein sollte.

Den Begriff der Strahlen, den sich die Wissenschaft hart erarbeitet hat, wird von Radiästhet*innen entwendet, um sich einen wissenschaftlichen Anstrich zu verpassen. Man spricht also von Strahlen, die von Wasser etc. ausgehen sollen. Bis jetzt konnte noch niemand diese Strahlen messen, dennoch haben die Radiästhet*innen eine Einheit für die Stärke dieser Strahlung etabliert. Man „misst" die Strahlenstärke in „Bovis", einer esoterischen Einheit, die nach dem französischen Kesselflicker, Weinprüfer und Radiästheten André Bovis (1871–1947) aus Nizza benannt ist. Bovis hat in den 1930er-Jahren angeblich entdeckt, dass in der großen Pyramide von Gizeh die Verwesung von Fleisch verlangsamt wird und es statt einer Verwesung zu einer Mumifizierung kommen kann. Den letzten Satz habe ich auf einer Esoterikseite gefunden, er ist nicht ganz ernst zu nehmen. In Bovis-Einheiten wird auch die Stärke einer „lebens- oder feinstofflichen (siehe Abschn. 2.7.1) Energie" angegeben. Um eine Strahlungswirkung in Bovis zu messen, muss also ein*e Strahlenfühlige*r mit seiner*ihrer Rute die Bovis-Zahl erfühlen. Dies ist klarerweise kein wissenschaftlicher Messvorgang, auch wenn Goethe davon schwärmte.

Bisher hat man Erdstrahlen dort vermutet, wo Wasseradern oder Rohstoffe liegen. Also sollen Erdstrahlenregionen in all ihrer Feinstruktur zufällig auf der Erdoberfläche verteilt sein. In der Mitte des 20. Jahrhunderts änderte sich diese Ansicht – oder sie wurde erweitert. Der deutsche Arzt Ernst Hartmann (1915–1992), der deutsch-amerikanische Arzt Manfred Curry (1899–1953) und andere postulierten unterschiedlichste Gitternetzsysteme von Strahlungen, die sich rund um die Erde spannen sollen. Diese verschiedenen Netze werden in der Szene als eine sehr wichtige Entdeckung angesehen, obwohl sie sich gegenseitig widersprechen und sich von der ursprünglichen Idee der Erdstrahlen entfernen. Manche dieser Gitternetzlinien sollen von Nordost nach Südwest und von Nordwest nach Südost verlaufen. Ihr Linienabstand betrage einige Meter. An den „Reizzonen" dieser Gitter sei der Aufenthalt eines

Menschen „sehr gefährlich", da die „Zellzerstörung" weit größer sei, als der „Reparaturmechanismus des Immunsystems" ausgleichen könne. Ähnliche Angst machende Phrasen sind auf Dutzenden und Hunderten Webseiten von kommerziell aktiven Radiästhet*innen zu lesen. Es ist jedoch geometrisch unmöglich, dass solche Gitternetze auf einer Kugel wie der Erde existieren. Um dies zu demonstrieren, muss man nur versuchen, auf einem aufgeblasenen Luftballon ein rechteckiges Gitter aufzumalen! Dazu stelle man sich einen Globus vor, auf dem Längen- und Breitengrade eingezeichnet sind. Die Längengrade schneiden sich alle an den Polen. Außerdem besteht keinerlei Zusammenhang der Gitternetze mit Anomalien des Erdmagnetfeldes, was aber in der Szene oft erwähnt wird.

Im Kalten Krieg wurden paranormale Forschungen aller Art von beiden Seiten angestellt. In den 1960er-Jahren wäre die Radiästhesie in der UdSSR beinahe zur offiziellen Wissenschaft gemacht worden. Es wurde aber doch nichts daraus, weil sie einfach nicht funktionierte. Auch im Vietnamkrieg setzten die Amerikaner radiästhetische Geräte ein, womit sie die Verstecke der Gegner finden wollten.

1989 wurde eine Episode der berühmten deutschen Wissenssendung für Kinder namens *Die Sendung mit der Maus* produziert, in der das Thema Wünschelrutengehen behandelt wurde. Es wurde ein Brunnenbohrunternehmen, das mit einem Rutengeher arbeitete, vorgestellt. Als man an der Stelle bohrte, die der Rutengeher genannt hatte, fand man in der Tat Wasser. Doch man gab sich damit nicht zufrieden und bohrte auch dort, wo er sagte, dass dort kein Wasser zu finden sei. Da diese Sendung nicht mehr im Archiv verfügbar ist, verrate ich euch das Ergebnis der zweiten Bohrung. Man fand dort auch Wasser.

In allen Epochen der Menschheitsgeschichte bestand Interesse auf diesem Gebiet. Ende des 20. Jahrhunderts erleichtern viele Scharlatan*innen und Schwindler*innen die Leute um ihr Geld, indem sie deren Schlafqualität mit der Wünschelrute zu verbessern trachten. Sie kommen ins Haus, laufen mit der Rute herum und sagen, dass unter dem Bett leider eine Störzone wegen einer Wasserader oder aufgrund des Benker-, Curry- oder sonst eines Gitters sei. Viele der heutigen Rutengeher*innen beschränken sich nicht darauf, nur Materialien oder Erdstrahlen aufzuspüren. Es ist heute üblich, mit Pendel oder Rute die Aura (siehe Abschn. 2.11.1) von Menschen zu „vermessen". Es gibt auch Rutengeher*innen, die Biolebensmittel von herkömmlichen Lebensmittel zu unterscheiden versuchen oder Medikamente auspendeln oder „entstören". Es besteht hier ein nahtloser Übergang von der Detektion von „bösen Strahlen" hin zur angeblichen Heilung unheilbarer Krankheiten. Ein*e geschickte*r Pendler*in kann sogar die nicht sichtbare Aura sichtbar machen, eine Art Diagnose stellen und, wenn er*sie ganz geschickt ist, eine radiästhetische Therapie für Geld anbieten. Oder er*sie kann auch Krebskranke zu heilen versuchen, was auf Kosten einer echten Therapie gehen kann.

Um die Geschichte der Radiästhesie abzuschließen, fehlt noch zu sagen, dass im 21. Jahrhundert bei den Psi-Tests der deutschen Skeptiker*innen die Rutengeher*innen und Pendler*innen reihenweise durchgefallen sind. Kein*e einzige*r Wünschelrutengeher*in konnte bis jetzt beweisen, was er*sie zuvor behauptet hat. Diese Episode der Geschichte, doch wahr und verbrieft, wird weniger oft von den Radiästhet*innen erzählt.

5.1.2 Ein Test für Radiästhet*innen

Man könnte nun sagen, dass es diese Art von Erdstrahlen, auf welche eine Wünschelrute reagieren soll, doch gar nicht gibt. Jedoch wollen wir uns davor hüten, die Nichtexistenz von irgendwas dogmatisch zu behaupten! Im Gegenteil, wir wollen die Behauptung eines*r Radiästhet*in zumindest vorläufig ernst nehmen und mit ihm*ihr gemeinsam versuchen, das tatsächliche Vorhandensein seiner übernatürlichen Fähigkeiten objektiv zu überprüfen, nachdem wir alle Möglichkeiten zur Täuschung und zur Selbsttäuschung so gut es geht eliminiert haben. Aber was wir schon wissen, ist, dass bisher noch niemand solche Strahlen gefunden hat und dass es sie mit an Sicherheit grenzender Wahrscheinlichkeit nicht gibt. Die momentan gültige physikalische Theorie kann nicht dazu benutzt werden, solche Erdstrahlen zu beschreiben, und die Praxis hat noch kein erfolgreiches Experiment geliefert. Da man die Wirkung solcher Erdstrahlen noch nie nachweisen konnte, wird es auch nicht helfen, auf eine revolutionäre neue physikalische Theorie zu hoffen, die sie theoretisch beschreiben kann. Warum sollte, nachdem eine neue Theorie verfügbar ist, plötzlich das Messergebnis der Praktiker*innen ein anderes werden?

In der Fachliteratur der Radiästhesie will man natürlich nicht so direkt zugeben, dass die Wissenschaft einzig und allein sagen kann, dass sie bis jetzt keine solchen Strahlen je nachweisen konnte, obwohl eine Vielzahl von statistisch validen Doppelblindversuchen von vielen unabhängigen Stellen durchgeführt wurde. Man spricht hingegen von „wissenschaftlichen Indizien" und von „traditionellen Kenntnissen" von sehr „erfahrenen" oder „spirituellen Menschen". Und man verlangt manchmal, die Forschung an der Radiästhesie endlich ernsthaft zu betreiben und sogar, sie finanziell zu fördern. Solche Forschungen wurden jedoch bereits erfolglos durchgeführt. Trotzdem sind sich viele erfahrene Rutengeher*innen ihrer Gabe sehr sicher. Der scheinbare Erfolg bei der Wassersuche gibt ihnen doch recht – es gibt sehr wenig unzufriedene Kund*innen. Viele Rutengeher*innen haben sich selbstbewusst freiwillig mittels eines wissenschaftlichen Versuchs testen lassen, ob sie vermögen, Wasser zu finden. Alle, bis jetzt, sind jedoch durchgefallen.

Ich werde nun beschreiben, wie man zu Hause, oder im Garten, einen validen doppelblinden Versuchsaufbau zum Testen der angegebenen übernatürlichen Fähigkeiten der Radiästhet*innen aufbauen kann. Zuerst sucht man sich drei Räume oder drei Bereiche im Garten. Im mittleren Raum, der der größte der drei Räume sein soll, wird der Versuch durchgeführt. Im rechten Raum warten der*die Rutengeher*in und der*die Versuchsleiter*in, während der*die Notar*in unter Beobachtung einer Vertrauensperson des*der Rutengeher*in eine neue randomisierte Wiederholung des Versuchs vorbereitet. Im linken Raum warten dann der*die Notar*in und die Vertrauensperson des* der Rutengeher*in, während der*die Rutengeher*in die zuvor vom*von der Notar*in vorbereitete Versuchswiederholung zu bestimmen versucht. Denn Rutengeher*in und Notar*in dürfen sich während der Versuchsreihe nicht begegnen! Schon allein ein Gesichtsausdruck des*der Notar*in könnte dem*der Radiästhet*in viel erzählen. Mit einer doppelt verblindeten Anordnung kann man dies verhindern. Um die gesamte Versuchsreihe von 20 Wiederholungen durchzuführen, ist also folgendes Vorgehen zu beachten:

1. Alle Teilnehmer*innen treffen sich zuerst im mittleren Raum. Dort werden c = 5 undurchsichtige Eimer (1, 2, 3, 4, 5), ein Würfel und ein gefülltes Wasserglas vorbereitet.
2. Der*die Notar*in stellt das gefüllte Wasserglas unter den umgedrehten Eimer namens 1. Die anderen Eimer bleiben leer, sie werden aber auch umgedreht. Der*die Radiästhet*in sieht dies und kann folglich testen, ob seine*ihre Rute gut funktioniert. Er*sie sollte nun in der Lage sein, beim Eimer 1 den Ausschlag zu erfühlen, der anzeigt, dass ein Wasserglas darunter steht. Und er*sie sollte auch in der Lage sein, festzustellen, dass sich unter den anderen Eimern nichts befindet. Sobald dieser unverblindete Versuch erfolgreich durchgeführt wurde, beginnt die eigentliche, doppelt verblindete, Versuchsreihe.
3. Der*die Radiästhet*in und der*die ihn*sie begleitende Versuchsleiter*in verlassen den mittleren Raum; sie warten im rechten Raum. Der*die Notar*in und die Vertrauensperson bereiten den ersten Versuchsdurchgang vor. Dazu wird mit einem Würfel gewürfelt, bei einer Sechs würfelt man nochmals. In der Tabelle für den*die Notar*in (siehe Tab. 5.1) wird unter i = 1 die entsprechende Ziffer 1, 2, 3, 4 oder 5 vermerkt und das Wasserglas wird unter den entsprechenden Eimer gestellt. Hier ist es besonders wichtig, dass weder der*die Radiästhet*in noch der*die ihn*sie begleitende

Tab. 5.1 Listen für den doppelblinden Test der Radiästhesie für $c = 5$ Kategorien. Wenn bei den 20 Durchgängen mindestens 13 Treffer erzielt wurden, so gilt der Test als bestanden

Liste für den*die Notar*in

i	1	2	3	4
Eimer				

i	5	6	7	8
Eimer				

i	9	10	11	12
Eimer				

i	13	14	15	16
Eimer				

i	17	18	19	20
Eimer				

Hier trägt der*die Notar*in ein, unter welchem Eimer (1, 2, 3, 4, 5) sich das Wasserglas in Durchgang i befand.

✂ ....

Liste für den*die Versuchsleiter*in

i	1	2	3	4
Tipp				

i	5	6	7	8
Tipp				

i	9	10	11	12
Tipp				

i	13	14	15	16
Tipp				

i	17	18	19	20
Tipp				

Hier trägt der*die Versuchsleiter*in ein, welcher Eimer (1, 2, 3, 4, 5) vom* von der Rutengeher*in in Durchgang i ermittelt wurde.

Versuchsleiter*in anwesend sind! Auch die Liste des*der Notar*in muss vor allen anderen Parteien verborgen bleiben.
4. Der*die Notar*in und die Vertrauensperson verlassen den Versuchsaufbau und begeben sich in den linken Raum. Danach kommen Radiästhet*in und Versuchsleiter*in zum Versuchsaufbau, um die Messung durchzuführen. Der*die Versuchsleiter*in trägt in der Tabelle (siehe Tab. 5.1) unter $i = 1$ das von dem*der Radiästhet*in genannte Ergebnis 1, 2, 3, 4 oder 5 ein.
5. Die Schritte 3 und 4 werden insgesamt 20-mal wiederholt und i wird inkrementiert.
6. Am Schluss erfolgt ein weiterer unverblindeter Vorgang, um zu überprüfen, ob der*die Rutengeher*in noch immer imstande ist, das Wasser zu finden.
7. Der letzte Schritt ist die Auszählung. Es ist nun so weit, beide vollständig ausgefüllten Listen zu vergleichen, um die Trefferanzahl zu bestimmen. Alle am Versuch beteiligten Personen setzen sich zusammen und begutachten die beiden Listen. Sobald bei einer Wiederholung beide Einträge übereinstimmen, wird auf beiden Stellen in den Listen ein Häkchen angebracht.

Falls der*die Kandidat*in 13 oder mehr Treffer hat (siehe Tab. 4.1), kann man statistisch abgesichert folgende Aussage machen: Der*die Radiästhet*in kann, mit einer Fehlerwahrscheinlichkeit von 0,01 %, ermitteln, unter welchem von fünf Eimern ein Wasserglas steht. Um die Fehlerwahrscheinlichkeit weiter zu senken, ist eine Wiederholung dieses Tests dringend empfohlen. Sollte dieser Fall eintreffen, gäbe es eine Eilmeldung, die durch alle Medien dieser Welt ginge. Bis jetzt, jedoch, hat noch kein valider Doppelblindversuch gezeigt, dass ein*e Rutengeher*in in der Tat Wasser finden kann.

Es kann sein, dass das Medium nach dem Test meint, dass der Test an sich nicht für ihn*sie tauglich ist. In diesem Falle muss man fragen, warum es dann die unverblindeten Durchgänge positiv absolvieren konnte.

Beim Besprechen des Testablaufes, oder nach einer negativen Testreihe, könnte es zur Sprache kommen, dass der Testaufbau nicht ganz korrekt ist, weil die Rute doch nur Fließwasser finden kann. Ihr habt mit einem kleinen Mehraufwand die Möglichkeit, dieses Experiment auch mit Wasserschläuchen, von welchen einer randomisiert an die Leitung angeschlossen wird, durchzuführen. Anstelle der Eimer könnte man Holzbretter verwenden, die man auf alle Schläuche legt und welche nicht erkennen lassen, welcher Schlauch unter Druck steht. Auch Rutengeher*innen oder Pendler*innen, die besondere Materialien finden zu können vorgeben, kann man mit diesem Eimerversuchsaufbau wissenschaftlich testen. Das Material des Eimers kann manchmal, sobald es der*die Radiästhet*in vermutet, angeblich einen negativen Einfluss auf sein*ihr Können haben. Natürlich kann man auch Eimer aus Papier bauen, solange es nicht durchsichtig ist oder vom Winde verweht werden kann. Ich habe euch Tabellen (siehe Tab. 5.1) für das Setup mit c = 5 Eimern vorbereitet, aber ihr könnt das Spiel auch mit c gleich 2, 4, oder 6 Eimern spielen.

5.1.3 Messbare Strahlung aus dem Erdinneren

Trotz der Misserfolge der vagen Radiästhesie wurde das konkrete Thema Strahlung aus der Erde, also terrestrische Strahlung, von den Naturwissenschaften höchst erfolgreich erforscht. Seit man die Natur der elektromagnetischen Felder und Wellen entdeckt hat, hat man immer wieder versucht zu messen, ob die Erde, wie auch der Himmel, tatsächlich strahlt. In der Tat, sie strahlt, sie ist radioaktiv. Im Erdinneren laufen Kernzerfallsprozesse ab, die ca. die Hälfte der Wärmeenergie im Erdinneren erzeugen. Die Erde ist also radioaktiv. Die Energiedichte dieser Strahlung ist sehr wohl technisch messbar und sie ist eigentlich nicht unerheblich klein. Jedoch hat der menschliche Körper kein Organ, um solche Strahlen wahrnehmen zu können, auch wenn Goethe das Gegenteil davon vermuten lässt. Aus dem Erdboden dringen auch radioaktive Gase, die ebenfalls erheblich zum natürlichen Strahlungspegel beitragen. Die dritte große Quelle natürlicher Strahlung ist der Kosmos. Die Strahlungsdosen von radioaktiven Gasen, terrestrischer Strahlung und kosmischer Strahlung teilen sich etwa 11 zu 4 zu 3 auf. Alles Leben auf der Erde hat sich an diese Belastung gewöhnt.

Um es pauschal zu sagen: Radiästhet*innen meinen niemals diese elektromagnetischen Wellen oder Partikelstrahlung, weder die aus dem Inneren der Erde noch die aus dem Kosmos, welche der Wissenschaft genauestens bekannt sind. Es hilft auch keines der „Schutzgeräte", die von esoterischen Anbieter*innen zum Kauf angeboten werden, gegen diese natürlichen Strahlen.

5.1.4 Wünschelrute als Bombendetektor

Im Mai 2013 wurde ein amerikanischer Geschäftsmann wegen Betrugs zu zehn Jahren Haft verurteilt. Er hat Bombendetektoren an die irakische Regierung verkauft, die diese einsetzte, um an Checkpoints Fahrzeuge auf Sprengsätze zu überprüfen, um Selbstmordanschläge zu verhindern. Der Preis belief sich auf 5000 Dollar pro Stück. Diese Detektoren funktionieren jedoch nicht, da sie auf esoterischen Prinzipien fußen, die auch in der Radiästhesie verbreitet sind. Um zu erreichen, dass der Detektor auf den jeweiligen Sprengstofftyp abgestimmt wird, hat man „die Essenz" von vielen Sprengstoffen auf eine mysteriöse Art und Weise auf den Detektor übertragen. Somit war der Detektor angeblich auf allerlei Substanzen abstimmbar, was ein Argument für seinen hohen Preis war. Jedoch sind diese Detektoren nur modern gestaltete Wünschelruten, die absolut nicht in der Lage sind, Chemikalien aufzuspüren. James Randi (siehe Abschn. 2.12) befasste sich auch mit diesen Ruten und beschrieb sie als eine Teleskopantenne, die sich um einen Kunststoffgriff dreht. Er lud ihren Erfinder zur *One Million Dollar Paranormal Challenge* ein, doch dieser antwortete nie. Diese Attrappen wurden jahrelang zur Fahrzeugkontrolle eingesetzt, und das Leben von Soldat*innen und Zivilist*innen hing davon ab. Ein Reporter der *Financial Times* versuchte, mit einem Neujahrsböller das Gerät zu testen. Das Ergebnis war klarerweise negativ. Diesen esoterischen Werkzeugen sind zig Anschläge mit Hunderten Toten zur Last zu legen. So belanglos und ungefährlich es auch sein kann, den Standort seines Bettes von einem*r Rutengeher*in optimieren zu lassen, so gefährlich und tödlich kann es auch sein, einem esoterischen Irrglauben zu verfallen.

Fazit. Nach bestem heutigem Wissen kann man mit der Rute oder mit dem Pendel nichts finden, was man nicht vorher schon kannte. In unseren Breiten kann man fast überall Grundwasser finden, eine Rute ist überflüssig. James Randi hat einmal vorgeschlagen, eine Wünschelrute dort zu benutzen, wo es sehr wenig davon gibt. Es dürfte sich bis heute kein*e Radiästhet*in dafür interessiert haben. Radiästhet*innen wollen nicht nur Wasser oder Erze finden, sondern auch Störzonen künstlicher oder natürlicher Art. Da sie diese dort finden können, wo sie wollen und niemand es nachprüfen kann, und da alle paar Meter eine „Reizzone" eines der Gitternetze zu finden ist, können sie die Lage deines Bettes immer verbessern. Die Wahrscheinlichkeit, dass in der Nähe eines Bettes eine radiästhetische Aktivität angegeben wird, ist sehr groß. So kann ein*e Radiästhet*in angeblich herausfinden, dass am anderen Ende des Zimmers keine Störung zu finden ist, und vorschlagen, das Bett dorthin zu stellen. Dafür verlangt er*sie Geld. Wenn ihr also beim nächsten Mal eine*n Radiästhet*in engagiert, um euer Schlafzimmer zu vermessen, um gegen Bezahlung einen optimalen „störungsfreien" Platz für das Bett zu suchen, so solltet ihr folgende Vorbereitungen treffen: Stellt das Bett auf eine andere Stelle als da, wo es bis jetzt stand. Achtet darauf, dass am Teppich keine Druckstellen zu sehen sind, und holt dann den*die Rutengeher*in. Ich wette, er*sie findet dort, wo das Bett momentan steht, die „Störzone".

Online-Material: **Erdstrahlen/Radiästhesie**
1. Plait, P. „When Antiscience Kills: Dowsing for Bombs." JREF Swift Blog, 4.11.2009, http://archive.randi.org/site/index.php/swift-blog/763-when-antiscience-kills-dowsing-for-bombs.html.

2. Nußbaumer, D. „Die Herrin der Ringe." Litges.at, 2010, http://www.litges.at/etcetera/prosa/39-prosa-die-herrin-der-ringe-doris-nussbaumer.
3. „Britische Firma verkaufte Diebstahlsicherung als Bombendetektor." Der Standard, 23.1.2010, https://www.derstandard.at/story/1263705819079/britische-firma-verkaufte-diebstahlsicherung-als-bombendetektor.
4. „JREF in the Classroom – ‚Dowsing: Science or Pseudoscience?'" JREF, 2012, http://web.randi.org/uploads/3/7/3/7/37377621/jref13edmod_dowsing_teacher_print.pdf.
5. Radford, B. „Dowsing: The Pseudoscience of Water Witching." LiveScience, 17.5.2013, https://www.livescience.com/34486-dowsing-water-witching.html.
6. Nauber, T. „Wünschelrutengeher liegt verdächtig oft richtig." Die Welt 1.8.2015, https://www.welt.de/wissenschaft/article144707964/Wuenschelrutengaenger-liegt-verdaechtig-oft-richtig.html.
7. Baier, A. & Leiste, V. „Von Wasseradern und Wünschelrutengehern." GeoZentrum Nordbayern, 2015, http://www.angewandte-geologie.geol.uni-erlangen.de/wasserad.htm.
8. Doeckel, M. & Focke, J. „Folge 52: Die Akte Wünschelrute: Gefährliche Wasseradern und Erdstrahlen?" Quarks Science Cops Podcast, 3.4.2019, https://www.quarks.de/podcast/science-cops-funktionieren-wuenschelruten-wirklich.
9. Wöhrl, N. & Remfort, R. „Folge 272: Löffelgradient" Methodisch inkorrekt Podcast, 17.10.2023, https://minkorrekt.de/mi272-loeffelgradient.

5.2 Elektrosmog

Manche Menschen bekommen schon Angst vor Schädigungen aller Art durch elektromagnetische Wellen (siehe Abschn. 2.2.1), sobald auf dem Nachbargrundstück eine Mobilfunkantenne errichtet wird. Mehr noch, es können auch medizinisch messbare Symptome, wie z. B. Kopfschmerzen oder Schlaflosigkeit auftreten, sobald man die Antenne vor dem Schlafzimmerfenster sieht. Auch dann schon, wenn diese Mobilfunkantenne, die man plötzlich vor die Nase gebaut bekommt, noch gar nicht in Betrieb genommen wurde. Es gibt diesen Schadeffekt wirklich, sein Name lautet Noceboeffekt (lat.nocebo

„ich werde schaden"). Er ist das Gegenteil des Placeboeffektes. Die Ursache dieser Symptome ist aber nicht die minimal dosierte Mikrowellenstrahlung, die von den Funkantennen ausgeht, sobald sie in Betrieb gehen, sondern einzig und allein die Angst vor solchen technischen Strahlen. Das Wort „Elektrosmog" [36], das sich als Sammelbezeichnung für unerwünschte Strahlung von technischen Quellen durchgesetzt hat, unterstützt diese Angst auch noch. Das englische Wort „smog" ist ein Kofferwort, das sich aus Rauch („smoke") und Nebel („fog") zusammensetzt. Smog bedeutet eine hohe Konzentration von Luftschadstoffen infolge ungünstiger Wetterlage über dicht besiedeltem Gebiet, die erhebliche Gesundheitsstörungen verursachen kann. Somit wohnt dem Wort Elektrosmog die Vorstellung einer vergleichbaren Gefahr durch elektrische, magnetische oder elektromagnetische Felder inne.

Der wissenschaftliche Begriff für die Wirkung von Strahlung auf die Umwelt ist elektromagnetische Verträglichkeit zur Umwelt (EMVU). Durch die wissenschaftlichen Untersuchungen zur EMVU ist es sichergestellt, dass es nicht der Fall ist, dass die Strahlungen von Mobilfunk oder WLAN auf irgendeine Art und Weise schädlich sind. Es gibt keine landläufige Strahlenüberlastung, die durch Mobilfunk und andere Kommunikationsgeräte verursacht wird. Die Sendeleistung wird strikt nach oben begrenzt. Viele Menschen lehnen Smartphones etc. zur Gänze ab, da das Internet „ohnehin schädlich" ist. Ob du durch dein Internet-Verhalten eine „Informationsüberlastung" erfährst, sei dahingestellt. Fakt ist, dass es eine Desinformationsüberlastung gibt, die von den Elektrosmogjünger*innen ausgeht. Anders sieht die Lage bei Radargeräten aus, welche eine milliardenfach höhere Sendeleistung als Mobiltelefone benutzen – aber es hat ja niemand ein Hochleistungsradargerät in der Tasche bzw. direkt vor dem Schlafzimmer.

5.2.1 Das elektromagnetische Spektrum

Im zweiten Kapitel haben wir gesehen, wie durch die Arbeiten Michael Faradays und anderer (siehe Abschn. 2.2) die Natur der elektromagnetischen Strahlung erforscht wurde. Alle diese Wellen breiten sich im leeren Raum mit Lichtgeschwindigkeit aus. Die beiden Kenngrößen Frequenz f und Wellenlänge λ charakterisieren die wesentlichen Eigenschaften einer Welle. Für alle Arten von Wellen, akustisch oder elektromagnetisch, gilt die Beziehung $c = \lambda \cdot f$, wobei die Konstante c die Ausbreitungsgeschwindigkeit der Welle im gegebenen Medium ist. Je kleiner also die Frequenz einer Welle ist, desto größer ist ihre Wellenlänge. Elektromagnetische Wellen treten in einem sehr breiten Frequenzbereich auf. Aus der Quantentheorie wissen wir, dass ein Welle-Teilchen-Dualismus besteht (siehe Abschn. 2.10.1). Man kann eine

Tab. 5.2 Die Aufteilung des elektromagnetischen Spektrums. Das Produkt der korrespondierenden Zahlen aus den Spalten Wellenlänge und Frequenz ist je $3 \cdot 10^8$, was der Vakuumlichtgeschwindigkeit entspricht

Wellenlänge [m]		Frequenz [Hz]		Bezeichnung
von	bis	von	bis	
	10^4		$3 \cdot 10^4$	Niederfrequenz
10^4	1	$3 \cdot 10^4$	$3 \cdot 10^8$	Rundfunk
1	10^{-3}	$3 \cdot 10^8$	$3 \cdot 10^{11}$	Mikrowellen
10^{-3}	$8 \cdot 10^{-7}$	$3 \cdot 10^{11}$	$4 \cdot 10^{14}$	Infrarot
$8 \cdot 10^{-7}$	$4 \cdot 10^{-7}$	$4 \cdot 10^{14}$	$8 \cdot 10^{14}$	sichtbares Licht
$4 \cdot 10^{-7}$	10^{-8}	$8 \cdot 10^{14}$	$3 \cdot 10^{16}$	Ultraviolett
10^{-8}	10^{-11}	$3 \cdot 10^{16}$	$3 \cdot 10^{19}$	Röntgenstrahlung
10^{-11}		$3 \cdot 10^{19}$		Gammastrahlung

elektromagnetische Welle auch als einen Strom von Photonen sehen, wobei jedes Photon eine bestimmte Energie von $E_{\text{Photon}} = h \cdot f$ trägt.

Erst wenn die Photonenenergie, also die Frequenz f, hoch genug ist, kann die Strahlung Moleküle, z. B. die DNA, zerstören. Dies nennt man ionisierende Strahlung. Im elektromagnetischen Spektrum sind Wellenlängen kleiner als etwa 250 nm ionisierend. Somit sind folgende Strahlungsformen nicht ionisierend (siehe Tab. 5.2): Radiowellen, Mikrowellen, infrarotes Licht und sichtbares Licht. Wie allgemein bekannt ist, hat Mikrowellenstrahlung die Fähigkeit, Wassermoleküle in Schwingung zu versetzen – was einer Erwärmung entspricht. Erst ultraviolettes Licht mit höheren Frequenzen, Röntgen- und Gammastrahlung sind ionisierend und können somit Sonnenbrand verursachen (siehe Abschn. 2.10.1) und die DNA schädigen. Es gibt auch Partikelstrahlung, die ionisierend sein kann, z. B. Alpha- und Betastrahlung (siehe Abschn. 2.10.1).

5.2.2 Kolportierte Effekte von Elektrosmog

Wir werden uns nun auf die nicht ionisierende Mikrowellenstrahlung konzentrieren, da diese in der modernen Kommunikationstechnik eingesetzt wird, und – so wie es scheint – die Hauptursache der Angst vor Elektrosmogschädigungen ist. Jeder kennt die Mikrowelle in der Küche, ein Ofen, der gezielt Wassermoleküle in Schwingung versetzen kann. Schwingende Moleküle sind heiß – Hitze ist tödlich. Mikrowellen sind tödlich, sobald sie menschliches Gewebe auf 42 °C erwärmen können. Aber dies ist eine Frage der Strahlungsintensität.

Elektrosmoggläubige bringen eine Vielzahl von Symptomen und Problemen vor, die durch technische Strahlung hervorgerufen werden sollen. Selbstverständlich kann jede Art von Strahlung, sobald ihre Leistung hoch genug ist, gesundheitliche Schäden verursachen. Aber im Mobilfunk ist die Sendeleistung äußerst minimal. Elektrosmog gläubige prangern alle Arten von Strahlung an, sei es das 50 bzw. 60 Hz-Stromnetz, das seit 100 Jahren zur Energieübertragung dient, sei es Langwelle, Mittelwelle und (Ultra-)Kurzwelle, die für den Rundfunk verwendet werden, sei es Mikrowellenstrahlung, die seit über dreißig Jahren im Mobilfunk eingesetzt wird, sei es Gamma-Strahlung, welche natürliche und künstliche Quellen hat (siehe Abschn. 5.1.3). Es ist, physikalisch gesehen, unzulänglich, all diese Wellen mit einer Wellenlänge von Tausenden Kilometern bis zu einigen Pikometern in einen Topf, genannt „Elektrosmog", zu werfen. Das ist ein Anzeichen dafür, dass die Elektrosmogdiskussion in der Öffentlichkeit mit viel Unwissen geführt wird. Konzentrieren wir uns wiederum nur auf die Mobilfunkstrahlen im Mikrowellenbereich.

Thermische Effekte

Lasst uns eine Überschlagsrechnung machen: Ein Akku eines Mobiltelefons habe eine Kapazität von etwa 3 A h bei einer Spannung von ca. 5 Volt. Somit enthält er eine Energie von maximal 3 A h · 5 V = 15 W h = 15 W s · 3600 = 54 Kilojoule. Ein menschlicher Kopf wiege ca. 6 kg und er bestehe aus – nehmen wir mal an – Wasser, das eine Wärmekapazität von knapp mehr als 4 KJ/(kg K) hat. Man könnte also sechs Liter Wasser um maximal 2,25 °C erwärmen, wenn man die volle Akkuenergie zum Heizen benutzen könnte. Jedoch sind wir daran interessiert abzuschätzen, welche Erwärmung von sechs Litern H_2O durch Mikrowellenbestrahlung mit einer Sendeleistung von max. 1 W (siehe Tab. 5.3) erreicht werden kann.

Ein Mobiltelefon, wenn man damit ununterbrochen telefoniert, mag eine Betriebszeit von nicht mehr als 5 h pro Akkuladung haben. Somit kann es maximal 5 W h an Mikrowellenenergie pro Akkuladung abgeben, wenn wir das Mobiltelefon mit der größten Strahlungsleistung annehmen. Dies ist ein Drittel der gesamten Akkuenergie, folglich kann bei einer Absorptionsrate von 100 %, also wenn der Kopf alle Strahlung absorbiert, nur ein Drittel der Erwärmung, also nur eine Erwärmung um maximal 0,75°, durch Mikrowellen stattfinden.

Tab. 5.3 Maximale Sendeleistungen technischer Geräte im Mikrowellenbereich. Basisstationen haben eine ca. 10- bis 40-fache Sendeleistung, verglichen mit den mobilen Endgeräten. Wenn man 50 bis 100 Basisstationen zusammennimmt, hätte man von der Leistung her einen Mikrowellenherd. Aber dafür müsste man auch die Gesamtleistung in einem kleinen Raum konzentrieren

Technologie	Frequenz GHz	max. Sendeleistung
Bluetooth	2,5	100 mW
DECT	1,9	250 mW
WLAN Endgerät	5,0	100 mW
WLAN Basisstation	5,0	1000 mW
5G Endgerät	3,4 - 3,8	250 mW
5G Basisstation	3,4 - 3,8	10.000 mW
LTE Endgerät	0,7 - 2,6	250 mW
LTE Basisstation	0,7 - 2,6	6300 mW
UMTS TDD Endgerät	2,0	250 mW
UMTS TDD Basisstation	2,0	10.000 mW
GSM 1800 Endgerät	1,8	1000 mW
GSM 1800 Basisstation	1,8	20.000 mW
Mikrowellenherd	2,5	1 kW

Bitte beachte: Für diese Überschlagsrechnung habe ich den stärksten Akku, welcher wohl nur für moderne Smartphones zu haben ist, mit dem ältesten GSM-Endgerät mit der größten Sendeleistung kombiniert, um stundenlang pausenlos zu telefonieren, während der Kopf die gesamte Sendeleistung absorbiert und nichts mehr übrigbleibt, um Daten zur Basisstation zu transportieren. Darüber hinaus hat der Kopf fünf Stunden lang Zeit, eine Portion der aufgenommenen Wärme wieder abzustrahlen. Man kann davon ausgehen, dass meine Rechnung um viel mehr als eine Größenordnung zu pessimistisch ist! In der Tat ist eine Erwärmung des Ohres, also nicht des gesamten Kopfes, um einige Zehntel Grad bei Dauerbetrieb eines Mobiltelefons möglich.

Ein großer Anteil der Erwärmung des Ohres ist aber auch darauf zurückzuführen, dass ein Ding, das man sich ans Ohr hält, die Abstrahlung von Wärme behindert. Wer also nicht will, dass sein Ohr, teils durch Mikrowellen im Dauerbetrieb, teils durch Isolierung der natürlichen Wärmeabstrahlung des Kopfes, geringfügig erhitzt wird, sollte sich eine Freisprecheinrichtung besorgen.

Athermische Effekte
In der Elektrosmogszene wird behauptet, dass athermische Effekte unabhängig von der Strahlungsstärke seien. Mobilfunkwellen sollen eine Wechselwirkung mit den „Frequenzen des Erdmagnetfeldes" erzeugen, wodurch das Erdmagnetfeld räumlich verzerrt werden soll. Dadurch sollen „biologische Störwirkungen" entstehen, auf die „der Organismus sehr sensibel reagieren" soll. Es könne dabei zu zahlreichen Befindlichkeitsstörungen und zu Langzeiteffekten kommen. Dies ist aber nur esoterisches Kauderwelsch, der auch von Rutengeher*innen kommen könnte, die Angst vor Erdstrahlen (siehe Abschn. 5.1) anstatt vor technischer Strahlung haben. Der Begriff „Frequenzen des Erdmagnetfeldes" ist, wie eine kurze Internetsuche zeigt, nur auf esoterischen und pseudowissenschaftlichen Seiten gebräuchlich.

5.2.3 Pseudowissenschaftliche Schutzgeräte

Schon die Angst vor Elektrosmog schadet – somit kann das Beheben dieser Angst die Beschwerden lindern oder eliminieren. Aber ich möchte trotzdem sagen, dass all die kommerziell angebotenen Schutzvorrichtungen gegen Elektrosmog unnütz sind. Es gibt seit ca. hundert Jahren eine Vielzahl von Scharlataneriprodukten gegen Elektrosmog.

Manche geben vor, die Strahlung des Mobilfunktelefons „neutralisieren" zu können, andere wollen den Wohnraum gegen Strahlen abschirmen können. Es ist keine Übertreibung, es gibt auch Geräte, die böse Strahlen in gute umwandeln sollen! Manche basieren auf den esoterisch-pseudowissenschaftlichen Prinzipien der Radiästhesie, andere wollen mit Zirbenholz Strahlen abschirmen. Sogar metallene Vorhänge für das Bett, also Faraday'sche Käfige, werden gegen Elektrosmog angeboten. Besonders blödsinnig sind die kleinen Metalldreiecke, die man auf den Akku des Telefons klebt, um die „Entstörung" durchzuführen. In Wahrheit können diese Metallteile einen Anstieg der Sendeleistung des Telefons verursachen, da ein Mobiltelefon einen Regelmechanismus hat, der eine minimale Empfangsfeldstärke an der Basisstation garantiert. Wenn man also einen Teil der Strahlung durch Metall abschirmt, so schraubt das Gerät die Sendeleistung in die Höhe. Falls es einen Effekt durch dieses teure „Entstör- oder Schutzgerät" gibt, so ist es das Gegenteil des Gewünschten.

Ich hoffe, dass die Fakten über Elektrosmog und die Möglichkeit, Elektrosensibilität selbst zu Hause zu testen, einen großen Teil einer etwaigen Angst davor nehmen können.

5.2.4 Ein Test für Elektrosensibilität

Wir wollen nicht von vornherein annehmen, dass die Gegenwart eines aktiven Mikrowellensenders kleiner Leistung von einer elektrosensitiven Person nicht wahrgenommen werden kann, nur weil die momentane Theorie der Physik und der Biologie es nicht zulässt. Es ist eine sehr spezifische Behauptung, elektrosensitiv zu sein, also die Anwesenheit eines Mikrowellensenders in seiner Nähe zu erkennen. Mit einem doppelblinden Versuchsdesign kann man prüfen, ob ein*e Proband*in den Zustand eines Mobiltelefons erfühlen kann. Sprich mit dem*der vermeintlichen elektrosensitiven Proband*in ein Zeitintervall ab, in dem dann das Telefon entweder ein- oder ausgeschaltet vor ihm*ihr zu liegen hat. Es wird nach einem zufälligen Muster ein- oder ausgeschaltet werden. Ich schlage euch vor, für jeweils 2 bis 5 min das Telefon an den elektrosensitiven Menschen heranzubringen. Für dieses Experiment braucht ihr nur einen Würfel, ein Mobiltelefon, etwas Gesprächsguthaben und etwas Zeit.

1. Alle Teilnehmer*innen treffen sich zuerst im mittleren Raum. Dort wird ein Mobiltelefon mit genügend Gesprächsguthaben, eine Papiertüte und ein Würfel oder eine Münze vorbereitet.
2. Der*die Notar*in schaltet das Telefon ein, aktiviert ein Gespräch zu einem anderen Gerät und steckt das Telefon in die Papiertüte. Die Lautstärke ist auf null zu stellen und die Lichter sind abzudecken. Die elektrosensitive Person sollte nun in der Lage sein, zu erfühlen, dass das Telefon eingeschaltet und aktiv ist. In einem zweiten Probelauf wird verifiziert, dass die elektrosensitive Person auch ermitteln kann, dass das Telefon ausgeschaltet ist.
3. Die elektrosensitive Person und der*die sie begleitende Versuchsleiter*in verlassen den mittleren Raum. Der*die Notar*in bereitet den ersten Versuchsdurchgang vor. Dazu wird mit einem Würfel gewürfelt. Bei einer geraden Augenzahl wird das Gerät eingeschaltet und ein Anruf wird aktiviert, andernfalls wird es ausgeschaltet. Wenn die elektrosensitive Person es so will, so kann man beim Ausschalten auch den Akku aus dem Gerät nehmen, so wie es bei *Better Call Saul* gemacht wurde. Doch dann testet man zwei paranormale Fähigkeiten auf einmal: Fühligkeit für Mikrowellen und Fühligkeit für Elektrostatik. Das Telefon kommt in die Tüte und in der Tabelle für den*die Notar*in (siehe Tab. 5.4) wird unter $i = 1$ das entsprechende Symbol EIN oder AUS vermerkt.
4. Der*die Notar*in und die Vertrauensperson des*der Elektrosensitiven verlassen den Versuchsaufbau. Danach kommen der*die Elektrosensitive und der*die Versuchsleiter*in in den mittleren Raum, um den Zustand des

Tab. 5.4 Listen für den doppelblinden Test der Elektrosensibilität für $c = 2$ Kategorien. Wenn bei den 50 Durchgängen mindestens 40 Treffer erzielt wurden, so gilt der Test als bestanden

Liste für den*die Notar*in

i	1	2	3	4	5	6	7	8	9	10
Zustand										
i	11	12	13	14	15	16	17	18	19	20
Zustand										
i	21	22	23	24	25	26	27	28	29	30
Zustand										
i	31	32	33	34	35	36	37	38	39	40
Zustand										
i	41	42	43	44	45	46	47	48	49	50
Zustand										

Hier trägt der*die Notar*in ein, in welchem Zustand (EIN, AUS) sich das Mobiltelefon in Durchgang i befand.

✂ ....

Liste für den*die Versuchsleiter*in

i	1	2	3	4	5	6	7	8	9	10
Tipp										
i	11	12	13	14	15	16	17	18	19	20
Tipp										
i	21	22	23	24	25	26	27	28	29	30
Tipp										
i	31	32	33	34	35	36	37	38	39	40
Tipp										
i	41	42	43	44	45	46	47	48	49	50
Tipp										

Hier trägt der*die Versuchsleiter*in ein, welcher Zustand (EIN, AUS) von der elektrosensitiven Person in Durchgang i ermittelt wurde.

Telefons zu ermitteln, ohne es sehen oder hören zu können. Der*die Versuchsleiter*in trägt unter $i = 1$ das vom*von der Elektrosensitiven genannte Ergebnis EIN oder AUS ein.

5. Die Schritte 3 und 4 werden insgesamt 50 mal wiederholt und i wird inkrementiert.
6. Zum Schluss erfolgt ein weiterer unverblindeter Vorgang.
7. Der letzte Schritt ist die Auszählung. Es sind hier mindestens 40 Treffer nötig, um folgende Konklusion erreichen zu können: Die elektrosensitive Person kann, mit einer Fehlerwahrscheinlichkeit von 0,01 %, ermitteln, ob ein aktives Mobiltelefon in ihrer Nähe ist, ohne es zu sehen oder zu hören. Um die Fehlerwahrscheinlichkeit weiter zu senken, ist eine Wiederholung dieses Tests dringend empfohlen.

Mit diesem Test kann man feststellen, ob eine elektrosensitive Person erkennen kann, ob ein eingeschaltetes Mobiltelefon in ihrer Nähe ist. Eine Variante dieses Tests kann dazu verwendet werden, festzustellen, wo sich das eingeschaltete Telefon befindet. Dazu nimmt man c = 2, 4, 5 oder 6 Tüten (siehe Tab. 4.1), wobei der*die Elektrosensitive jene ermitteln muss, unter der das aktivierte Telefon liegt. Wenn ihr eine höhere Anzahl der Kategorien c wählt, so werden immer weniger Wiederholungen n nötig und man spart Gesprächsminuten.

Sobald dieser Test für die Fühligkeit von Elektrosmog bestanden ist – was recht unwahrscheinlich ist –, kann man mit einem fast gleichen Versuch feststellen, ob eine Elektrosmogschutzvorrichtung den gewünschten Effekt erbringt. Es wird einfach für jede der 50 Wiederholungen ein aktives Gerät, bei welchem das Schutzgerät auf randomisierte Weise angebracht wurde oder auch nicht, verwendet. Bitte beachtet: Es macht keinen Sinn, diesen zweiten Test durchzuführen, bevor der*die strahlenfühlige Proband*in den ersten Test wiederholt bestanden hat! Das wäre Zahnfeewissenschaft. Denn erst, nachdem man den Effekt nachgewiesen hat, sollte man sich an den Nachweis der Abschirmbarkeit des Effektes machen.

Fazit. Es hat noch keine Person dieser Welt beweisen können, dass sie in der Tat elektrosensitiv ist, also schwache Mikrowellenstrahlung erfühlen kann, obwohl viele Studien und Experimente gemacht wurden. Allein der Glaube an die negative Wirkung technischer Strahlen kann Beschwerden verursachen. Grenzwerte für Strahlungsintensität von technischen Geräten werden von weltweit agierenden und kooperierenden Gremien festgelegt und, wenn nötig, aktualisiert. Es ist nicht zu erwarten, dass es eine Strahlenüberlastung durch Mobilfunk, Bluetooth und WLAN gibt. Neuere Geräte kommen mit einer stetig sinkenden Sendeleistung aus, was der technischen Innovation zu verdanken ist.

Obwohl der Markt mit Scharlatanerieprodukten zum Schutz gegen Elektrosmog boomt, kann bis jetzt keiner im Experiment nachweisen, dass die Strahlungsdichte, die den menschlichen Körper erreicht, sich verringert, wenn man eine esoterische Schutzmaßnahme kauft und installiert. Nur eine physikalische Abschirmung, ein Faraday'scher Käfig, kann das erreichen – aber wer lebt schon permanent hinter schwedischen Gardinen? Außerdem ist es nicht notwendig, sich auf diese Art vor Mobilfunkwellen abzuschirmen. Es wurden mehr als 20.000 Studien zum Thema durchgeführt, von denen viele, welche Elektrosmogschädigungen beschrieben, wieder zurückgezogen wurden, weil die Daten gefälscht waren. Dies nennt man Betrug.

Lasst mich nochmals sagen, dass Mikrowellen nicht ionisierend sind, es sind somit keine Effekte, außer thermische, zu erwarten. Es treten viele natürliche Formen von schädlicher Strahlung auf, gegen die man sich in der Tat schützen muss. So ist unser Zentralgestirn, die Sonne, die Quelle harter UV-Strahlung, die tödlichen Hautkrebs durch Sonnenbrand auslösen kann. Aber das hat mit Elektrosmogangstmache nichts zu tun.

Online-Material: **Elektrosmog**
1. „Hitparade der unglaublichsten Elektrosmog-Fallgeschichten." IZgMF, 2011, http://www.izgmf.de/scripts/forum/index.php?id=47531.
2. „100 Jahre Elektrosmog-Panikmache." IZgMF, 2011, http://www.izgmf.de/Aktionen/Meldungen/Archiv_11/100_jahre_elektrosmog/100_jahre_elektrosmog.html.
3. Hall, H. „Nonsense about the Health Effects of Electromagnetic Radiation." ScienceBasedMedicine.org, 15.1.2013, https://sciencebasedmedicine.org/nonsense-about-the-health-effects-of-electromagnetic-radiation.
4. Carroll, R. T. „Electromagnetic field (EMF), electromagnetic radiation (EMR)." Skeptic's Dictionary, 2014, http://skepdic.com/emf.html.
5. „Elektrosmog ist überall." Frag den Lesch, ZDF, 2017, https://www.fernsehserien.de/frag-den-lesch/folgen/245-elektrosmog-ist-ueberall-1068032.
6. „Mögliche Wirkungen elektromagnetischer Felder auf Tiere und Pflanzen." Bundesamt für Strahlenschutz, 2017, https://www.bfs.de/DE/bfs/wissenschaft-forschung/emf/stellungnahmen/emf-tiere-und-pflanzen.html.
7. Nowotny, R. „Die Geschichte vom ausgeschalteten Sendemast und den Kopfschmerzen." Mimikama, 3.9.2019, https://www.mimikama.at/allgemein/sendemast-und-kopfschmerzen.

6

Wundersame Heilung

Viele kranke und gesunde Menschen kaufen sich alternativmedizinische bzw. komplementärmedizinische Behandlungen und glauben, damit etwas für ihre Gesundheit tun zu können, was über die Möglichkeiten der „Schulmedizin" hinausgeht. Es gibt aber eigentlich gar keine Alternativmedizin! Es gibt ja auch keine Alternativgeologie, die z. B. meint, dass die Erde eine Scheibe sei. Und es gibt auch keine Alternativmathematik, die 2 + 2 als 5 sieht. Es gibt nur eine Medizin und die umfasst alle Methoden, die wirken. Alles andere, also Methoden, die nicht besser als ein Placebo helfen, sind keine Medizin.

Die Medizin liefert uns viele Therapien, wie z. B. Gespräch, Medikamentengabe oder Operation. Ob eine Therapie hilft, kann man wissenschaftlich mit dem Doppelblindversuch erforschen. Um die Schulmedizin korrekt zu benennen, reicht das Wort Medizin aus. Das oft verwendete Wort Schulmedizin ist ein Pejorativum, das von Homöopath*innen (siehe Abschn. 6.2.1) eingeführt wurde. Dieser Begriff wurde auch von den Nationalsozialist*innen abwertend gebraucht, da sie darin eine „jüdisch-marxistische" Medizin sahen. Alternativmedizin ist also Pseudomedizin. Das Wort Alternativmedizin ist lediglich zu Werbezwecken tauglich [29] und bringt im besten Fall einen, wahrscheinlich überdurchschnittlichen, Placeboeffekt. Jede Heilmethode, und sei es nur ein Placebo, kann auch komplementär, also als Ergänzung zu einer echten Behandlung, eingesetzt werden. Beide Bezeichnungen, „alternative" und „komplementäre" Medizin entbehren also jeglicher näheren Bedeutung im Sinne von „Medizin" oder „Wirksamkeit".

Eine Heilmethode wäre auch dann wissenschaftlich, wenn wir überhaupt nicht verstehen könnten, wie sie wirkt, sobald wir wissen, dass sie besser als ein Placebo wirkt. In der Tat muss man bei vielen Chemikalien, also Medikamenten, sagen, dass man den Wirkmechanismus nicht genau kennt.

6.1 Geistheilung

Der Begriff Geistheilung meint unterschiedliche religiöse, esoterische oder magische Behandlungsmethoden, die mit direktem Körperkontakt oder ohne arbeiten. Es gibt neben den banaleren Ansätzen wie Handauflegen, Beschwörung, Gebet und Exorzismus noch viele andere Geistheilverfahren, wie z. B. Reiki, Therapeutic Touch, Fernheilung, Schamanismus, Scheinoperation, Aurachirurgie, Warzen besprechen. Zwischen dem*der Heiler*in und dem* der zu Heilenden sollen unterschiedliche geistige Kräfte wirken, die angeblich einer Krankheit oder einer Störung entgegenwirken können. Die meisten Geistheiler*innen wollen mit dem menschlichen Energiefeld, der Aura (siehe Abschn. 2.11.1). bzw. dem Qì, dem Prana interagieren. Heute nennt man solche Ansätze oft „Energiemethoden", ein nichtssagendes, aber toll klingendes Wort. Geistheiler*innen wollen „innere Blockaden aufspüren und lösen" können. Das klingt sehr gut. Sogar die Quantenheilung wurde bereits erfunden. Mit dem Werbeslogan „Wirkt sofort – und jeder kann es lernen" geht man hausieren.

Im Grunde handelt es sich beim Geistheilen um eine vorgebliche paranormale Gabe, wobei wissenschaftlich längst erwiesen ist, dass Geistheilung ein Placebo ist. Natürlich kann man das nicht mit totaler Sicherheit sagen. Was man sagen kann, ist, dass es viele gute große Doppelblindstudien gibt, die zusammen ein ziemlich klares Bild liefern. Ein*e gute*r Schauspieler*in kann genauso gut geistig heilen wie ein*e Geistheiler*in. So hat auch Jesus Christus nur das gemacht, was jeder Mensch machen kann: andere heilen durch Handauflegen oder durch Nichthandauflegen.

Es gibt viele berühmte Geistheiler*innen in der Weltgeschichte, wie z. B. den russischen Wanderprediger Grigori J. Rasputin (1869–1916). Er wurde in Westsibirien als Bauernsohn geboren und in seiner Jugend schon trugen sich viele seltsame Begebenheiten zu. 1877 stürzten er und sein Bruder Michail beim Spielen in den Fluss Tura, wobei Michail ertrank. Grigori wurde gerettet, erkrankte an einer Lungenentzündung und im Fieberwahn erschien ihm eine schöne blonde Frau. Der Dorfpfarrer deutete dies als eine Marienerscheinung. Das war seine erste Marienerscheinung, zwei weitere sollten in jungen Jahren folgen. Als er erwachsen war, pilgerte er durch die Lande und machte sich einen Namen als Heiler und Prediger. Schließlich ließ er sich in St. Petersburg nieder, wo er einen schnellen gesellschaftlichen Aufstieg erlebte. Auf diesem Wege kam er in Kontakt mit Zarin Alexandra Fjodorowna (1872–1918), die einen an Hämophilie leidenden Sohn, Zarewitsch Alexei N. Romanow (1904–1918), hatte, der oft innere Blutungen hatte. Rasputin wurde öfters an den Zarenhof gerufen, um mit Gebeten Alexeis Blutungen zu stoppen, was ihm anscheinend immer wieder gelang. Die Zarin kam zur Überzeugung, dass Rasputin der Heilige war, für den sie gebetet hatte. So gewann er das uneingeschränkte Vertrauen der Zarenfamilie. Das Volk wusste nichts von der Krankheit des Thronfolgers, so wunderte man sich, warum der etwas unedel auftretende Rasputin zu Hofe ein und aus ging. Man munkelte, dass er ein Verhältnis mit der Zarin habe. Auch auf die politischen Geschäfte des Zaren Nikolaus A. Romanow (1868–1918) nahm Rasputin Einfluss. Für Russland lief der Krieg nicht wie geplant. Die Lage spitzte sich zu und Rasputin war der Meinung, dass er ermordet werden könnte. Diese Vermutung war wohl nicht so weit hergeholt. In einem Brief an den Zaren schrieb er, dass, wenn die Zarenfamilie in den Tod Rasputins verwickelt sei, diese binnen zwei Jahren vom russischen Volk getötet werden solle. Rasputin wurde von seinen Feinden, also von mächtigen Adeligen, im Dezember 1916 ermordet. Viele Geschichten und Gerüchte ranken sich um Rasputin und seinen Tod. Der Zar, die Zarin und deren Sohn wurden im Juli 1918, also eineinhalb Jahre nach Rasputin, ermordet.

Der US-amerikanische Fotograf und Buchhändler Edgar Cayce (1877–1945) war eines der berühmtesten Medien und Geistheiler des ausgehenden 19. Jahrhunderts. Er hatte angeblich die Gabe, den Gesundheitszustand einer Person lesen zu können und offerierte anschließend Heilungsangebote. Er musste dafür nur den Namen und die Adresse des*der Klient*in wissen. Seine Fähigkeiten konnte er aktivieren, indem er sich in einen tranceähnlichen Zustand begab. Man nannte ihn den „schlafenden Propheten". Während seiner Trance waren die Ratsuchenden für gewöhnlich nicht mit im Raum. Er empfing nach eigenen Angaben „Botschaften von einer höheren Ebene", was heutzutage als „channeln" bezeichnet wird und ein Standardelement der Kommerzesoterik ist. Als er bekannter wurde, wollten andere, dass er Prognosen für die Börse liefere. Es gibt keine Berichte, wie erfolgreich dies war, aber Cayce beschloss bald, dass er solche Prognosen nicht mehr machen werde. Er beschränkte sich auf Prognosen die Gesundheit anderer betreffend und beantwortete auch Fragen über frühere Leben. Von der direkten Verifikation seiner Prognosen hielt er also nichts. Zu seinem Repertoire gehörte auch, Botschaften über das mystische Atlantis zu erhalten und auch welche von „Gott". Die Themen seiner Schauungen und Deutungen bewegten sich im Dunstkreis der Bibel, der Theosophie, der Astrologie und der Reinkarnationslehre. Er brachte mehrere Esoterikbücher heraus, die auch heute noch populär sind, und er gilt als ein Begründer des New Age. Edgar Cayces Heilungsangebote waren nichts Besonderes, er verwies sehr oft auf die Pseudomedizin seiner Zeit. Heute wird in seinem Namen ein Verein geführt, der seine gesammelten Readings und eine Unzahl an Wellnessprodukten vertreibt.

6.1.1 Beispiele: Reiki und Therapeutic Touch

Reiki [28] (jap. rei „Geist", „Seele"; ki ‚Lebensenergie') ist ein esoterisch inspiriertes Verfahren zum Handauflegen, das Anfang des 20. Jahrhunderts vom „Wiederentdecker von Reiki" Mikao Usui (1865–1926) in Japan erfunden wurde. Man könnte es mit „universelle oder universale Lebensenergie" übersetzen. Durch sanftes Handauflegen will der*die Reiki-Meister*in „Heilenergien" durch den*die Patient*in strömen lassen, die seine*ihre Energiepunkte ausgleichen sollen und seine*ihre körpereigenen Heilkräfte aktivieren sollen. Um Reiki-Heiler*in zu werden, ist eine drei- bis vierstufige „Ausbildung" vorgesehen: •) Erster Grad: Das Öffnen der Energiekanäle auf einer physischen Ebene. Wer in den ersten Reiki-Grad eingeweiht ist, kann die „universelle Lebensenergie verstärkt durch die Hände kanalisieren". Man kann sich selbst und anderen Reiki zur Verfügung stellen, wenn man seine Hände auf oder über den Körper legt. Die Kriterien zur Erfüllung der ersten Reiki-Stufe sind von Anbieter*in zu Anbieter*in unterschiedlich. Oft reicht es aus, den Preis von ca. 200 US-$ zu bezahlen, um die erste Stufe der Initiation zu erreichen. •) Zweiter Grad: Die Reiki-Symbole. Um die Ausbildung zum zweiten Grad absolvieren zu können, ist eine innere Entschlossenheit notwendig, schon der kleinste Zweifel zeigt, dass man noch nicht dazu bereit ist. Mit dem zweiten Reiki-Grad kann man angeblich mehr Lebensenergie kanalisieren und sie auf mentalen und emotionalen Ebenen und jenseits von Zeit und Raum zur Verfügung stellen. Es dreht sich alles um drei Symbole, die man mit der Hand auf die Hautoberfläche des*der Patient*in zeichnet, um die „Energieübertragung" durchzuführen. •) Dritter Grad: Die Einweihung ins Meistersymbol. Der dritte Grad ist schließlich für Praktizierende gedacht, die ihr Bewusstsein für ihre eigenen spirituellen Wesensanteile bereits eröffnet haben und es weiter ausbilden möchten. Er eröffnet angeblich die Möglichkeit, Bewusstseinszustände zu erfahren, die jenseits der „irdisch-polaren Realitäten" existieren und wirken. Hier erhält man das vierte Symbol, das Master-Symbol, das schließlich die Fähigkeit bringt, den „Kanal zur Energieübertragung" zu öffnen. Dabei strömt die Energie durch den Kopf des*der Behandler*in hinein und durch seine*ihre Hände wieder hinaus in den*die Patient*in. •) Der vierte Grad ist schließlich der Lehrergrad, er befähigt dazu, andere Menschen in Reiki einzuweihen. Es ist immer mehr Geld erforderlich, um höhere Reiki-Grade zu absolvieren.

Im Gegensatz zu Reiki ist Therapeutic Touch [30] eine Variante des Handauflegens, bei der der*die Behandler*in den*die Patient*in nicht berührt. Therapeutic Touch wird oft ein mystischer, uralter Ursprung zugeschrieben, aber diese esoterische Heilmethode wurde erst 1972 von zwei Theosophinnen erfunden. Sie gingen davon aus, dass der Mensch ein offenes System sei, das über elektromagnetische Wellen (siehe Abschn. 2.2.1) ständig im Austausch mit der Umwelt stehe. Das stimmt auch, da der Mensch Wärme abstrahlt und aufnimmt. Anwender von Therapeutic Touch geben vor, Symptome behandeln zu können, indem sie mit ihren Händen das „menschliche Energiefeld" manipulieren.

Manche Geistheiler*innen wollen auch gute Energien in den Körper transportieren können und schlechte Energien abtransportieren können. Manche geben auch vor, dass sie genau erfühlen können, was im Körper des*der Patient*in nicht stimmt und wo das Problem sitzt. Therapeutic Touch, Reiki und andere Methoden wurden oft wissenschaftlich untersucht, eine Wirksamkeit über dem Placebo oder andere Effekte konnten bis jetzt noch nicht nachgewiesen werden.

6.1.2 The Great Tantra Challenge

Manche wollen ihre spirituellen Heilkräfte jedoch nicht nur zum Wohle anderer einsetzen. Es gibt auf dieser Welt auch viele geistige Waffen, die man gegen seine Feind*innen einsetzen kann. Ich möchte euch die Geschichte des indischen Skeptikers und Rationalisten Sanal Edamaruku (geb. 1955) erzählen, der im März 2008 live im Fernsehen von den geistigen Kräften eines Tantrikers hätte getötet werden sollen. Das Live-Event dauerte mehrere Stunden und Sanal Edamaruku konnte es unverletzt überstehen. Tantra ist eine 1800 Jahre alte Meditationsschule mit Wurzeln im Hinduismus und im Buddhismus. Man könnte Tantra als eine Methode sehen, die göttliche Energie des Universums zu bündeln und zu kanalisieren. Das repetitive Rezitieren von Mantras (sanskr. mantra „Spruch", „Lied", „Hymne") ist oft sehr wichtig, weil diese göttliche Energie des Universums auch herbeigesungen werden kann. Nun, man kann sicherlich Gutes, aber auch allerhand Böses mit der gebündelten Energie des Universums anstellen.

Die Geschichte begann, als eine indische Politikerin ihre Gegner*innen beschuldigte, sie mittels Tantra geschädigt zu haben. Es ist in Indien keine Seltenheit, dass Gurus und Gurvis und Magier*innen auftreten, um gewisse spirituelle Fähigkeiten vorzuführen oder solche Dienstleistungen anzubieten. Der Magier Pandit Surinder Sharma hatte zuvor behauptet, jeden beliebigen Menschen durch schwarze Magie töten zu können.

Der Präsident der indischen Skeptiker, Sanal Edamaruku, forderte jenen tantrischen Magier auf, seine Fähigkeiten an ihm auszuprobieren. So kam es zu einem noch nie gesehenen Fernsehauftritt mit extremer Überlänge. Der Sender *India TV*, einer der großen Hindu-Kanäle, lud Edamaruku und Pandit Surinder Sharma ein, um die tantrischen Energien live zu testen. Während der Show verwendete der Magier eine kleine Figur aus Teig „the voodoo dough". Er behauptete, dass er damit in drei Minuten jeden, den er wolle, töten könne, indem er der Teigpuppe einen Strick um den Hals lege.

Als das und das Chanten der Mantras nichts half, entschied er sich, die „ultimate destruction ceremony" live im Fernsehen anzuwenden. Die Einschaltquoten des Senders schossen in die Höhe. Aus den anfangs geplanten drei Minuten wurden schließlich zwei Stunden. Edamaruku war sichtlich guter Dinge, als der Moderator das Experiment schließlich abbrach. Sharma brachte die Schutzbehauptung vor, dass Sanal unter dem Schutz eines sehr starken Gottes stehen müsse. Sanal konterte, dass er Atheist sei. Danach argumentierte der Magier, dass seine Rituale eigentlich nur bei Dunkelheit funktionieren, was ihm stehenden Fußes eine zweite Herausforderung einbrachte. Es kam noch in derselben Nacht zu einer Revanche beim Tantra der absoluten Zerstörung, das Fernsehen machte weitere Sendezeit für die Live-Berichterstattung frei, die von mehreren hundert Millionen Menschen verfolgt wurde. Unter freiem Nachthimmel wurde von 23 bis null Uhr eine Zeremonie abgehalten. Einige Helfer*innen des Magiers unterstützen ihn mit ihren Mantragesängen. Edamarukus Name wurde auf ein Stück Papier geschrieben, das dann zerrissen wurde. Die Schnipsel wurden in Butter getaucht und verbrannt. Es fanden noch andere berührungslose Rituale statt, aber der Magier wurde auch handgreiflich. Edamarukus Kopf wurde von ihm minutenlang geschüttelt. Schließlich warf Sharma das sprichwörtliche Handtuch.

If holy men can do it,
we can also do it!
   - Sanal Edamaruku, Guru Buster

Schon 1995 erschien der Dokumentarfilm *Guru Busters*, in welchem Edamaruku mitwirkte. Es war ein Roadmovie einer kleinen Gruppe indischer Skeptiker*innen, die in einem Kleinbus durch das Land fuhren und über die Tricks, die viele Gurus und Gurvis im Programm haben, aufklärten. Sie traten gegen Aberglauben, religiöse Schwindeleien und Quacksalberei an und konnten auch viele Tricks selbst vorführen und sie so den Mitmenschen verständlich machen.

2012 deckte Edamaruku ein katholisches Wunder auf, bei dem Wasser vom Fuß einer Christus-Statue vor einer römisch-katholischen Basilika in Mumbai tropfte. Dieses Wunder wurde zwar nicht offiziell von der katholischen Kirche anerkannt, war jedoch für viele Gläubige sehr wichtig. Er konnte zeigen, dass das Wunder des tropfenden Jesus auf ein undichtes Abflussrohr zurückzuführen war. Die katholische Kirche erstattete in mehreren Polizeistationen Anzeige wegen Verletzung religiöser Gefühle gegen ihn. Falls er schuldig gesprochen worden wäre, drohten ihm bis zu drei Jahre Haft. Edamaruku erhielt sogar Todesdrohungen und ging im Sommer 2012 nach Finnland.

6.1.3 Ein Test für Geistheiler*innen

Es ist für verantwortungsvolle Menschen natürlich nicht ratsam, an Patient*innen zu testen, ob jemand in der Tat geistig heilen kann. Aber ich möchte euch einen Versuchsplan vorstellen, mit welchem man testen kann, ob ein*e Geistheiler*in es bemerkt, wenn die Hand eines anderen Menschen über seine*ihre Hand gehalten wird. Dazu braucht man nur einen Tisch, der in der Mitte durch einen blickdichten Vorhang abgeteilt ist. Der*die Geistheiler*in schiebt beide Hände an der Tischoberfläche auf die andere Seite und dreht die Handflächen nach oben. Dann wird z. B. ein Handtuch über seine*ihre Handflächen gelegt, sodass ein Lufthauch und die Wärme, die von der Hand des*der Versuchsleiter*in kommen, abgeschirmt werden können. Dann wird ein Würfel oder eine Münze für links oder rechts geworfen und der*die Versuchsleiter*in gibt das Startsignal. Danach hält er*sie randomisiert seine*ihre Hand etwa zehn Zentimeter über der linken oder der rechten Hand des*der Geistheiler*in, wobei seine*ihre Handfläche nach unten zeigt. Nach ca. 20 s kommt das Stoppsignal und der*die Geistheiler*in sagt, ob er*sie die Gegenwart der Hand des*der Versuchsleiter*in links oder rechts erfühlen konnte. Da Methoden, wie Therapeutic Touch, darauf basieren, das menschliche Energiefeld wahrnehmen zu können, sollte ein*e Heiler*in auch die Gegenwart eines Körperteiles wahrnehmen können. Diesen Versuch hat die Schülerin Emily Rosa (geb. 1987) aus Colorado entworfen und sie hat ihre Arbeit zu einem wissenschaftlichen Journal eingereicht. So wurde sie mit neun Jahren zur jüngsten Person, die je eine wissenschaftliche Arbeit in einem angesehenen Journal veröffentlichen konnte [49].

Dieser Test ist nicht doppelt, sondern nur einfach verblindet. Das heißt, der*die Geistheiler*in weiß nicht, über welcher seiner*ihrer Hände sich die Hand des*der Versuchsleiter*in befindet, aber der*die Versuchsleiter*in ist unverblindet. Emily Rosa und ihre Koautor*innen testeten 15 Therapeut*innen über mehrere Monate hinweg. In einer zweiten Testreihe wurden 13

Therapeut*innen an einem einzigen Tag getestet. Ein ähnlicher Test wurde von den Wiener Skeptiker*innen für eine Sendung aus der Reihe *Help TV* des *Österreichischen Rundfunks (ORF)* 2005 durchgeführt. Der*die Heiler*in sollte mehrere Wiederholungen absolvieren, um die Hand des*der Versuchsleiter*in zu erfühlen. Es meldeten sich 39 Heiler*innen aus ganz Österreich und aus Nachbarländern an. Einige hatten Bedenken, weil der Test sich sehr von ihrer gewohnten Heilertätigkeit unterschied, andere fanden, dass er ihren Fähigkeiten entsprach. Man riet den Heiler*innen, die zusagten, zu Hause Vorversuche zu machen, was die Anzahl erschienener Kandidat*innen verringerte. Kein einziger der 22 finalen Kandidat*innen konnte beim offiziellen Test ein klar positives Resultat erzielen.

Diesen Test kann man auch auf eine doppelt verblindete Art und Weise durchführen (siehe Tab. 6.1). Ich überlasse es euch, das Setup dafür auszuarbeiten.

Fazit. Es gibt zu viele Arten der Geistheilung, um sie alle hier beschreiben zu können. Manche entspringen alten Traditionen und Religionen, manche wurden erst vor kürzerer Zeit frei erfunden. Weder Emily Rosa noch der *ORF* konnten nachweisen, dass eine*r ihrer Kandidat*innen in der Tat die Fähigkeit hat, eine „Energie" im Sinne von Therapeutic Touch festzustellen. Es gibt Studien, die Reiki testen, indem sie Reiki-Therapeut*innen mit Schauspieler*innen vergleichen. Diese Schauspieler*innen gaben nur vor, die Fähigkeit zu haben, „den Kanal zur Energieübertragung zu öffnen", „Lebensenergie zu kanalisieren" und sie „auf mentalen und emotionalen Ebenen jenseits von Zeit und Raum zur Verfügung zu stellen". Man muss auch keine Angst vor bösen Wirkungen spiritueller Art (Voodoo, Flüche, etc.) haben, denn diese scheinen ebenfalls nicht zu wirken.

Geistheilung an sich ist jedoch unverzichtbar, jede*r kann es und jede*r braucht es. Man denke nur an das Kind, das man tröstet. Das Wesentliche an der Geistheilung ist vermutlich, dass der*die Patient*in Aufmerksamkeit erfährt. Ein*e echte*r Geistheiler*in sollte seine*ihre Fähigkeiten niemals überschätzen!

Online-Material: **Geistheilung**
1. „John Stossel: ‚Testing Therapeutic Touch.'" ABC New, 1998, https://www.youtube.com/watch?v=mNoRxCRJ-Y0.
2. Barrett, S. „Why Therapeutic Touch Should Be Considered Quackery." Quackwatch.org, 3.2.2008, https://www.quackwatch.org/01QuackeryRelatedTopics/tt.html.

Tab. 6.1 Listen für den doppelblinden Test der Geistheilung für $c = 2$ Kategorien. Wenn bei den 50 Durchgängen mindestens 40 Treffer erzielt wurden, so gilt der Test als bestanden

Liste für den*die Notar*in

i	1	2	3	4	5	6	7	8	9	10
Hand										
i	11	12	13	14	15	16	17	18	19	20
Hand										
i	21	22	23	24	25	26	27	28	29	30
Hand										
i	31	32	33	34	35	36	37	38	39	40
Hand										
i	41	42	43	44	45	46	47	48	49	50
Hand										

Hier trägt der*die Notar*in ein, über welcher Hand des*der Geistheiler*in (L, R) sich eine Hand in Durchgang i befand.

✂ ....

Liste für den*die Versuchsleiter*in

i	1	2	3	4	5	6	7	8	9	10
Tipp										
i	11	12	13	14	15	16	17	18	19	20
Tipp										
i	21	22	23	24	25	26	27	28	29	30
Tipp										
i	31	32	33	34	35	36	37	38	39	40
Tipp										
i	41	42	43	44	45	46	47	48	49	50
Tipp										

Hier trägt der*die Versuchsleiter*in ein, welche Hand (L, R) vom*von der Geistheiler*in in Durchgang i ermittelt wurde.

3. Waschkau, A. & Waschkau, A. „Folge 27: Rasputin." Hoaxilla Podcast, 19.12.2010, https://www.hoaxilla.com/hoaxilla-27-rasputin.
4. „The Amazing Meeting: ‚Sanal Edamaruku - Indian Gurus: From Flying Fakirs and Starving Saints.," JREF, 2013, https://www.youtube.com/watch?v=QKgOSDgUVks.
5. Waschkau, A. & Waschkau, A. „Folge 123: Edgar Cayce – Der schlafende Prophet." Hoaxilla Podcast, 21.4.2013, https://www.hoaxilla.com/hoaxilla-123-edgar-cayce-der-schlafende-prophet.
6. „Reiki." ScienceBasedMedicine.org, 2017, https://sciencebasedmedicine.org/tag/reiki.
7. Barrett, S. „Reiki is Nonsense." Quackwatch.org, 22.8.2015, https://www.quackwatch.org/01QuackeryRelatedTopics/reiki.html.
8. Dzugan, F. „Querdenkmodelle: Die spannendsten Experimente der Wissenschaft." Profil, 26.9.2015, https://www.profil.at/wissenschaft/querdenkmodelle-experimente-wissenschaft-5872043.

6.2 Energetisiertes Wasser

Wasser (H_2O, Dihydrogeniummonoxid, Diwasserstoffoxid, Monooxan, Oxidan, Brønsted-Base bzw. -Säure, Hydrogenhydroxid, Hydroxylsäure bzw. Dihydrogenether) ist das wichtigste „Element" für uns Kohlenstoffwesen. Es schmilzt bei ca. 0 °C und siedet bei ca. 100 °C, aber das ist abhängig vom Luftdruck. Reines Wasser ist pH-neutral, leitet den elektrischen Strom nicht und ist ein Lösungsmittel, das Mineralien und Gase lösen kann. Gefrorenes Wasser, also Eis, hat eine hexagonale Kristallstruktur. Bei Temperaturen unter −22 °C und bei hohem Druck können sich auch andere Kristallformen ausbilden. Bei der herkömmlichen Art von Eis bilden sechs Wassermoleküle einen Ring, wobei jedes der sechs Moleküle ebenfalls Teil von zwei benachbarten Ringen ist. Durch die sogenannten Wasserstoffbrücken (siehe Abb. 6.1) verbinden sich die dipolartigen Wassermoleküle und formen so den Kristall.

Im flüssigen Zustand sind einige dieser Wasserstoffbrücken aktiv, aber sie sind nicht sehr stabil. Manche Moleküle hängen kurzfristig zusammen und bilden einen sogenannten Wassercluster. Wasserstoffbrücken halten nur für eine sehr kurze Zeit, außer das Wasser gefriert. Chaos wird mit sinkender Temperatur immer mehr zu Ordnung. Bevor wir uns mit den angeblichen Heilkräften des Wassers beschäftigen werden, müssen wir uns mit der Frage

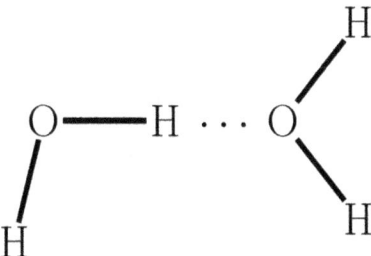

Abb. 6.1 Darstellung einer Wasserstoffbrücke als gepunktete Linie zwischen zwei Wassermolekülen. Da das Sauerstoffatom (O) die Elektronen der Wasserstoffatome (H) anzieht, sind die Bereiche um die H-Atome leicht positiv geladen und der Bereich um das O-Atom ist leicht negativ geladen. So können sich Kraftwirkungen zwischen verschiedenen Wassermolekülen aufbauen, die den hexagonalen Eiskristall formen

beschäftigen, was die Atomnatur der Materie für uns Menschen eigentlich bedeutet. Wir wollen sehen, wie man Teilchen abzählen kann und wie man so die Mikrowelt mit der Makrowelt verbinden kann.

6.2.1 Moleküle und Atome

Homöopathie [48] (gr. hómoios „ähnlich", „gleichartig" [1, 139]; páthos „Leid", „Empfindung", „Erlebnis", „Ereignis" [1, 101 und 180]) meint wörtlich „ähnliches Leiden". Sie wurde vor über zweihundert Jahren vom Arzt C. F. Samuel Hahnemann (1755–1843) erfunden. Homöopath*innen gehen davon aus, dass es eine störbare Lebenskraft (siehe Abschn. 2.4.3) gebe. Man könne Symptome mit jenen Mitteln heilen, die bei Gesunden dieselben Symptome verursachen. Dieses magische Gesetz war bereits vor Hahnemann bekannt, nimmt in der Homöopathie jedoch den Platz eines zentralen Dogmas ein. Aus heutiger Sicht kann es aber nur belächelt werden. Das zweite fundamentale Dogma der Homöopathie ist die Potenzierung. Wenn man den Ausgangsstoff immerzu mit Wasser oder Alkohol verdünnt und verschüttelt, soll die „Heilinformation" der Urtinktur in die Lösung aufgenommen und auch immerzu verstärkt werden. Dies ist, gegeben unser heutiges Verständnis der Quantenphysik, reiner Nonsens. Das dritte Merkmal der Homöopathie ist die gezielte Arzneimittelwahl mithilfe der Ähnlichkeitsregel und die Beachtung der individuellen Krankheitszeichen und Persönlichkeitsmerkmale des*der Patient*in.

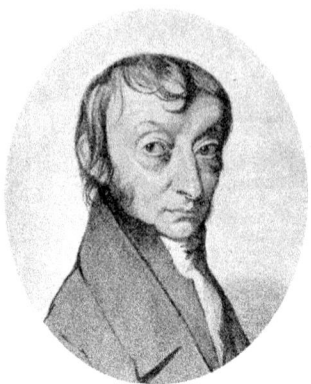

Abb. 6.2 Amedeo Avogadro (Physiker und Chemiker; * 9.8.1776, Turin, † 9.7.1856, ebenda). Erforschte den Zusammenhang zwischen Druck, Volumen und Temperatur bei Gasen. Nach ihm ist die Avogadro-Konstante benannt, die angibt, wie viele Teilchen eine gewisse Stoffmenge enthält. (By From a drawing by C. Sentier, executed in Torino at Litografia Doyen in 1856. – Edgar Fahs Smith collection, Public Domain, https://commons.wikimedia.org/w/index.php?curid=4075388)

Eine erste Falsifikation der Homöopathie wurde bereits zu Hahnemanns Lebzeiten vollbracht. 1835 wurde ein wissenschaftlich valider Doppelblindversuch, der Nürnberger Kochsalzversuch [16], mit mehr als 50 Versuchspersonen durchgeführt, der statistisch sauber zeigte, dass die Homöopathie praktisch nicht anders wirkt als Fakemedizin.

Mit den Arbeiten des italienischen Physikers und Chemikers Amedeo Avogadro (siehe Abb. 6.2), eines Zeitgenossen Samuel Hahnemanns, konnte man auch theoretisch zeigen, dass eine übermäßige Verdünnung sinnlos ist. Avogadro entstammte einer Aristokratenfamilie und studierte zunächst Jura, der Familientradition zuliebe. Später wechselte er zu den Fächern Mathematik und Physik, die ihm eher zusagten. 1803 veröffentlichte er, zusammen mit seinem Bruder, seine erste Arbeit über die elektrischen Eigenschaften von Salzlösungen. Sie erschien nur drei Jahre, nachdem Alessandro Volta (siehe Abschn. 2.2.1) die Batterie erfunden hatte. 1809 wurde er Professor für Naturphilosophie in Vercelli und erarbeitete seine zentrale Hypothese, dass gleiche Volumina von Gasen bei gleicher Temperatur und gleichem Druck die gleiche Anzahl von Teilchen enthalten müssten. Dazu stellte er sich die elementaren Gase als Moleküle, die aus zwei Atomen bestehen, vor. Das größte Problem dabei war, dass die Begriffe Atom und Molekül noch nicht ganz verstanden waren. André-Marie Ampère kam 1814 auf den gleichen Ansatz. Ihre Theorien wurden jedoch von ihren Zeitgenoss*innen nicht akzeptiert.

Der Begriff der Stoffmenge ist eng mit Avogadro verbunden. Die Stoffmenge ist eine physikalische Einheit, die die Teilchenanzahl in einer gewissen Menge an Stoff angibt. Die Einheit der Stoffmenge ist ein Mol (1 mol). Ein Mol wurde historisch als jene Teilchenzahl definiert, die in zwölf Gramm Kohlenstoff C12 enthalten sind. Die von ihm postulierte Zahl, die angibt, wie viele Teilchen eine gewisse Materialmenge enthält, konnte er aber nicht bestimmen. Heute ist ein Mol über die Avogadro-Konstante definiert, die als ca. $6,022 \cdot 10^{23}$ Teilchen pro Mol festgelegt wurde. Diese Naturkonstante verbindet die Mikrowelt der Atome mit unserer Makrowelt. Besonders in der Chemie, wo Stoffe in gewissen Verhältnissen reagieren müssen, ist die Mengenangabe in Mol sehr wichtig.

*

1820 wurde Amedeo Avogadro als Professor für mathematische Physik nach Turin berufen und 1840 wurde er in die Gelehrtenakademie *Leopoldina* gewählt. Er verstarb im Juli 1856 im Alter von neunundsiebzig Jahren. Das Mineral Avogadrit und der Mondkrater Avogadro wurden nach ihm benannt. Seit Avogadro ist der genaue Wert der Avogadro-Konstante auf verschiedene Arten vermessen worden. Der österreichische Physiker und Chemiker Johann J. Loschmidt (1821–1895) schätzte den Durchmesser der Moleküle etwas falsch ein und erhielt 1865 einen Wert von $72 \cdot 10^{23}$/mol. Zu Beginn des 20. Jahrhunderts konnte man einen Wert von $6,7 \cdot 10^{23}$/mol erhalten. Mit Experimenten, die abgezählte Alpha-Partikel involvieren, konnte die Genauigkeit weiter verbessert werden. Moderne Methoden zur Bestimmung der Avogadro-Konstanten basieren auf der Röntgenkristallografie.

Online-Material: **Amedeo Avogadro**
1. „Amedeo Avogadro." Famous Scientists. famousscientists.org, 12.1.2015, https://www.famousscientists.org/amedeo-avogadro.
2. „Avogadro-Konstante." Chemie.de, 2017, http://www.chemie.de/lexikon/Avogadro-Konstante.html.
3. „Avogadro's law." Encyclopædia Britannica, 2017, https://www.britannica.com/science/Avogadros-law.
4. „Amadeo Avogadro." Duden Learnattack GmbH, 2024, https://www.lernhelfer.de/schuelerlexikon/chemie-abitur/artikel/amadeo-avogadro.

6.2.2 Etwas Pseudowissenschaft

Machen wir nun einen kleinen Exkurs in die esoterische Welt der Trinkwasseraufbereitung, in der das Wasser ein Gedächtnis haben kann. Beim Orakel von Delphi (lat. oraculum „(Aus-)Spruch", „Orakel(-stätte)") sprudelte auch Heilwasser aus der Kastalischen Quelle. Ihr Wasser wurde von den Besucher*innen für rituelle Waschungen benutzt und wenn man es trank, verlieh es die Dichtergabe. Diese Quelle wird heute noch für die Trinkwasserversorgung von Delphi genutzt. Man müsste analysieren, ob es in und um Delphi signifikant mehr Poet*innen als im Rest der Welt gibt. Die Großkirchen weihen ihr Wasser. Heute sind viele alternative Wasserprodukte, wie z. B. „belebtes Wasser", „aktiviertes Wasser", „energetisiertes Wasser", „levitiertes Wasser" oder „vitalisiertes Wasser", käuflich zu erwerben. Im Gegensatz zu herkömmlichen Wässern sollen diese Spezialwässer angeblich dafür sorgen können, den Gesundheitszustand oder die Stimmungslage der Konsument*innen zu verbessern. Hier sind aber nicht die Heilwässer gemeint, die genau messbare Konzentrationen von Mineralstoffen und Spurenelementen besitzen. Vielmehr wird normales Wasser mit einer wissenschaftlich nicht näher beschriebenen Methode umgewandelt bzw. behandelt, um solche alternativen Wasserprodukte herzustellen. Man kann solche Wässer selbst kaufen oder auch eine Anlage zur esoterischen Wasserbehandlung erwerben. Manche bauen auf die Kraft des Vollmondes, um aus Wasser „Mondwasser" zu machen. Es gibt mittlerweile sogar Mondbiere von vielen Anbietern!

Für gewöhnlich kann man Wasser energetisieren, wenn man es erwärmt. Mit einem Milchaufschäumer kann man es rühren und somit energetisieren. Die chemische Energie der Batterie wird als elektrische Energie abgegeben und im Motor des Milchaufschäumers in Rotationsenergie umgewandelt. Der Sprudler gibt die Rotation an das Wasser weiter und es bildet sich ein Strudel. Durch die Reibung im Wasser wird die Energie schließlich in Wärme umgesetzt, wie uns James P. Joule (siehe Abschn. 2.4) zeigte. Wenn man Wasser quirlt, nimmt es Luft bzw. Sauerstoff auf und schmeckt somit frischer. Aber da wir keine Fische sind, die Sauerstoff aus dem Wasser aufnehmen müssen, bringt das nichts weiter. Wie man es auch anstellt, energetisiertes Wasser wird warm. Man kann es aber auch mit potenzieller Energie energetisieren, was im Pumpspeicherkraftwerk ausgenutzt wird. Dann ist es energetisiert und levitiert. Wenn Biolog*innen Wasser aus dem Meer untersuchen, werden sie belebtes Wasser vorfinden. Aber das alles ist hier nicht gemeint.

Es gibt viele pseudowissenschaftliche Theorien, um diesen Transfer von „Gutem" in das Wasser zu beschreiben. Wasser soll, wenn es an bereits energetisiertem Wasser vorbeifließt, selbst energetisiert werden können. Es sei dann in einem esoterischen Sinne „informiert" oder „levitiert". Andere rühren das Wasser minutenlang linksherum, womit ihm gewisse positive Eigenschaften beigebracht werden sollen. Die Schüttelrituale der Homöopathie sind auch hier einzuordnen. Pseudowissenschaftliche Hightechgeräte führen das Wasser über sanfte, kurvige Spiralleitungen, da eckige und spitze Leitungen mit zu hohem Druck die Struktur des Wassers beschädigt haben sollen. Der japanische Parawissenschaftler und Pseudomediziner Masaru Emoto (1943–2014) [37] sprach zu seinem Wasser, als es kristallisierte. Aus der Struktur der Eiskristalle will er herausgelesen haben, ob das Wasser Gutes oder Böses gehört hat. Das Wasser habe ein Gedächtnis, vermuten viele Pseudowissenschaftler*innen. Wenn es z. B. in Kontakt mit bestimmten Substanzen kommt oder wenn gewisse Frequenzen darauf einwirken, erfahre es gewisse Eigenschaftsänderungen. Man spricht gerne von einer „Informationsübertragung". Man vermutet, dass dieses Phänomen mit dem quantenphysikalisch wohldefinierten Begriff Wassercluster erklärt werden könnte. Da jedes Wassermolekül ein elektrischer Dipol ist, können kurzzeitig viele Moleküle über Wasserstoffbrücken zusammenhaften. Die Moleküle bleiben dann bis zu 10^{-10} s Nachbarn, was man einen Cluster nennt. Darüber hinaus existiert das Phänomen Wassergedächtnis nicht. Diese kurze Zeit reicht wohl kaum aus, um dauerhaft Information darzustellen.

6.2.3 Das Wassergedächtnis (Randi versus Benveniste)

Hier, im Kapitel über das Wasser, möchte ich euch noch die Geschichte von James Randi (siehe Abschn. 2.12) und dem Wassergedächtnis erzählen. Es ist auch die Geschichte des erstklassigen französischen Mediziners Jacques Benveniste (1935–2004) [15], der in den späten 1970er-Jahren wichtige Arbeiten zur Immunologie verfasst hat. 1988 wurde seine Arbeit über die Wirkung von bestimmten Antigenen auf gewisse weiße Blutkörperchen im berühmten Journal *Nature* veröffentlicht. Das Besondere daran war, dass die Antigene in sehr hohen Verdünnungen, bis zu 120 Zehnerpotenzen, angewandt wurden. In seinem Labor konnte dieser Effekt festgestellt werden, wenn eine Lösung von Antigenen schrittweise verdünnt und dabei heftig geschüttelt wurde. Wenn man mit reinem Wasser begann, konnte der Effekt jedoch nicht gefunden werden. Um dies zu replizieren, hatte Benveniste noch drei andere Institute gebeten, den Versuch zu wiederholen, was Benveniste zufolge gelungen war. Er vermutete, dass ein „übergeordnetes Phänomen in der Molekülstruktur des Wassers", das mit dem Dipol des Wassermoleküls wechselwirkt, dafür verantwortlich sei. Besagtes *Nature*-Paper wurde von allen Beteiligten verfasst. Die Biolog*innen dieser Welt waren verwundert und es lag der Schluss nahe, dass dies möglicherweise eine Erklärung für das Potenzieren in der Homöopathie sein könnte. Benveniste meinte, dass Wasser sich daran erinnere, einmal ein anderes Molekül „gesehen" zu haben. Ein Journalist erfand daraufhin den Begriff „Wassergedächtnis" [17], der heute in den Pseudowissenschaften unverzichtbar ist. Benveniste zufolge standen diese Arbeiten in keinem Zusammenhang zur Homöopathie-Industrie, aber seine Mitarbeiter*innen gaben später zu, dass sie von Homöopathie-Herstellern finanziert worden waren.

Der damalige Herausgeber von *Nature*, Sir John Maddox (1925–2009), hatte jedoch eine Bedingung an die Veröffentlichung dieses Papers geknüpft. Er hat der Publikation einen Disclaimer hinzugefügt, der besagt, dass das behauptete Phänomen keine physikalische Basis habe und dass er eine unabhängige Investigation in die Wege geleitet habe. Ein Statement dieser Art gab es nur einmal zuvor, als der *Nature*-Artikel über Uri Geller erschien (siehe Abschn. 2.10.2). Maddox erbat sich Zugang zu Benvenistes Labor, um dort Ermittlungen anzustellen. Benveniste ging auf diesen, in der Wissenschaft bis dato einmaligen, Kompromiss ein. Der Fälschungsexperte Walter Stewart (geb. 1942), James Randi und Maddox selbst erschienen zu einer einwöchigen Inspektion seines Labors.

Als es bekannt wurde, dass Randi, der Magier und Aufdecker von Betrüger*innen, an der Untersuchung beteiligt sein soll, merkte man, wie tief der Zweifel in Maddox saß. Zuerst setzte sich die Kommission mit Benvenistes Team zusammen, um über die Durchführung des Experiments zu reden. Bald erkannten sie, dass die Experimentator*innen wussten, in welchem Reagenzglas welche Art von Probe war. Das Experiment war also korrekt mit einer Kontrollgruppe aufgebaut, jedoch wurde beim Doppelverblinden geschlampt. Unter Aufsicht der Kommission, die das Verblinden übernahm, wurde ein weiterer Versuchsdurchgang durchgeführt. Die Zuordnungsliste, die die Proben verblindete, wurde in einen Umschlag gesteckt und an die Decke des Labors geklebt, sodass sie für niemanden zugänglich war. Danach war das Resultat wieder mit den Theorien der Physik, Chemie und der Biologie im Einklang. Unsere drei Detektive fanden auch andere systematische Fehler bei der Durchführung. Man konnte z. B. nachweisen, dass im Labor Daten unterdrückt wurden, die der Behauptung widersprachen. Dieses Vorgehen nennt man Rosinenpicken. Unabhängige Gutachter*innen konnten die Versuche nicht reproduzieren. Die Kommission verfasste einen vernichtenden Bericht und Benveniste verlor seinen guten Ruf. Er selbst stand allerdings bis zuletzt zu seinen Ergebnissen. Er beklagte sich über die Inkompetenz der Inspektoren, die ihre Beurteilung auf nur eine einzige Versuchsreihe stützten. Nach dieser Kontroverse bekam er die Empfehlung, diese Arbeiten einzustellen, und durfte zunächst seine Anstellung behalten.

Der französische Physiker und Nobelpreisträger Georges Charpak (1924–2010) schlug Benveniste eine Serie von Experimenten vor und bot auch an, diese zu überwachen. Als die Resultate negativ waren, vermutete Benveniste Sabotage in seinem Labor und entließ sogar verdächtige Mitarbeiter*innen. Nach einem Jahr hatte Charpak genug und schrieb, dass Benvenistes Wassermanipulationen keinerlei Effekt haben. Benveniste erhielt 1991 den parodistischen Ig-Nobelpreis für seine Entdeckung, dass H_2O, eine intelligente Flüssigkeit sei und dass er demonstrieren konnte, dass sich das Wasser an Dinge erinnern könne, die längst verflossen sind. 1995 verlor Benveniste seine Stelle als Professor. Er konnte seinen Irrtum nicht einsehen.

1997 gründete Benveniste die Firma *DigiBio* in Paris, um die Idee der Wasserstoffbrücken, die ein Gedächtnis bilden sollen, weiterzuverfolgen. Dort erweiterte er seine Hypothesen und ging davon aus, dass biologisch aktive Moleküle über niederfrequente elektromagnetische Wellen kommunizieren. Diese Wellen könne man sogar digitalisieren und speichern und sie dann in ein anderes Wasser einfügen. Benveniste erhielt die zweifelhafte Ehre, als Erster und bisher Einziger zweimal den Ig-Nobelpreis verliehen bekommen zu haben. 1998 erhielt er ihn für die homöopathische Entdeckung, dass das Wasser nicht nur ein Gedächtnis habe, sondern dass auch die darin gespeicherten Informationen per Telefon und Internet übertragen werden können.

Der Physik-Nobelpreisträger Brian Josephson (geb. 1940) interessiert sich für viele Phänomene, wie z. B. Parapsychologie (siehe Kap. 7). Er sprang auch für Benveniste und das Wassergedächtnis in die Bresche. Josephson forderte die *American Physical Society (APS)* 1997 heraus, Benvenistes Experimente zu replizieren: Eine einfache Analyse mag nahelegen, dass Wasser als Flüssigkeit keine Struktur haben kann, wie sie ein solches Bild erfordern würde. Die *APS* sagte zu und bot an, die Kosten zu übernehmen. Als James Randi dies erfuhr, warf er seine Million für den Nachweis von Benvenistes paranormalen Behauptungen (siehe Abschn. 2.12.6) obendrauf. Benveniste meinte „fine to us" im Newsletter seiner Firma *DigiBio*. Randi merkte später an, dass er nie wieder etwas von den beiden gehört habe, als ob sie als vermisst gelten.

Jacques Benveniste starb 2004 während einer Herzoperation. Seine Arbeiten auf diesem Gebiet wurden vom Nobelpreisträger Luc Montagnier (1932–2022), der das humane Immundefizienz-Virus (HIV) entdeckte, fortgesetzt. Montagnier gründete mit Benvenistes Erben die Firma *Nanectis*, die als Nachfolgerin von *DigiBio* ausgerichtet war. So war die digitale Biologie geboren, allerdings bleibt sie Ergebnisse bis heute schuldig. 2005 wurde Benvenistes Buch *Meine Wahrheit über das Gedächtnis des Wassers*, indem er seine Version der Geschichte erzählt, veröffentlicht.

Möge es mir gewährt sein, den Nobelpreisträgern Brian Josephson und Luc Montagnier die Nobelkrankheit diagnostizieren zu dürfen.

1999 und 2004 erschienen ähnliche Arbeiten von Prof. Madeleine Ennis von der *Queen's University Belfast*, welche von Benveniste unabhängig waren. Dabei wurden Verdünnungen von 10^{-30} bis 10^{-38} verwendet, die rein rechnerisch über der Avogadro-Grenze von 10^{-23} lagen. Randi forderte Ennis auf, sich für die *One Million Dollar Paranormal Challenge* zu bewerben. Sie akzeptierte die Herausforderung. Zusammen mit der *BBC* wurde eine neue Versuchsreihe gestartet und doppelt verblindet durchgeführt. Auch diesmal zeigte sich keiner der behaupteten Effekte.

6.2.4 Ein Test für energetisiertes Wasser

Ich war einmal bei einer Vorführung eines Heilpraktikers, der ein Gerät zum „Energetisieren" herkömmlichen Leitungswassers anpries. Ich fragte, ob die ca. 8 bis 10 anwesenden Personen einen Vorher-nachher-Test durchführen könnten, um sich selbst vom energetisierten Wasser überzeugen zu können. Dies wurde vom Heilpraktiker jedoch abgelehnt. Er sagte, das führe zu nichts.

Wir werden nun die Regeln für einen Unterscheidungstest von Wassersorten besprechen. Ich möchte mich nicht darauf festlegen, ob es ein Geschmackstest oder ein Qualitätstest ist, den ich da beschreibe. Es ist nur ein Test, der einem*r Proband*in die Frage stellt, welche von zwei Wasserproben die energetisierte ist. Der Test kann durch Verkosten erfolgen, aber man kann ihn auch mit einer Wünschelrute oder mit einem Pendel (siehe Abschn. 5.1) durchführen. Wir wollen herausfinden, ob kommerziell verfügbares „energetisiertes Wasser", „Wasser höherer Ordnung", „Mondwasser" etc. von normalem Leitungswasser unterscheidbar ist. Diesen Test kann man auch bei Geräten zur Wasserenergetisierung anwenden, die allerorts verkauft werden. Man vergleiche dann das Wasser bevor und nachdem es das Gerät durchlaufen hat.

Wir müssen natürlich sicherstellen, dass genügend Wasservorrat von zwei Wassersorten gleicher Temperatur vorhanden ist. Dann muss man zwei gleiche Gefäße nehmen und mit je einer Wassersorte befüllen, um zu prüfen, ob Farbe, Bläschen und andere optische Eindrücke dazu führen, dass man beide Sorten optisch unterscheiden kann. Sobald man einen Vorrat zweier sichtlich ununterscheidbarer Wässer hat, kann man darangehen, eine*n oder mehrere Proband*innen zu bitten, das energetisierte Wasser zu ermitteln. Jede*r Proband*in wird zwei Wasserproben, A und B, wiederholt analysieren (siehe Tab. 6.2) und jeweils die energetisierte Probe davon benennen.

Fazit. Es wird durch den esoterischen Begriff des Wasserlevitierens etc. suggeriert, dass man selbst die Qualität von Leitungswasser noch verbessern

Tab. 6.2 Listen für den doppelblinden Test von energetisiertem Wasser für $c = 2$ Kategorien. Wenn bei den 50 Durchgängen mindestens 40 Treffer erzielt wurden, so gilt der Test als bestanden

Liste für den*die Notar*in

i	1	2	3	4	5	6	7	8	9	10
Glas										
i	11	12	13	14	15	16	17	18	19	20
Glas										
i	21	22	23	24	25	26	27	28	29	30
Glas										
i	31	32	33	34	35	36	37	38	39	40
Glas										
i	41	42	43	44	45	46	47	48	49	50
Glas										

Hier trägt der*die Notar*in ein, in welchem Glas (A, B) sich energetisiertes Wasser in Durchgang i befand.

✂ ··

Liste für den*die Versuchsleiter*in

i	1	2	3	4	5	6	7	8	9	10
Tipp										
i	11	12	13	14	15	16	17	18	19	20
Tipp										
i	21	22	23	24	25	26	27	28	29	30
Tipp										
i	31	32	33	34	35	36	37	38	39	40
Tipp										
i	41	42	43	44	45	46	47	48	49	50
Tipp										

Hier trägt der*die Versuchsleiter*in ein, welches Glas (A, B) vom*von der Proband*in in Durchgang i ermittelt wurde.

kann. Das kann man auch, man kann es entkalken und man kann es filtern. Für beiderlei Zwecke gibt es Haushaltsgeräte. Wasser ist in Mitteleuropa das am besten untersuchte Lebensmittel. Es ist im Allgemeinen nicht nötig, das Leitungswasser zu filtern, wobei sich Entkalken oft lohnt. Es gibt aber auch Haushaltsgeräte, die Wasser nicht nur filtern oder entkalken, sondern auch

„energetisieren", „levitieren" oder „aktivieren". Es ist dann schwierig zu sagen, ob die Veränderung des Wassers nicht doch nur vom Filter oder vom Entkalker kommt. Egal welches esoterisch energetisierte Wasser ihr untersuchen werdet, ihr werdet sehen, dass der Wunderwasser verkaufende Heilpraktiker mit seinen Worten „das führt zu nichts" recht behalten soll.

Online-Material: **Wunderwasser**
1. Schnabel, U. „Verdünnte Wahrheit." Zeit Online, 27.11.2003, http://www.zeit.de/2003/49/N-Wasser_Ged_8achtnis.
2. Eder, E. „Was ist dran am Granderwasser?" Wasserschwindel.wordpress.com, 2013, https://wasserschwindel.wordpress.com.
3. Dunning, B. „The Water Woo of Masaru Emoto." Skeptoid Podcast. Skeptoid Media, 23.9.2014. Web. 25.12.2017, https://skeptoid.com/episodes/4433
4. Beyer, M. „Einfach nur Wasser." Skeptics in the Pub Wien, 2017, https://www.youtube.com/watch?v=adHMYq3fo38.
5. Chaplin, M. „Memory of Water." London South Bank University, 26.8.2019, http://www1.lsbu.ac.uk/water/memory_of_water.html.

7

Parapsychologie

Spiritistische bzw. übersinnliche Phänomene (siehe Abschn. 2.2.2) werden im Rahmen der Parapsychologie (gr. pará „bei", „neben", „gegen" [1, 123]; psychḗ „Seele", „(Lebens-)Hauch" [1, 94]; lógos „Wort", „Rede", „Lehre" [1, 56]) erforscht. Sie versteht sich selbst als eine Wissenschaft, jedoch hat sie bis jetzt kein einziges Ergebnis hervorgebracht. Sie vermutet, dass die Psyche des Menschen mit der physischen Welt außerhalb in Verbindung treten kann, was aber nicht über gewöhnliche Wege erfolgt. Die gewöhnlichen Wege, also unsere Sinne, basieren auf den vier Naturkräften (siehe Abschn. 2.10.1), wobei die beiden Kernkräfte wegen ihrer äußerst geringen Reichweite in der Parapsychologie nicht wirklich brauchbar sind.

Ich möchte euch eine kurze Einführung in die Geschichte von Psi, ESP und 6th Sense geben, um dann einige wissenschaftliche Tests in diesem weiten Feld zu besprechen. Das einfachste Beispiel dafür ist der Münzwurftest. Wir werden auch noch einmal zur Statistik zurückkehren, um zu analysieren, wie groß eine optimale Stichprobe sein soll. So kann man den Aufwand abschätzen, der notwendig ist, um die Anwesenheit eines behaupteten Effektes festzustellen.

7.1 Die Geschichte der Parapsychologie

Der Begriff Parapsychologie wurde 1889 von Max Dessoir in einem Artikel in der spiritistischen Zeitschrift *Sphinx* geprägt. Der Begriff Psi-Phänomen stammt vom österreichischen Biologen Bertold P. Wiesner (1901–1972), der ihn in den 1940er-Jahren prägte. Er bezieht sich auf den 23. Buchstaben des griechischen Alphabets, weil er der Anfangsbuchstabe des Wortes Psyche (gr. psychḗ „Seele", „(Lebens-)Hauch" [1, 94]) ist.

Die Abkürzung ESP meint „extrasensory perception" bzw. außersinnliche Wahrnehmung (ASW), einen Begriff, der vom amerikanischen Botaniker und Parapsychologen Joseph B. Rhine (1895–1980) geprägt wurde. 1922 hörte er an der *Duke University* in North Carolina eine Vorlesung über die Kommunikation mit Toten von Arthur C. Doyle, was sein Interesse weckte. Er untersuchte, wie auch Harry Houdini, das Medium Mina Crandon (siehe Abschn. 2.6.2). 1926 konnte er sie dabei erwischen, wie sie bei einer Séance einen Gegenstand kickte, um den Eindruck zu erwecken, dass dieser schwebe. Er schrieb einen Report über Crandons Tricks, den die *Society for Psychical Research* jedoch ablehnte. Crandons Leute griffen Rhine an und Doyle schrieb in einer Bostoner Zeitung „J. B. Rhine is an Ass." So begann Rhines Karriere als Parapsychologe. Er übernahm Dessoirs Begriff und etablierte im englischen Sprachraum die „parapsychology". Mit seiner Frau gründete er das weltweit erste parapsychologische Labor an der *Harvard University*. 1927 wechselte er an die *Duke University* und gründete das *Parapsychology Lab*. Er hat in eigener Arbeit viele Methoden für valide parapsychologische Tests für eine Vielzahl von Psi-Phänomenen entwickelt.

Doch bevor Rhine zu arbeiten begann, hat der amerikanische Psychologe John E. Coover (1872–1938), der erste Forscher, der 1912–1917 an der *Stanford University* die Parapsychologie untersuchte, bereits 10.000 Versuchsdurchgänge durchgeführt und veröffentlicht, dass er keinerlei Anzeichen für Hellsehen bzw. Telepathie gefunden habe.

Seit den 1930er-Jahren werden parapsychologische Laborexperimente zur ASW und Psychokinese an mehreren Universitäten der USA und der ganzen Welt durchgeführt. Der niederländische Parapsychologe Wilhelm H. Tenhaeff (1894–1981) war der erste Inhaber eines Universitätslehrstuhls für Parapsychologie. 1928 gründete er die *Tijdschrift voor Parapsychologie (Zeitschrift für Parapsychologie)* und bekam 1933 einen Lehrauftrag für Parapsychologie in Utrecht. In Deutschland wirkte der Parapsychologe Hans Bender (1907–1991), der 1950 in Freiburg im Breisgau das *Institut für Grenzgebiete der Psychologie und Psychohygiene* aufbaute.

Im Kalten Krieg wurde auf beiden Seiten intensive Psi-Forschung betrieben. Das Militär und die Geheimdienste erhofften sich damit strategische Vorteile. Die russische Soldatin und Hausfrau Nina Kulagina (1926–1990) wurde in den 1960er-Jahren als psychokinetisches Medium bekannt, das z. B. einen kleinen Ball, der an einer Feder befestigt war, angeblich mit ihren Gedankenkräften bewegen konnte. Man sagt, sie konnte auch das Herz eines Frosches zum Stillstand bringen. Sie wurde über 20 Jahre hinweg akademisch erforscht.

Manchmal hat man sie beim Schummeln erwischt, manchmal nicht. Es existieren einige Schwarzweißfilme aus jener Zeit, die man aber unter dem Aspekt der Propaganda betrachten muss. Es gab im Ostblock noch viele andere Personen, die ihre medialen Fähigkeiten erforschen ließen. In den USA gab es ebenfalls den Versuch der *CIA*, ähnliche Forschungen zu betreiben. Durch die Arbeiten Harold Puthoffs und Russell Targs, die auch Uri Geller auf den Leim gingen (siehe Abschn. 2.10.2), wurde das Interesse der *CIA* geweckt. Sie bot ihnen 50.000 US-$ für ein kleines Psi-Labor, das von 1975 bis 1995 bestand.

In den Jahren 1978–1995 betrieb die *US Army* im Rahmen des *Stargate Projects* eine geheime Einheit, deren Soldat*innen übernatürliche Fähigkeiten erlernen sollten, um das Potenzial psychischer Phänomene in Geheimdienstanwendungen zu untersuchen. Dieses Projekt ging aus dem *Stanford Research Institute (SRI)* hervor. Unter anderem sollten die Teilnehmer*innen die Fernwahrnehmung bzw. das Remote Viewing (siehe Abschn. 7.2.3) Unsichtbarkeit und durch Wände zu laufen erlernen. Bzw. sie versuchten, dies alles zu lernen. Generalmajor Albert N. Stubblebine III (1930–2017) zeigte in den 1980ern, als die Army noch vom Vietnamkrieg gezeichnet war, großes Interesse an diesem Projekt. Er stellte auf einem Stützpunkt in North Carolina eine Spezialtruppe zusammen. Nach seiner Pensionierung kam es ans Tageslicht, dass er parapsychologische Spion*innen ausbildete, Ziegen durch Anstarren töten wollte und glaubte, eines Tages durch die Wand gehen zu können. Danach beschäftigte sich Stubblebine mit Verschwörungsmythen, wie 9/11, Impfgegner*innenschaft und Big Pharma.

Diese wunderliche Geschichte wurde sehr schön im Film *The Men Who Stare at Goats (Männer, die auf Ziegen starren)* dargestellt, in dem ein Journalist alte Veteranen aufsucht, um deren Erzählungen zu dokumentieren. Es wird von einer Spezialeinheit erzählt, deren Mitglieder sich Jedi nennen und paranormale Kampftechniken entwickeln. Der Film basiert auf dem Dokumentarfilm *The Crazy Rulers of the World (Die verrückten Herrscher der Welt)* des walisischen Journalisten Jon Ronson (geb. 1967). Der Psychologe der *CIA* und Skeptiker Ray Hyman, der Stubblebine damals evaluierte, erzählt die Geschichte mit den Ziegen und dem Durch-die-Wände-Gehen sehr genau. Er meinte, weil die Leute „basically nutty" sind, so sind auch unter den Führer*innen einige sehr irrationale Leute zu finden. Im Film *The Men Who Stare at Goats* steckt mehr Wahrheit, als du vermutest!

Das *Stargate Project* wurde 1995 beendet, nachdem Ray Hyman darüber einen vernichtenden Bericht für die Regierung verfasst hat:

> Psychologen wie ich, die sich mit subjektiver Validierung befassen, finden nichts Auffälliges oder Überraschendes an den Berichten über die Übereinstimmung von Berichten und Zielen in den Stargate-Daten. Die überwältigende Menge der

von den Zuschauern generierten Daten ist vage, allgemein und weit vom Ziel entfernt. Die wenigen offensichtlichen Treffer sind genau das, was wir erwarten würden, wenn nichts anderes als vernünftiges Raten und subjektive Validierung im Spiel ist.

Des Weiteren konnte Übung ihre Fähigkeiten nicht verbessern. Zwei Jahre zuvor hatte Hyman ähnliche Berichte über das *Stanford Research Institute (SRI)* und Uri Geller verfasst.

Auch der Astronaut Edgar Mitchell (1930–2016), der sechste Mensch, der den Mond betrat, glaubte an Telepathie und andere außersinnliche Fähigkeiten. Als er 1971 mit der *Apollo 14* auf den Mond geschossen wurde, hat er dort, ohne Wissen der *NASA*, private Telepathie-Experimente angestellt. Das schwedische Medium Olof Jonsson (1918–1998) wurde 1953 von Rhine in einer Testreihe untersucht, konnte aber beim Schummeln erwischt werden. Er war der Empfänger der Symbole, die Mitchell in seiner Mondfreizeit sendete. Die Trefferquote lag unter 10 %, was für Mitchell anscheinend ausreichend war. Er änderte sein Leben und wurde zu einem alternativen Forscher. Sein Interesse verlagerte sich hin zu Parapsychologie, UFOs, Akupunktur, Feuerlauf und er gründete 1972 das *Institute of Noetic Sciences*, das sich mit Forschung an solchen esoterischen Themen befasst. Edgar Mitchell wurde sogar von Aliens entführt; es wäre ja außergewöhnlich gewesen, wenn es nicht so wäre.

Die Geschichte der Psi-Phänomene bzw. der Parapsychologie ist voll mit Anekdoten über Schwindler*innen, die als Medien aufgetreten sind bzw. auftreten wollten. Seit sie erfunden wurde, hat sie vor allem an Laborexperimenten mit vorgeblichen Medien und auch mit Durchschnittsmenschen gearbeitet. Es führte bis jetzt noch keine genaue Untersuchung eines solchen Effektes zu einer Bestätigung. Eine physikalische Theorie, die belastbar wäre und sich in das bestehende Weltbild integrieren könnte, wurde bis heute nicht hervorgebracht. Eine Anwendung für das alltägliche Leben ist bis jetzt auch nicht daraus hervorgegangen. Viele Psi-Laboratorien wurden mittlerweile wieder geschlossen. Die meisten Wissenschaftler*innen mögen die Parapsychologie heute nicht mehr als eine Wissenschaft anerkennen, aber sie ist ein sehr spannendes Feld, das man sehr wohl wissenschaftlich erarbeiten kann. Und genau das werden wir hier tun. Ich möchte euch einige Psi-Phänomene näher beschreiben, weil ich denke, dass man sie auf einfache Art und Weise mit dem Münzwurftest validieren kann.

7.2 Einige paranormale Fähigkeiten

Es gibt viele paranormale Phänomene, wie Telepathie, Wahrsagen bzw. Präkognition, Remote Viewing und Psychokinese, die wir in diesem Buch näher betrachten wollen. Aber auch Erscheinungen wie Teleportation, Poltergeister, Wünschelrutengehen (siehe Abschn. 5.1) oder Geistheilung (siehe Abschn. 6.1) kann man hier einordnen.

7.2.1 Telepathie

Telepathie (gr. tēle „fern" [1, 82]); páthos „Leid", „Empfindung", „Erlebnis", „Ereignis" [1, 101 und 180]) bzw. Gedankenübertragung ist die Übertragung von Information zwischen Lebewesen ohne Beteiligung der bekannten Sinneskanäle. Der Begriff wurde vom englischen Dichter Frederic W. Myers (1843–1901) geprägt. Telepathie bzw. Gedankenlesen meint auch die Fähigkeit, Gedanken oder Empfindungen von sich auf eine andere Person oder von einer anderen Person auf sich zu übertragen. Ich möchte jetzt aber nicht behaupten, dass es nirgendwo in unserer Galaxie Wesen mit telepathischen Fähigkeiten, wie Vulkanier*innen oder Betazoid*innen, geben kann. Sie bräuchten lediglich ein elektromagnetisches Sende- und Empfangsorgan zu haben. Unser Gehirn funktioniert elektro-biochemisch, und an der Kopfoberfläche können elektrische Potenziale gemessen werden. Die Crux an der Sache ist jedoch, dass moderne Parapsycholog*innen sich bemühen, im Experiment die elektromagnetische Übertragung von Informationen abzuschirmen. Sie führen ihre Gedankenübertragungsexperimente auch in einem Faraday'schen Käfig (siehe Abschn. 2.2) durch. Wir suchen hier also nach Telepath*innen, die die noch unbekannte fünfte Naturkraft (siehe Abschn. 2.10.1) für ihre Fähigkeit ausnutzen.

Ein*e Telepath*in könnte also die Gedanken einer dritten Person lesen und somit erfahren, welches Resultat der Münzwurf, den diese soeben beobachtet hat, erbrachte.

7.2.2 Hellsehen vs. Wahrsagen bzw. Präkognition

Hellsehen [34] bzw. Clairvoyance (frz. clairvoyance „Hellsehen") bzw. Zweites Gesicht ist die Fähigkeit, einen Gegenstand oder ein gleichzeitig ablaufendes Ereignis außersinnlich wahrzunehmen. Ein modernerer Begriff dafür ist Remote Viewing (siehe Abschn. 7.2.3). Ein*e Hellseher*in kann somit die Münze selbst übersinnlich beobachten und herausfinden, auf welcher Seite sie gelandet ist. Hellsehen meint oft auch das Sehen zukünftiger Begebenheiten, was aber besser als Präkognition oder Wahrsagerei [39] bezeichnet wird. Ein*e Wahrsager*in weiß schon vor dem Münzwurf, wie er ausgehen wird.

Schon in der Antike waren Hellsehen und Wahrsagen en vogue. In Griechenland war das Orakel von Delphi das Orakel der Wahl. Es ist mir jedoch nicht bekannt, ob die alten Griech*innen ihr Orakel mit einem Doppelblindversuch zu validieren versuchten.

7.2.3 Remote Viewing bzw. Hellsehen

Remote Viewing bzw. Fernwahrnehmung ist eine Art des Hellsehens, mit der man visuelle Eindrücke einer örtlich entfernten Szenerie durch Psi- oder ESP-Kräfte bekommt. Wenn das Medium die Gedanken einer Person, die an einem bestimmten Ort ist, zu lesen versucht, wäre es Telepathie (siehe Abschn. 7.2.1). Beim Remote Viewing nimmt das Medium die gewünschte Szenerie aber selbst fern wahr wie bei einer Astralreise oder einer außerkörperlichen Erfahrung. Bis jetzt gab es keine Grenzen; Remote Viewer sahen Öl, vermisste Personen, Geiseln, Berge auf dem Gasplaneten Jupiter oder die ganze Galaxie von außen. Remote Viewer dürften Information überlichtschnell empfangen können. Vermutlich wurde der Begriff Remote Viewing von den beiden Parapsychologen Russell Targ und Harold Puthoff erfunden. Puthoff soll durch seine „Ausbildung" zum Grad „Operating Thetan VII" bei *Scientology* die Fähigkeit der Fernwahrnehmung erlangt haben. Remote Viewing wurde auch im Rahmen des *Stargate Projects* erforscht. Man erhoffte sich, in den Moskauer Kreml hineinsehen zu können. Außerdem dachte man, dass die Russ*innen in diesem Feld einen Vorsprung haben. So gaben die *CIA* und die *US Army* Millionen von Steuergeldern im Rahmen des *Stargate Projects* dafür aus. Man wollte auf diesem Wege Gaddafi lokalisieren und ein vermisstes Flugzeug finden.

Der Soldat und Vietnamveteran Joseph McMoneagle (geb. 1946), der den Nicknamen „Remote Viewer No. 1" trägt, war einer der ersten Remote Viewer im *Stargate Project*. Er interessierte sich auch für Nahtoderfahrungen, außerkörperliche Erfahrungen und UFOs und diente ab 1978 als paranormaler Spion. Es wird gemunkelt, dass er dabei half, die Geiseln zu finden, die im November 1979 in der US-Botschaft in Teheran genommen worden waren. Aber Bomben, die bei Anschlägen explodierten, fand er vor ihrer Explosion nicht.

Der Künstler Ingo D. Swann (1933–2013) und der Autor Harold M. Sherman (1898–1987) haben unabhängig voneinander angeblich per Remote Viewing Merkur und Jupiter untersucht. Sie sahen z. B. Wolken in der äußerst dichten Atmosphäre des Gasriesen Jupiter, in welcher sich ein goldgelber Glanz ausbreitete, und hohe Vulkane auf seiner Oberfläche. Targ und Puthoff, die Randi als „Laurel and Hardy of psi research" bezeichnete, schrieben, dass ihre Ergebnisse detaillierter als die der Sonden *Mariner 10* und *Pioneer 10* waren, die Wochen und Monate später gestartet worden waren. Die beiden veröffentlichten eine Arbeit im renommierten Journal *Nature* und kamen dadurch in die Medien. Der Science-Fiction-Autor Isaac Asimov wertete die Ergebnisse aller Sichtungsexpeditionen ebenfalls aus und bemerkte, dass die Hälfte der Beobachtungen der beiden Remote Viewer falsch war. Außerdem konnte sich nur eine konkrete Aussage von 65, die die beiden ablieferten, als neu und wahr bestätigen.

Auch in unserer Zeit fand ein bemerkenswertes Experiment zum Remote Viewing statt. Der britische Psychologe und Skeptiker Richard Wiseman (geb. 1966) startete ein Experiment auf Twitter, bei dem mehr als 7000 Personen teilnahmen. Wiseman reiste an vier verschiedene Orte im Vereinigten Königreich und fragte seine Follower*innen, was er in diesem Moment gerade betrachtete. Danach veröffentlichte er eine Website, auf der man die besuchten Orte, die von ihm ausgesuchten Ansichten und je vier andere Fotos fand. Seine Follower*innen sollten nun für jeden Ort ein Foto aus fünf auswählen, welches sie eventuell per Remote Viewing gesehen haben. Die Trefferquote war ca. 20 %. Er fand folgende Auffälligkeit: Diejenigen, die an das Paranormale glaubten, waren mehr als andere davon überzeugt, dass ihre Angaben richtig waren.

7.2.4 Psychokinese

Psychokinese [35] (gr. psychḗ „Seele", „(Lebens-)Hauch" [1, 94]; kínēsis „Bewegung", „Veränderung" [1, 116]) bzw. Telekinese ist die Fähigkeit, Gegenstände bewegen oder beeinflussen zu können, ohne physischen Kontakt mit ihnen zu haben. Elektromagnetische Interaktionen sind hier selbstverständlich auch ausgeschlossen. Es wird als ein rein psychischer Vorgang modelliert.

Ein einfacher Test für Psychokinet*innen ist es, aus Alufolie ein kleines Dach zu basteln, das man auf die Spitze einer Nadel setzt, sodass es drehbar gelagert ist. Das andere Ende der Nadel kann man in einen Korken stecken, um den Aufbau am Tisch abstellen zu können. Danach wird ein Glassturz darübergelegt, den der*die Psychokinet*in nicht berühren darf. Nachdem das Aluteil zur Ruhe gekommen ist, hat der*die Psychokinet*in die Aufgabe, es mit seinen*ihren geistigen Kräften eine halbe Umdrehung nach links zu drehen. Danach soll es stillstehen, worauf eine halbe Drehung nach rechts zu folgen hat. Es gibt aber einen noch einfacheren Test dafür: Wer der Psychokinese mächtig ist, der hebe bitte meine Hand!

Online-Material: **Parapsychologie**
1. Jonson, R. „The Crazy Rulers of the World." World of Wonder Productions, 7.11.2004, http://www.imdb.com/title/tt0437000.
2. Heslov, G. „The Men Who Stare at Goats." BBC, 5.3.2010, http://www.imdb.com/title/tt1234548.
3. „Die CIA und das Interesse an der Psi-Forschung." Focus Online, 2011, http://www.focus.de/wissen/weltraum/odenwalds_universum/tid-23765/esoterik-vs-wissenschaft-die-cia-und-das-interesse-an-der-psi-forschung_aid_670126.html.
4. Augustiny, J. „Café-Kundin schockt mit übersinnlichen Kräften." Stern, 9.10.2013, http://www.stern.de/digital/online/promoaktion-zu--carrie--café-kundin-schockt-mit-uebersinnlichen-kraeften-3311050.html.
5. Seiser, B. „PSI-Waffen 1/2: Remote Viewing und das Project Stargate der CIA." Fake Busters, 25.6.2024, https://kurier.at/podcasts/fakebusters/psi-waffen-12-remote-viewing-und-das-project-stargate-der-cia/402917655.

7.3 Tests für paranormale Fähigkeiten

Es gibt viele verschiedene Arten, Psi-Phänomene zu testen. An welche Zahl zwischen 1 und 10 denke ich gerade? Kannst du herausfinden, ob sich im Nebenraum ein Mann, eine Frau oder eine Person anderen Geschlechts befindet? Es gibt ein paar Schiffswracks, die bis heute verschollen sind, warum hat noch kein Medium eines gefunden? Warum hat eigentlich kein*e Wahrsager*in der Welt die großen Katastrophen der letzten Jahrhunderte vorhersagen können? Es hat auch noch niemand einen Beweis für ein ungelöstes mathematisches Problem erbracht, den er*sie in der Zukunft gesehen haben will. Nicht von all diesen Fragestellungen kann man ein sauberes doppelblindes Experiment ableiten, aber die Zeitungen müssten doch voll von Berichten über Wahrsager*innen und andere Medien sein, die Treffer vorweisen können, nicht?

7.3.1 Der Münzwurftest

Wir werden zuerst den Standardversuch, genannt Münzwurf (siehe Tab. 7.1), besprechen, mit dem man viele Psi-Phänomene testen kann. Das Prinzip soll-

Tab. 7.1 Listen für den doppelblinden Münzwurftest für $c = 2$ Kategorien. Wenn bei den 50 Durchgängen mindestens 40 Treffer erzielt wurden, so gilt der Test als bestanden

Liste für den*die Notar*in

i	1	2	3	4	5	6	7	8	9	10
Seite										
i	11	12	13	14	15	16	17	18	19	20
Seite										
i	21	22	23	24	25	26	27	28	29	30
Seite										
i	31	32	33	34	35	36	37	38	39	40
Seite										
i	41	42	43	44	45	46	47	48	49	50
Seite										

Hier trägt der*die Notar*in ein, welche Seite der Münze (Kopf, Zahl) sich in Durchgang i zeigte.

✂···

Liste für den*die Versuchsleiter*in

i	1	2	3	4	5	6	7	8	9	10
Tipp										
i	11	12	13	14	15	16	17	18	19	20
Tipp										
i	21	22	23	24	25	26	27	28	29	30
Tipp										
i	31	32	33	34	35	36	37	38	39	40
Tipp										
i	41	42	43	44	45	46	47	48	49	50
Tipp										

Hier trägt der*die Versuchsleiter*in ein, welche Seite (Kopf, Zahl) vom Medium in Durchgang i ermittelt wurde.

te euch mittlerweile klar sein, da wir ähnliche Doppelblindszenarien bereits besprochen haben. Es ist wahrscheinlich sogar der in der Praxis am einfachsten durchzuführende Versuch, da bei einem Versuchsaufbau mit einem Medium keine weiteren Utensilien benötigt werden. Ich überlasse es euch, die Versuchsaufbauten für Telepathie, Wahrsagen und Remote Viewing detailliert auszuarbeiten. Profis legen viel Wert auf die Abschirmung der üblichen Sinneskanäle des Mediums!

Versuche mit $c = 2$ Kategorien wurden schon sehr oft praktisch durchgeführt. Der Sozial- und Parapsychologe Daryl Bem (geb. 1938) ließ 100 Student*innen, 50 männliche und 50 weibliche, raten, an welchem von zwei Bildschirmbereichen, links oder rechts, ein Bild erscheinen wird. Dazu benutzte er vier Gruppen von Bildern, erotische Bilder, positive Bilder, neutrale Bilder und negative Bilder. Damit wollte er testen, ob der Durchschnittsmensch nicht doch des Wahrsagens fähig sei. Seine Hypothese dazu war: Falls jemand solche Kräfte hat, dann müssen sie über Jahrmillionen entstanden sein, und wenn sie tatsächlich evolutionär begründet sind, dann muss diese Gabe auf die grundlegenden Bedürfnisse abgestimmt sein. So könnte die Trefferquote bei erotischen Bildern höher sein, meinte er.

60 der Proband*innen hatten $n = 36$ Durchgänge mit je 18 erotischen und 18 neutralen Fotos zu absolvieren. Um herauszufinden, ob der erotische Inhalt der Fotos den Psi-Effekt verstärkt, wurden die anderen 40 Proband*innen mit 12 positiven, 12 negativen und 12 erotischen Bildern konfrontiert. Alle Bilder wurden ordnungsgemäß in randomisierter Art und Weise präsentiert und eine doppelte Verblindung wurde erreicht, indem der Versuch mit einem Computer durchgeführt wurde. Die Trefferquote bei den 60 Personen mit zwei Gruppen von Bildern lag bei über 53 % im Falle der erotischen Bilder, aber nur bei 49,8 % bei den anderen Bildern. Auch die anderen 40 Proband*innen lieferten ähnliche Ergebnisse. Bei erotischen und negativen Bildern lag die Trefferquote bei knapp über 50 %, bei den restlichen Bildern knapp darunter. Die Trefferquote konnte im Nachhinein auf 57 % erhöht werden, wenn man nur jene Student*innen betrachtete, die nach eigenen Angaben den Nervenkitzel suchen.

Ich mag das rigorose Arbeiten, aber ich bevorzuge es, wenn andere Leute das tun. Ich sehe den Sinn davon – einigen macht es Spaß –, aber ich habe nicht die Geduld dafür. [..] Wenn sie sich alle meine früheren Experimente anschauen, so waren sie immer rhetorische Werkzeuge. Ich sammelte Daten, um zu zeigen, wie mein Standpunkt formuliert werden würde. Ich habe Daten benutzt, um zu überreden, und ich habe mir nie wirklich Sorgen gemacht, ob ‚es replizierbar sein wird oder nicht?'

- Daryl Bem, Psychologe

Bem gab mit seiner Trefferquote von 53 % eine Fehlerwahrscheinlichkeit von ca. 1 % an. So weit, so gut. Aber es wäre dringend nötig, diese Resultate von unabhängigen Forscher*innen zu replizieren. Es liegt an euch!

7.3.2 Ein Test mit Zenerkarten

Bleiben wir im Weiteren beim Konzept der Telepathie bzw. des Hellsehens und lasst uns die Anzahl der Kategorien c erhöhen. In einem ersten Schritt können wir die Münze durch Zenerkarten (siehe Abb. 7.1) ersetzen. Die Zenerkarten wurden 1930 vom Psychologen Karl E. Zener (1903–1964), einem Kollegen Rhines, entworfen. Die Karten sind mit den $c = 5$ Symbolen Kreis (◯), Plus (+), Wellen (≋), Quadrat (□), Stern (★) versehen, welche eine immer höhere Anzahl von Linien haben. Ein Satz Zenerkarten hat üblicherweise fünfundzwanzig Karten.

Rhine konzipierte Experimente mit Zenerkarten, bei denen sich der*die Versuchsleiter*in und der*die Proband*in durch eine dünne Wand getrennt gegenübersitzen. Der*die Versuchsleiter*in nimmt eine Karte vom gemischten Stapel, betrachtet sie konzentriert, während der*die Proband*in „das im Gehirn des*der Betrachter*in erscheinende Symbol auf telepathischem Wege erfassen" soll. Er*sie trägt seine*ihre Entscheidungen in eine Liste ein, um später einen Abgleich mit dem Kartenstapel durchführen und die Trefferanzahl errechnen zu können. Dies ist ein einfach verblindetes Set-up.

Rhines erstes erfolgreiches Kartenmedium war der Student Adam Linzmayer, der in einem Vortest bei seinem ersten Versuch neun aufeinanderfolgende Karten bestimmen konnte. Die Chancen für dieses Ereignis stehen $5^9 = 1.953.125$ zu eins. Am nächsten Tag konnte er wiederum 9 Karten aus 25 richtig benennen; ein anderes Mal hatte er einen Lauf, bei dem er 21 von 25 Treffern erreichen konnte. Es wird auch berichtet, dass ein zwölfjähriges Kind alle 25 Karten richtig vorhersagen konnte. Doch der Schein trog. Im ersten offiziellen Test Linzmayers, der 300 Karten umfasste, schaff-

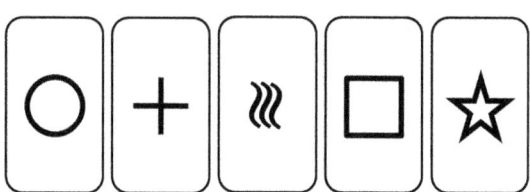

Abb. 7.1 Die fünf Zenerkarten. Ein übliches Deck Zenerkarten besteht aus $5 \cdot 5 = 25$ Karten

te er nur mehr knappe 40 %, was dennoch ein hochsignifikantes Ergebnis ist. Es wurden immer mehr Wiederholungen durchgeführt und seine Trefferquote nahm langsam, aber beständig ab, blieb aber immer über der Schwelle von 20 %. Linzmayer vermutete, dass Langeweile und Konzentrationsmangel für die Abnahme seiner Leistung verantwortlich waren. Diesen Effekt nennt man den Decline-Effekt, er kann immer, auch in den seriösen Wissenschaften, auftreten.

Ein Jahr danach fand Rhine den Theologie-Studenten Hubert Pearce, der Linzmayers Ergebnisse übertreffen konnte. Er erzielte über den gesamten Testzeitraum hinweg über 40 %. Das Problem dabei war, dass Pearce den Kartenstapel selbst mischen durfte. Rhine zog den US-amerikanischen Zauberkünstler Milbourne Christopher (1914–1984), der als einer der Führenden in seinem Fach galt, als Berater hinzu, um Pearce besser überwachen zu können. Dieser meinte, dass es mindestens ein Dutzend Möglichkeiten gebe, um den*die Versuchsleiter*in auszutricksen. Um ein Spiel mit Karten professionell zu gestalten, darf das Medium die Karten nicht berühren, weder um sie mit dem Daumennagel zu markieren noch um Fingerabdrücke darauf zu hinterlassen, die sich auf Glanzpapier eventuell leicht zeigen könnten, noch um sie zu mischen. Das Bild einer Karte darf auch niemals gezeigt werden, auch dann nicht, wenn eine Holztafel Medium und Karte trennt. Nur allzu leicht kann sich das Symbol in der Brille des*der Versuchsleiter*in spiegeln. Unter strengerer Aufsicht kehrte Pearces Trefferquote zu 20 % zurück.

1933 entwickelten sie ein Szenario, das die sensorische Abschirmung merklich verbesserte. Pearce und der Assistent J. G. Pratt verglichen ihre Uhren, woraufhin sich Pearce in die nahegelegene Universitätsbibliothek, die etwa hundert Yards entfernt ist, begab und Pratt im Büro verblieb und den Stapel mischte. Zu einer vereinbarten Zeit hob Pratt eine Zenerkarte vom Stapel und legte sie mit dem Bild nach unten vor sich ab. Er selbst sah sich die Karte nicht an, es handelte sich also um ein Remote-Viewing-Experiment (siehe Abschn. 7.2.3). Danach legte er diese Karte auf einen neuen Stapel. Pearce versuchte einstweilen, sich auf die gezogene Karte zu konzentrieren und sie zu lesen und trug sein Ergebnis in eine Liste ein. In einem abgesprochenen Zeitintervall wiederholten sie diesen Vorgang, um den gesamten Stapel abzuarbeiten. Erst danach sah sich Pratt in seinem Zimmer den Stapel an, um die Reihenfolge in eine andere Liste einzutragen. Von 1933 bis 1934 wurden so 37 Durchgänge zu je 25 Karten, also insgesamt 925 Wiederholungen absolviert. Bei einigen Durchgängen lag die Trefferquote merklich über dem Zufallsniveau, in anderen weit darunter.

1934 publizierte Rhine das Buch *Extra-Sensory Perception*, in dem er seine Bemühungen zusammenfasste, die Parapsychologie in die Universitäten zu bringen. Er kam trotz allem zum Schluss, dass die ASW durch seine

Kartenleseversuche bestätigt sei. Man solle nun erforschen, welche „Energien" hinter diesem Phänomen stecken. Sein Buch wurde über mehrere Dekaden hinweg gelesen. 1940 erschien ein weiteres Buch Rhines, in dem viele Studien über Hellsehen und Telepathie zusammengestellt und gemeinsam neu ausgewertet werden.

Rhine hatte über 90.000 Wiederholungen durchgeführt und sah dies als den Beweis für ASW an, obwohl er niemals hochsignifikante Resultate erzielen konnte und des Öfteren Schwindeleien und methodische Unzulänglichkeiten bewältigen musste. Man hat seine Versuche an einigen anderen Universitäten repliziert, konnte aber keinen Psi-Effekt feststellen. Dr. Eugene Adams von der *Colgate University* hat über 20.000 Wiederholungen mit 30 verschiedenen Personen durchgeführt und konnte keine positiven Resultate erzielen. Und James C. Crumbaugh von der *Dallas University* bestätigte mit 75.000 Wiederholungen, dass keine*r seiner Proband*innen hellsehen konnte bzw. der Telepathie mächtig war. Bei einer Episode von James Randis Fernsehshow *Exploring Psychic Powers* wurde einst ein Medium an 250 Stück Zenerkarten getestet. 50 davon konnte es korrekt vorhersagen.

Der niederländische Schulinspektor J. G. Van Busschbach führte Experimente an Schulkindern durch. Als „Target" wurde eines von fünf Symbolen, Farben oder Wörtern per Randomisierung ausgewählt, welches der*die Klassenlehrer*in, der*die in der letzten Reihe saß, betrachtete. Die ganze Schulklasse sollte das Target per Hellsehen oder Telepathie ermitteln. Es wurde insgesamt über 20.000 Wiederholungen durchgeführt, wobei 174 Treffer mehr als erwartet erzielt wurden. Ein äußerst schwach signifikantes Ergebnis. Er wiederholte dieses Experiment in anderen niederländischen Städten und in North Carolina, konnte aber keinen besonderen Erfolg erzielen. Von über 83.000 Wiederholungen wurden nur 579 Treffer über dem Zufallslevel erzielt. Die Psychologin, Parapsychologin und Skeptikerin Susan J. Blackmore (geb. 1951) führte ähnliche Experimente mit jungen Kindern und bunten Smarties durch, wobei sie keinerlei Hinweise auf ASW finden konnte. Die Trefferquote bei Versuchen mit Zenerkarten sank also von 40 %, was hochsignifikant war, auf 20 %, was der Zufallsschwelle entspricht, je mehr Versuche man durchführte. Der Effekt, der anfänglich nachweisbar erschien, verschwand.

Rhines Methodik wurde aber auch aus anderen Gründen kritisiert. Man entdeckte systematische Schwächen im Versuchsablauf und Fehler bei der statistischen Auswertung der Daten. Überprüfungen legten nahe, dass die Versuchsleiter*innen nichtverbale Hinweise auf die aufgedeckten Karten gaben. Auch das Mischen der Karten erwies sich als eine Schwachstelle. Falls die Mischtechnik keine vollkommene Zufallsverteilung garantieren kann, kann dadurch das Resultat beeinflusst werden. Aber auch aufgrund methodischer

Probleme verwenden Parapsycholog*innen heute keine Zenerkarten mehr. Da ein Set Karten jeweils genau fünf Exemplare jedes der fünf Symbole enthält, ist eine zufällige Symbolwahl nicht so ganz möglich. Ein Medium würde niemals sechs Kreise in einer Sitzung nennen, da nur fünf davon vorhanden sind. Wenn aber ein Symbol zufällig gezogen wird, kann es auch öfter oder seltener als fünfmal auftreten. Diesen Effekt kann man umgehen, indem man vom gesamten Stapel eine Karte zieht, sie präsentiert, sie zurücklegt, den gesamten Stapel mischt und diesen Vorgang wiederholt. Auf diese Weise könnt ihr Rhines Experimente (siehe Tab. 7.2) methodisch korrekt zu replizieren versuchen.

Im Internet gibt es zahlreiche Seiten, die einen Präkognitionstest mithilfe von Zenerkarten anbieten. Ich möchte euch aber nicht raten, Zenerkarten-Experimente durchzuführen, bei denen der*die Proband*in für jeden Fehler mit einem Elektroschock bestraft wird, wie die *Ghostbusters* es taten.

7.3.3 Ein Test mit einem Würfel

Ähnliche Experimente können wir auch mit einem Würfel durchführen, wobei aus $c = 6$ Kategorien gewählt werden kann. Joseph Rhine führte ab 1935 auch viele Experimente mit Würfeln durch, bei denen die Versuchspersonen telepathisch oder durch Hellsehen versuchten, das Ergebnis eines Würfelwurfs zu ermitteln. Bis 1943 veröffentlichte er jedoch nichts zu diesem Thema. Es wurden auch in anderen Labors Würfelexperimente durchgeführt. Eine gemeinsame Analyse aller dieser Studien, die über drei Millionen Einzelversuche mit mehr als 4000 Proband*innen umfassten, ergab, dass man aus den vorhandenen Daten nicht auf Psi-Kräfte schließen kann. Aber lasst euch dadurch nicht abhalten, selbst zu versuchen, den Würfelwurf vorherzusagen (siehe Tab. 7.3)!

Mit zwei Würfeln, z. B. einem roten Würfel und einem blauen Würfel, wären dann sechsunddreißig Kategorien möglich. Bei einem 1-aus-36-Test sind nur $n = 5$ Versuchsdurchgänge nötig, um die nötige statistische Aussage zu ermöglichen. Es müssen $x_0 = 4$ davon gewonnen werden.

7.3.4 Das Ganzfeld-Experiment

Als ein Beispiel für einen höchst professionellen Versuchsaufbau möchte ich euch das sogenannte „Ganzfeld-Experiment" erklären. Dieser Name ist auch im Englischen bekannt und wird mit „whole field" übersetzt. Damit ist gemeint, dass das gesamte Feld aller Perzeptionen, also alle einwirkenden Sinneseindrücke, ersetzt wird. Im Ganzfeld präsentiert man dem Medium eine Reihe homogener Stimuli, die keine weitere Information enthalten. Dieser

Tab. 7.2 Listen für den doppelblinden Zenerkartentest für $c = 5$ Kategorien. Wenn bei den 20 Durchgängen mindestens 13 Treffer erzielt wurden, so gilt der Test als bestanden

Liste für den*die Notar*in

i	1	2	3	4
Symbol				

i	5	6	7	8
Symbol				

i	9	10	11	12
Symbol				

i	13	14	15	16
Symbol				

i	17	18	19	20
Symbol				

Hier trägt der*die Notar*in ein, welches Symbol ($\bigcirc$, $+$, ☾, $\square$, $\star$) sich in Durchgang i zeigte.

✂ ....

Liste für den*die Versuchsleiter*in

i	1	2	3	4
Tipp				

i	5	6	7	8
Tipp				

i	9	10	11	12
Tipp				

i	13	14	15	16
Tipp				

i	17	18	19	20
Tipp				

Hier trägt der*die Versuchsleiter*in ein, welches Symbol ($\bigcirc$, $+$, ☾, $\square$, $\star$) vom Medium in Durchgang i ermittelt wurde.

Ansatz wurde erstmals vom deutschen Experimentalpsychologen Wolfgang Metzger (1899–1979) in der optischen Wahrnehmungsforschung verfolgt. In den 1970er-Jahren vermutete der Parapsychologe und Traumforscher Charles H. Honorton (1946–1992), dass man unter verringerten sensorischen Reizen

Tab. 7.3 Listen für den doppelblinden Würfeltest für $c = 6$ Kategorien. Wenn bei den 17 Durchgängen mindestens 11 Treffer erzielt wurden, so gilt der Test als bestanden

Liste für den*die Notar*in

i	1	2	3	4
Seite				
i	5	6	7	8
Seite				
i	9	10	11	12
Seite				
i	13	14	15	16
Seite				
i	17			
Seite				

Hier trägt der*die Notar*in ein, welche Seite des Würfels (1, 2, 3, 4, 5, 6) sich in Durchgang i zeigte.

✂ ....

Liste für den*die Versuchsleiter*in

i	1	2	3	4
Tipp				
i	5	6	7	8
Tipp				
i	9	10	11	12
Tipp				
i	13	14	15	16
Tipp				
i	17			
Tipp				

Hier trägt der*die Versuchsleiter*in ein, welche Seite des Würfels (1, 2, 3, 4, 5, 6) vom Medium in Durchgang i ermittelt wurde.

Information besser paranormal übertragen könne. Nach ihm sollen die übernatürlichen Fähigkeiten, die die Menschen haben könnten, von den andauernden Reizen des Alltags überdeckt werden. Er designte ein Ganzfeld-Experiment zur ASW, das 1974 publiziert wurde und bis heute als ein Standardexperiment in der Parapsychologie gilt. Das Medium bzw. der*die Empfänger*in sitzt in einem Liegesessel und hört ein leises weißes Rauschen über Kopfhörer. Der Experimentierraum wird in rotes Licht gehüllt und der*die Empfänger*in trägt einen Sichtschutz, der das einfallende Licht diffus streut. Das Medium soll relaxen und es sich gemütlich machen.

Um das Experiment durchführen zu können, sind noch zwei weitere Personen notwendig. Das klassische Ganzfeld-Experiment nach Honorton hat ein sehr exakt vordefiniertes Protokoll:

1. Der*die Sender*in sitzt in einem isolierten Raum und konzentriert sich für 30 min auf ein „Target", also ein Bild, ein Symbol, oder sieht sich einen aufregenden Videoclip an. Er*sie soll diesen Eindruck per Telepathie aussenden.
2. Während dieser 30 min soll der*die Empfänger*in versuchen, den Inhalt, den der*die Sender*in sieht, telepathisch zu empfangen.
3. Der*die Versuchsleiter*in, der*die vom*von der Sender*in und vom*von der Empfänger*in isoliert ist, notiert alles, was der*die Empfänger*in von sich gibt. Man braucht also ein Mikrofon im Raum des*der Empfänger*in.
4. Nach dieser halben Stunde wird dem*der Empfänger*in das Target neben drei anderen Objekten gezeigt (c = 4). Er*sie soll nun bestimmen, welches der vier das Target war.

Pro Tag kann man wohl nicht viel mehr als ein Dutzend Versuchswiederholungen durchführen, da ein einzelner Versuch bereits eine halbe Stunde dauert. Das Ganzfeld-Experiment wurde dennoch zum meistverwendeten Experiment in der Parapsychologie.

Susan Blackmore erhielt 1979 ein kleines Stipendium von der *SPR*, um ihre Ganzfeld-Versuche, die bisher erfolglos geblieben waren, im Labor von Carl L. Sargent (1952–2018) in Cambridge zu wiederholen. Dort wurden hochsignifikante Ergebnisse erzielt und so hatte sie die Hoffnung, Methoden zu erlernen, mit denen man ähnlich gute Ergebnisse erzielen kann. Doch sie erlebte nur eine Reihe von Enttäuschungen. Nachdem sie sich mehrere der Versuche angesehen und die Verfahren sorgfältig geprüft hatte, kam sie zu dem Schluss, dass die experimentellen Protokolle Sargents so gut konzipiert sind, dass die spektakulären Ergebnisse, die sie gesehen hatte, entweder ein Beweis für ASW oder für Betrug sein müssen. Nach weiteren Beobachtungen fand sie heraus, dass Sargent absichtlich gegen seine eigenen Protokolle verstoßen hatte und bei einem Versuch eventuell sogar betrogen hatte. Blackmore musste mehrere Jahre darauf warten, bis er auf ihre Anfragen einging. Schließlich sagte er zu ihr: „Es wäre egal, wenn einige Experimente unzuverlässig wären, weil wir wissen, dass Psi existiert". Sargents Ganzfeld-Experimente wurden wiederholt von Wissenschaftler*innen kritisiert. Er hat später das Feld der Parapsychologie ganz verlassen.

Zwischen 1974 und 1982 wurden insgesamt 42 Ganzfeld-Studien veröffentlicht, von denen 23 Evidenz für paranormale Phänomene auswiesen. Jede Studie enthielt Versuchsreihen mit mehreren Medien, die je um die 50 Wiederholungen ablieferten. Die Trefferquote beim Raten ist 25 %, aber durch diese Arbeiten wurde belegt, dass insgesamt eine Trefferquote von 35 % erreicht wurde. Dieser Datenpool galt gemeinhin als der beste Beweis für die Existenz von Psi-Kräften. Ray Hyman analysierte diese Arbeiten in den 1980ern. Sein Artikel „The Ganzfeld Psi Experiment: A Critical Appraisal" erschien im *Journal of Parapsychology* und zeigte viele methodologische Fehler auf. Hyman fand Probleme bei der Randomisierung und bei der sensorischen Abschirmung. In manchen Fällen konnte der*die Empfänger*in laut und deutlich hören, was im Raum des*der Sender*in gesprochen wurde. In anderen Fällen konnte der*die Empfänger*in die Fingerabdrücke des*der Sender*in auf den Bildern erkennen. Er konnte auch einige Fehler bei der Anwendung statistischer Methoden nachweisen. Insgesamt konnte er zwölf Arten von Fehlern benennen. Nachdem die gröbsten Fehler korrigiert worden waren, blieb immer noch eine gesamte Trefferquote von 30 %, die immer noch einen signifikanten Beweis für ASW darstellte. Er konnte jedoch auch beweisen, dass sowohl methodisch bessere als auch größere Studien eine kleinere Trefferquote aufwiesen.

In der gleichen Ausgabe dieser Zeitschrift erschien auch eine Arbeit Honortons namens „GÄNSEFÜSSCHEN" Meta-Analysis of Psi Ganzfeld Research: A Response to Hyman „GÄNSEFÜSSCHEN", die diese Experimente unter einem anderen Licht präsentierte. Dafür verwendete er 28 ausgewählte Studien höherer Qualität und kam zum Schluss, dass es einen zuverlässigen Effekt gäbe, der nicht von einem*r einzelnen Experimentator*in abhänge und nicht mit der Qualität der Studie zusammenhänge. Er meinte, er habe so einen guten Beweis für die Realität von Psi im Ganzfeld geliefert und gezeigt, dass Hyman sich geirrt hat. Wenn sich dieser Zustand bewahrheitet hätte, wäre Honorton bestimmt berühmter als jeder andere Mensch geworden. Wie gesagt, er betrachtete nur ausgewählte Studien, was man als Publikationsbias „file drawer effect" bezeichnet. Dabei werden Datensätze oder Studien, die keine passenden Ergebnisse lieferten, nicht publiziert, sondern in der Schublade versteckt. Es kamen weitere Kritikpunkte hinzu: Probleme beim Randomisieren, Sensory Leakage, also ungewollte Weitergabe von Information durch gewöhnliche Wege, und mögliches Schummeln. Eine andere Art des Schummelns ist „optional stopping". Diese Strategie findet im Kasino Anwendung, wo der*die Spieler*in das Spiel beenden kann, wann immer er*sie will. Im Falle einer

Glückssträhne sollte man aufhören, so kann man zukünftige Verluste einsparen. Einige von Honortons Versuchsreihen sehen gerade so aus, als ob man das Experiment absichtlich vorzeitig abgebrochen hätte, um den Schnitt zu heben. Bei einem wissenschaftlichen Experiment ist vorab festzulegen, wie viele Wiederholungen n man durchzuführen hat.

Hymans Fazit war, dass die vorliegenden Rohdaten nicht ausreichen, um die Existenz von Psi zu behaupten. Honortons Antwortschreiben war freundlich und er erkannte die wesentlichen Kritikpunkte an, aber er behauptete auch weiterhin, dass es in der Tat paranormale Phänomene gebe. Dann passierte etwas, das sehr selten passiert. Honorton und Hyman schrieben zusammen den Artikel „A Joint Communique: The Psi Ganzfeld Controversy", in dem sie die Methoden verbesserten. Das Resultat ihrer Zusammenarbeit war ein verbessertes Versuchsdesign namens Autoganzfeld-Design, bei dem ein Computer zur Randomisierung eingesetzt wird und die anderen Schwächen auch ausgemerzt wurden. Die beiden kamen zum Schluss, dass eine Replikation dieser Studien notwendig sei. Ohne Konsens blieb jedoch die Frage, wie die bisherigen Studien zu bewerten sind.

1982 startete Honorton eine Reihe von Autoganzfeld-Experimenten, die bis 1989 liefen. 1990 wurden die Ergebnisse von elf Experimenten, die die von Hyman und Honorton festgelegten Standards erfüllten, veröffentlicht. Diese schwach signifikanten Resultate kamen aus mehreren Laboren, sie waren also nicht von einem*r Versuchsleiter*in abhängig. Richard Wiseman analysierte diese Arbeiten, um ein mögliches akustisches Leck zu finden. Er schrieb zwar, dass diese Studien eine Verbesserung gegenüber den älteren darstellten, jedoch konnten er und seine Kollegen verschiedene Wege identifizieren, auf denen das Wissen der Zielperson an das Medium weitergegeben werden konnte. Auch andere Parapsycholog*innen führten ein Jahrzehnt lang Autoganzfeld-Versuche durch und einige davon konnten kleine Erfolge verbuchen. Es ergab sich aber kein klares Bild. Sauberes Arbeiten hat den vermuteten übernatürlichen Effekt entfernt. Mit dem Tod Honortons 1992 verschwand das Interesse am Autoganzfeld-Experiment.

Es ist schwer, zu Hause den vollständigen Ganzfeld-Versuch aufzubauen. Aber man kann mit einem Münzwurfexperiment anfangen, dem man einige Aspekte des sensorischen Ersatzes beifügt. Das Medium soll akustisch nur so weit mit Rauschen versorgt werden, dass es noch hört, wenn eine Münze auf einen Tisch fällt. Optisch soll es vollständig ersetzt sein. Schritt 3 kann entfallen. Die unglaublich lange Zeit von 30 min pro Durchgang kann man auf einen beliebigen kürzeren Wert festsetzen. Der*die Versuchsleiter*in schnippt z. B. eine Münze im Minutentakt. Da das Medium dies hören kann, weiß es, dass es nun Zeit hat, herauszufinden, auf welche Seite die Münze gefallen ist. Wie auch immer, ich habe euch hier die Tabellen für vier Kategorien

Tab. 7.4 Listen für den doppelblinden Ganzfeldtest für $c = 4$ Kategorien. Wenn bei den 25 Durchgängen mindestens 17 Treffer erzielt wurden, so gilt der Test als bestanden

Liste für den*die Notar*in

i	1	2	3	4	5
Stimulus					
i	6	7	8	9	10
Stimulus					
i	11	12	13	14	15
Stimulus					
i	16	17	18	19	20
Stimulus					
i	21	22	23	24	25
Stimulus					

Hier trägt der*die Notar*in ein, welcher Stimulus bzw. Symbol (1, 2, 3, 4) sich in Durchgang i zeigte.

✂ ....

Liste für den*die Versuchsleiter*in

i	1	2	3	4	5
Tipp					
i	6	7	8	9	10
Tipp					
i	11	12	13	14	15
Tipp					
i	16	17	18	19	20
Tipp					
i	21	22	23	24	25
Tipp					

Hier trägt der*die Versuchsleiter*in ein, welcher Stimulus bzw. Symbol (1, 2, 3, 4) vom Medium in Durchgang i ermittelt wurde.

(siehe Tab. 7.4) abgedruckt, wie sie beim originalen Ganzfeld-Experiment zum Einsatz kommen. Man kann unser „Ganzfeld-Münzexperiment" auch mit zwei verschiedenen Münzen, einer Silber- und einer Kupfermünze, spielen.

7.4 Optimale Stichprobengröße

Verschwenden wir noch einen Gedanken an die Theorie der 1-aus-c-Tests. Wenn man immer mehr und mehr Daten sammelt, also die Psi-Tests immerzu wiederholt, so wird jeder auch noch so kleine Unterschied zwischen der experimentell gefundenen Trefferquote x/n und dem Grenzwert $1/c$ signifikant werden. Statistische Aussagen sind jedoch wertlos, wenn sie von einer sehr großen Stichprobe abgeleitet werden müssen, aber sehr kleine Effekte ausweisen. Das beste Beispiel für diesen Fall sind die Ergebnisse der Parapsychologie aus den 1970er- und 1980er-Jahren, die wir besprochen haben. Das Problem ist jedoch, dass akademisch gebildete Parapsycholog*innen solche Ergebnisse als positiv bewerten und damit irreführende und wertlose statistische Signifikanzen vorbringen. Der Wert statistischer Testverfahren liegt darin, aus nicht allzu vielen Daten Aussagen mit einer gegebenen Fehlerrate zu ermitteln. Es gibt statistische Berechnungen, die vorab ermitteln können, wie groß die Anzahl von Wiederholungen sein muss, um valide Aussagen mit einer gegebenen Fehlerwahrscheinlichkeit erzielen zu können. Die Tabellen für $c = 2, 4, 5, 6$, die wir in diesem Buch besprochen haben (siehe Tab. 4.1), sind ein Ergebnis solcher Überlegungen.

Fazit. Die Erkenntnisse der Parapsychologie sind dürftig. Bis jetzt haben alle statistisch validen Untersuchungen der Parapsychologie bewiesen, dass ein Effekt, falls überhaupt vorhanden, nur marginal über der Zufallsschwelle liegt. Dies kann man besser mit experimentellen Unzulänglichkeiten als mit minimal starken übernatürlichen Kräften erklären. Eine eventuelle fünfte Naturkraft kann durch die wahrscheinlich nicht existenten Psi-Phänomene also nicht experimentell bestätigt werden. Es gibt aber auch elektromagnetische Ansätze der Telepathie, die mit den Verfahren getestet werden können, die wir kennengelernt haben. Auch diese zeigten keinen Effekt im Experiment. Seit den 1970er-Jahren hat die parapsychologische Forschung weltweit beträchtlich abgenommen. James Randi hatte hier seine Finger im Spiel (siehe Abschn. 2.12.2). Einige Parapsycholog*innen von heute sind der Meinung, dass es zur Natur von Psi gehöre, eben nicht mit wissenschaftlichen Methoden nachweisbar zu sein oder dass wissenschaftliches Vorgehen Psi-Kräfte auslösche. Dies trifft aber auf alle pseudowissenschaftlichen Behauptungen zu.

Online-Material: **Parapsychologische Tests**
1. Lilienfeld, S.O. „New Analyses Raise Doubts About Replicability of ESP Findings." Sceptical Inquirer, 1999, https://www.csicop.org/si/show/new_analyses_raise_doubts_about_replicability_of_esp_findings.

2. „Twitter experiment casts doubt on psychic ‚remote viewing'." The Telegraph, 10.6.2009, https://www.telegraph.co.uk/technology/twitter/5499276/Twitter-experiment-casts-doubt-on-psychic-remote-viewing.html.
3. Carroll, R. T. „A Short History of Psi Research." Skeptic's Dictionary, 2011, http://skepdic.com/essays/psihistory.html.
4. „Zener Cards: Above the 20 %." Skepticsvsbelievers.blogspot.com, 10.4.2012, http://skepticsvsbelievers.blogspot.com/2012/04/zener-cards-above-20.html.
5. Dunning, B. „Ganzfeld Experiments." Skeptoid Podcast. Skeptoid Media, 5.2.2013. Web. 13.1.2018, https://skeptoid.com/episodes/4348
6. Carroll, R. T. „Zener ESP cards." Skeptic's Dictionary, 2015, http://skepdic.com/zener.html.
7. „Advanced ESP Test." PsychicScience.org, 2020, https://psychicscience.org/esp3.

Nachwort

Once is happenstance.
Twice is coincidence.
The third time it's enemy action.
   - Auric Goldfinger, Schurke

Du hast gesehen, dass Wissenschaftler*innen Doppelblindversuche machen müssen, mit der Betonung auf **müssen**. Du hast auch gesehen, wie man parawissenschaftliche, übernatürliche und esoterische Behauptungen überprüfen kann. Ich hoffe, du kannst nun ein bisschen besser zwischen der Welt im Kopf und der Welt außerhalb unterscheiden.

Über die Themen, die ich euch präsentiert habe, wurde bereits alles gesagt; nur nicht von jedem. Aber was ist, wenn ihr trotzdem einen der Tests aus diesem Buch durchgeführt habt, und er ging positiv aus? Das würde ja heißen, dass ihr eine*n Kandidat*in erwischt habt, der*die in der Tat Wasser detektieren kann, wenn er*sie eine Wünschelrute (siehe Abschn. 5.1) dazu benutzt, oder der*die hellsehen (siehe Abschn. 7.2.2) kann. Ihr habt den Test selbstverständlich wiederholt. Zuerst habt ihr 3-aus-4-Matches, 4-aus-5-Matches, bzw. 7-aus-8-Matches (siehe Abschn. 4.2.2) durchgeführt, danach seid ihr zu den offiziellen Tests übergegangen. Und immer gewinnt das Medium. Ihr habt dafür gesorgt, dass das doppelblinde Design penibel eingehalten wird, und ihr habt es sogar verbessert und sichergestellt, dass nicht geschummelt werden konnte. Die meisten Durchgänge wurden gewonnen. Also, es scheint, als ob du und deine Freund*innen gewisse paranormale Ereignisse hervorrufen könnt! Ich gratuliere! Was nun?

Ihr könnt versuchen, die Versuchsreihe, die aus der Lektüre dieses Buches heraus entstanden ist, mit Profis der Theorie und der Praxis erneut zu validieren. Vielleicht wird euch langsam langweilig, wenn ihr wieder und wieder Gläser mit Wasser befüllt, Mobiltelefone ein- oder ausgeschaltet in Papiertüten versteckt oder noch ein paar Wochen lang homöopathische Globuli (siehe Abschn. 6.2.1) schluckt. Aber wenn ihr wirklich eine Reihe von positiven Ergebnissen wissenschaftlich sauber erzeugt habt, dann habt ihr die Chance, berühmter als jede*r Nobelpreisträger*in zu werden! Es gibt professionelle Angebote, bei einem Psi-Test Geld zu gewinnen und nebenbei den Beweis für einen parawissenschaftlichen Effekt zu erbringen. Randis *One Million Dollar Paranormal Challenge* (siehe Abschn. 2.12) existiert zwar nicht mehr, aber es gibt ähnliche Angebote in vielen Ländern.

Ich glaube, ihr habt auch gelernt, selbst Tests für andere paranormale Fähigkeiten zu ersinnen. Die Tests, die wir besprochen haben, sind absolut fair, soweit die heutige Wissenschaft es sagen kann. Es ist notwendig, dass ein Test, der von den Ansichten des Mediums unabhängig ist, angeboten werden kann, und das kann ein*e jede*r anbieten!

Um es nochmals klar zu sagen: Keiner der Tests, die in diesem Buch besprochen wurden, konnte bis jetzt bestanden werden. Wenn sich auch nur einer der besprochenen Effekte wiederholbar im Labor zeigen ließe, dann bräuchten wir eine neue Physik. Es reicht dann keine Erweiterung bzw. Umformulierung der jetzigen Quantenphysik (siehe Abschn. 2.10.1), wir bräuchten dann eine gänzlich neue Quantenphysik. Aber lasst euch dadurch nicht abschrecken, die Nobelpreise der nächsten Jahrzehnte könnten auf eure Arbeiten zurückgehen!

Glaubenssysteme basieren oft auf komplementären Begriffspaaren, wie z. B. gut/böse oder hell/dunkel. Menschen teilen die Welt gerne in klare Kategorien ein. Es ist ein gutes Gefühl, ein Weltbild zu haben, das man versteht. Die Wissenschaft liefert oft genug klare Erkenntnisse über das Universum und unsere Natur. Sie kann, rational basiert, das richtige Modell für ein technisches Problem auswählen und so Ingenieurswunder ermöglichen. Die Wissenschaft bietet die beiden klaren Kategorien „falsche Theorie" und „bis-jetzt-problemlose Theorie". Das ist doch besser als ein jedes Klassifikationssystem aus alten Überlieferungen.

Vielleicht hast du auch gelernt, ein*e Schelm*in wie Houdini (siehe Abschn. 2.6), Randi oder *The Mentalist*, „the master manipulator of thoughts and behaviour" zu sein, der*die Menschen verblüffen kann, ohne sie anzulügen. Ein*e wahre*r Wunderheiler*in, der*die alle Kinder dieser Welt heilen kann, aber seine*ihre Fähigkeiten niemals überschätzt. Du kannst dann auch viele Erwachsene heilen!

Gefahren der Esoterik. Wir leben in einer immer magischer werdenden Welt. Mit einem Smartphone kann man jegliche Information, die im Internet steht, in Windeseile finden. Die Medizin hat unsere Lebenserwartung verdoppelt. Dies ist auch der Grund, warum immer mehr Menschen durch die Ärzt*innen sterben – das ist eine gute Nachricht! Mittels der Gentechnik werden wir auch weitere Milliarden Menschen ernähren können. Kein einzelner Mensch hat mehr den Überblick über die Möglichkeiten der Wissenschaft und der Technologie.

Es kommt nur zu oft vor, dass Quacksalber*innen, Scharlatan*innen und Kurpfuscher*innen sich in wissenschaftliche Sprache kleiden und Mitmenschen zum Konsum von – im besten Fall – wirkungslosen Heilpraktiken, Ernährungslehren, Lebensberatungen und ähnlichem Blendwerk verführen. Im schlimmsten Fall nimmt der*die übers Ohr gehauene Kund*in giftige „Medizin" ein, was gar nicht so selten vorkommt. Darüber hinaus kann es auch noch dazu kommen, dass ahnungslose Kund*innen in sektenähnliche Strukturen hineingezogen werden. Auch der Fall ist schlimm, bei dem durch eigentlich gefahr- und wirkungslose Pseudotherapien eine notwendige echte Therapie verschleppt wird. Dieser Punkt ist jener, der z. B. die Homöopathie gefährlich macht. Es gibt unzählige Tatbestände der Pseudomedizin oder der spirituellen Lebenshilfe, die in vielen Büchern beschrieben sind [5, 12].

Begriffserklärung. Benutzt die folgenden Begriffe sparsam und mit Bedacht, denn sie können rechtliche Konsequenzen nach sich ziehen!

- Ein*e **Quacksalber*in bzw. Kurpfuscher*in** ist eine Person, die keine oder nur eine unzureichende medizinische Ausbildung besitzt bzw. ohne amtliche Zulassung Kranke behandelt. Man muss einem*r erst nachweisen, dass er*sie ein*e Quacksalber*in oder ein*e Kurpfuscher*in ist. Es ist jedoch schon erwiesen, dass so manche Heilmittel, auch wenn sie per Gesetz unter die Apothekenpflicht fallen, Quacksalberei sind. Ein anderes Problem ist, dass die Gesetzgebung in manchen Ländern Zulassungen zur Behandlung gewisser Krankheiten bzw. Leiden an Personen mit unzulänglicher medizinischer Ausbildung vergibt.
- Ein*e **Scharlatan*in** ist eine Person, die vortäuscht, ein bestimmtes Wissen oder bestimmte Fähigkeiten zu besitzen. Man muss einem*r erst nachweisen, dass er*sie ein*e Scharlatan*in ist. Scharlatan*innen gibt es auf der Bühne, im weißen Kittel, im Internet, bei Religionen und in der Politik.
- Ein*e **Lügner*in** ist eine Person, die eine Aussage, von der sie weiß oder vermutet, dass sie unwahr ist, mit der Absicht äußert, dass die Empfänger*innen sie trotzdem glauben. Man muss einem*r erst nachweisen, dass er*sie ein*e Lügner*in ist. Verwechsle nicht Unwissen mit Lüge!

- Ein*e **Betrüger*in** ist eine Person, die ein Vermögensdelikt begeht, bei dem der*die Täter*in in der Absicht rechtswidriger Bereicherung das Opfer durch Vorspiegelung oder Unterdrückung von Tatsachen gezielt so täuscht, dass es sich selbst oder einem*r Dritten materiellen Schaden zufügt. Man muss einem*r erst nachweisen, dass er*sie ein*e Betrüger*in ist.

Satire. Ich als gläubiger Pastafari weiß nicht, ob man über Religion und Esoterik überhaupt lachen kann oder soll. Viele tun es jedenfalls. Es gibt viele Bücher zum Thema [4, 6, 20] und das Web ist auch voll von solchen zweifelhaften Inhalten. Ohne einen expliziten Hinweis ist es oft unmöglich, eine Parodie rund um Fundamentalismus (Religion, Esoterik, Politik, etc.) zu machen, die nicht irgendjemand als real ansieht. Poes Gesetz sagt uns, dass man Satire nicht unbedingt als solche erkennt, also seid vorsichtig und wachsam!

http://bundesamt-magische-wesen.de
http://kumaremovie.com
http://theflatearthsociety.org
http://wisdomofchopra.com
http://www.dhmo.de
http://www.facebook.com/chempilots
http://www.impfen-nein-danke.de
http://www.improbable.com
http://www.venganza.org

Logische Fehlschlüsse. Argumentationen um alternative Fakten und Pseudowissenschaften verlaufen oft mit Aussagen, die auf den ersten Blick logisch erscheinen und schlagkräftig wirken. Bei näherer Betrachtung erkennt man jedoch, dass viele dieser eingängigen Phrasen keinen logischen Schluss in sich bergen. Jede Art von logischem Fehlschluss wird als „Non sequitur" (lat. non sequitur „es folgt nicht") bezeichnet. Aus der vorgebrachten Prämisse folgt die behauptete Konklusion nicht. Außerdem werden dieselben Floskeln immer und immer wieder vorgebracht.

Ein sehr berühmtes Fehlschlussmuster ist das „Galileo Gambit" bzw. der Galilei-Vergleich. Die Diskussion über eine abenteuerliche Behauptung kann schließlich mit einem Satz wie „über Galileo Galilei haben sie früher auch gelacht, und ihr wisst ja, wie das ausging" beendet werden. Aber nur weil der damalige Außenseiter Galilei auf geniale Weise richtig lag, muss noch lange nicht jede*r Außenseiter*in, der heutzutage auftritt, richtig liegen. Mit Galilei kam die gesamte Naturwissenschaft – mit dem*der heutigen Außenseiter*in müsste sie sich grundlegend verändern. Übrigens: Galileis wissenschaftliche

Zeitgenoss*innen waren mit Masse mit ihm einer Meinung, er hatte lediglich ein Problem mit der katholischen Kirche.

Oft wird auch eine zeitliche Nähe mit einer Ursächlichkeit verwechselt. Wenn Ereignis A vor Ereignis B eintritt, muss A nicht zwingend die Ursache für B sein. Wenn zwei Begebenheiten zeitgleich oder kurz nacheinander auftreten, so heißt das im Allgemeinen nicht unbedingt, dass die eine die Ursache für die andere ist. Wenn du also, nachdem ein*e Radiästhet*in (siehe Abschn. 5.1) dein Bett umgestellt hat, viel besser schläfst als zuvor, ist das weder ein Beweis dafür, dass es Erdstrahlen gibt, noch dafür, dass man sie abschirmen kann. Wenn du wieder gesund geworden bist, nachdem du homöopathische Globuli (siehe Abschn. 6.2.1) genommen hast, ist das noch lange kein Beweis dafür, dass du deswegen gesund geworden bist.

Eine Scheinkorrelation tritt auf, wenn Störvariablen, die nicht beobachtet wurden, einen Einfluss auf unser Verständnis der Welt haben. Ein Beispiel dafür ist, dass die Verkäufe von Eis mit der Anzahl von Ertrunkenen korrelieren. Ist es etwa lebensgefährlich, Eis zu essen? Die Lösung dieser Täuschung ist es, die versteckte Variable Jahreszeit zu beachten: Im Sommer verkauft sich Eis besser. Im Sommer sind Freibäder geöffnet, wodurch mehr Menschen ertrinken als in kälteren Jahreszeiten. Wir Pastafaris glauben ja, dass die Piratenanzahl das Klima beeinflusst. Der wichtigste „Beweis" dafür, dass das Wirken des Fliegenden Spaghettimonsters in der Tat wissenschaftlich nachweisbar sei, sei, dass die globale Durchschnittstemperatur ansteigt, seit die Pirat*innenanzahl zurückgeht. Diese Abhängigkeit des Weltklimas von der Pirat*innendichte könne man „beweisen", indem man die Korrelation zwischen Pirat*innendichte und globaler Durchschnittstemperatur analysiert. Je weniger Piraten, desto höher wird die Durchschnittstemperatur, und umgekehrt.

Auch der naturalistische Fehlschluss wird oft verwendet, um z. B. Methoden der Pseudomedizin anzupreisen. Dabei wird jedoch vergessen, dass Pflanzenheilmittel ebenso rein chemisch sind wie synthetisch hergestellte Medikamente.

Ein anderer netter Fehlschluss, der immer wieder vorgebracht wird, ist die Beweislastumkehr. Nicht der*die, der*die eine Behauptung anzweifelt, muss beweisen, dass sie falsch ist, sondern der*die, der*die sie vorbringt, muss beweisen, dass sie zutrifft. Einige weitere Typen von logischen Fehlschlüssen [21] werde ich euch exemplarisch vorstellen:

Name des Fehlschlusses Beispielaussage aus der Radiästhesie	Beispielaussage aus der Geistheilung
Traditionsargument „Radiästhesie ist eine überlieferte Methode, die sich seit Jahrhunderten bewährt hat, um Wasser zu finden."	„Geistheilung wird seit Jahrtausenden praktiziert und ist tief in der menschlichen Geschichte verwurzelt."
Gesellschaftliche Argumentation „Millionen Menschen vertrauen seit jeher auf die Fähigkeiten der Radiästhesie - das kann kein Zufall sein."	„Unzählige Menschen glauben an die heilende Kraft des Reiki und an Jesus, der sogar Tote erweckte - das muss etwas bedeuten."
Barnum-Effekt bzw. Forer-Effekt „Als der Rutengeher meine Aura analysierte, erkannte er genau meine persönlichen Schwierigkeiten."	„Die Diagnosen meiner Geistheilerin passen immer perfekt zu meinen Erfahrungen."
Autoritätsverweis „Selbst berühmte Persönlichkeiten wie Paracelsus und Goethe nutzten die Wünschelrute für ihre Forschungen."	„Einige Schulmediziner*innen haben sich intensiv mit Geistheilung beschäftigt."
Strohmann „Es wird behauptet, dass die Radiästhesie Dinge wahrnimmt, die normale Wissenschaft ignoriert."	„Weil westliche Wissenschaft keine Erklärung für Geistheilung hat, lehnt sie diese grundlos ab."
Unbegründete Ausnahme „Um die Effekte der Erdstrahlen zu verstehen, braucht es völlig neue wissenschaftliche Ansätze."	„Aberglaube ist nur ein Zeichen von fehlender Bildung, von Leichtgläubigkeit und von Ängsten, aber Geistheilung ist kein Aberglaube."
Nebelkerze „Radiästhesie kann einzigartige Lösungen für komplexe Probleme bieten, die sonst unbeachtet bleiben."	„Geistheilung stärkt das seelische Gleichgewicht und fördert eine harmonische Lebensweise."
Rosinenpicken „In meiner Zeit als Rutengeher habe ich die gesundheitlichen Probleme vieler Menschen lösen können."	„Ich kann ihnen dutzende Kund*innen nennen, die durch meine spirituellen Fähigkeiten geheilt wurden."
Zielscheibenfehler „Die meisten Brunnen, die ich lokalisiert habe, wurden erfolgreich gebohrt. Das spricht für die Radiästhesie."	„Fast alle Klient*innen meiner Geistheilung berichten von einer Verbesserung ihrer Gesundheit."
Argument aus Unwissenheit „Wir wissen noch nicht, wie Radiästhesie genau funktioniert, aber die Ergebnisse sprechen für sich."	„Es gibt vieles zwischen Himmel und Erde, das unsere Wissenschaft noch nicht erklären kann, wie die Geistheilung."

Am Schluss bleibt noch der Fehlschluss-Fehlschluss zu erwähnen. Nur weil ein Argument einem bekannten Fehlschluss-Muster folgt, muss es nicht zwangsweise falsch sein. Es bleibt uns nicht erspart, uns eingehender mit der Behauptung, die wir anzweifeln, zu befassen. Aber ihr habt ja ohnehin schon gelernt, Behauptungen im Experiment zu prüfen. Es bleibt abzuwarten, ob euer Gegenüber in ein solches Experiment einwilligen wird.

Das populärwissenschaftliche, skeptische, atheistische und humanistische Web.

Österreich:
http://atheistisch.at
http://avoesterreich.at
http://www.goldenesbrett.guru
http://www.humanisten.at
http://www.mimikama.at
http://www.scienceslam.at
http://www.skeptiker.at

Schweiz:
http://www.humanisten.ch
http://www.skeptiker.ch

Deutschland:
http://dergoldenealuhut.de
http://hpd.de
http://scienceblogs.de/bloodnacid
https://www.gwup.org
http://www.hoaxilla.com
http://www.humanismus.de
https://www.quarks.de/science-cops

Niederlande:
http://www.devrijegedachte.nl
http://kloptdatwel.nl
http://skepsis.nl
http://www.atheistischverbond.org
http://www.humanistischverbond.nl
http://www.kwakzalverij.nl

Belgien:
　http://skepp.be
　http://www.kritischdenken.info

Europa:
　http://home.cern
　http://theesp.eu
　http://www.ecso.org

USA:
　http://science.nasa.gov
　http://skeptoid.com
　http://www.slate.com/blogs/bad_astronomy.html
　http://www.theskepticsguide.org

International:
　http://richarddawkins.net
　http://skepchick.org
　http://skepticalinquirer.org
　http://www.iflscience.com
　http://www.metabunk.org
　http://xkcd.com

Literatur

1. Wilfried Apfalter. *Griechische Terminologie. Einführung und Grundwissen für das Philosophiestudium.* Karl Alber, Freiburg im Breisgau, 2019.
2. Sebastian Bartoschek and Alexa Waschkau. *Ghosthunting: Spurensuche im Jenseits.* Alibri, Aschaffenburg, 2013.
3. Craig M. Bennett, Abigail A. Baird, Michael B. Miller, and George L. Wolford. Neural Correlates of Interspecies Perspective Taking in the Post-Mortem Atlantic Salmon: An Argument For Proper Multiple Comparisons Correction. *Journal of Serendipitous and Unexpected Results,* 1(1):1–5, 2010.
4. Eva S. Bernauer. *Vier Frauen und ein Scharlatan. Satirischer Esothriller.* Alibri, Aschaffenburg, 2014.
5. Ursula Caberta. *Schwarzbuch Esoterik.* Gütersloher Verlagshaus, Gütersloh, 2011.
6. Jacky Dreksler and Hugo Egon Balder. *Wunsch-Bullshit im Universum: Kritik der Wunsch-Bestellungen im Universum von Rhonda Byrne, Pierre Franckh, Bäbel Mohr, Esther Hicks und Kurt Tepperwein.* Pacific Productions, Köln, 2007.
7. Edzard Ernst. *Nazis, Nadeln und Intrigen: Erinnerungen eines Skeptikers.* JMB Verlag, Hannover, 2015.
8. Imogen Evans, Hazel Thornton, Iain Chalmers, and Paul Glasziou. *Wo ist der Beweis? Plädoyer für eine evidenzbasierte Medizin.* Huber, Bern, 2013.
9. Ernst Peter Fischer. *Schrödingers Katze auf dem Mandelbrotbaum: Durch die Hintertür zur Wissenschaft.* Pantheon, München, 2006.
10. Florian Freistetter. *Newton - Wie ein Arschloch das Universum neu erfand.* Hanser, Carl, München, 2017.
11. Ben Goldacre. *Bad Science.* Fourth Estate, London, 2009.
12. Colin Goldner. *Die Psycho-Szene.* Alibri Verlag, Aschaffenburg, 2000.

13. Harry Houdini. *The Right Way to Do Wrong: An Exposé of Successful Criminals.* ReadAgainBooks.com, Lexington, KY, 2012.
14. Tobias Hürter and Max Rauner. *Schluss mit dem Bullshit! Auf der Suche nach dem verlorenen Verstand.* Piper, München, 2014.
15. Informationsnetzwerk Homöopathie. Jacques Benveniste, 2016. http://www.homöpedia.eu/index.php/Artikel:Jacques_Benveniste.
16. Informationsnetzwerk Homöopathie. Nürnberger Kochsalzversuch, 2016. http://www.homöpedia.eu/index.php/Artikel:Nürnberger_Kochsalzversuch.
17. Informationsnetzwerk Homöopathie. Wassergedächtnis, 2016. http://www.homöpedia.eu/index.php/Artikel:Wassergedächtnis.
18. Hubert Knoblauch. *Die Welt der Wünschelrutengänger und Pendler: Erkundungen einer verborgenen Wirklichkeit.* Campus Verlag, Frankfurt, New York, 1991.
19. Martin Lambeck. *Irrt die Physik? Über alternative Medizin und Esoterik.* Beck, München, 2003.
20. Lorenz Meyer. *Sheng Fui: Das Magazin für fernöstliche Leere.* Carlsen, Hamburg, 2010.
21. Nikil Mukerji. *Die 10 Gebote des gesunden Menschenverstands.* Springer, Berlin, Heidelberg, 2016.
22. Otto Prokop and Wolf Wimmer. *Wünschelrute, Erdstrahlen, Radiästhesie: Die okkulten Strahlenfühligkeitslehren im Lichte der Wissenschaft.* Enke, Stuttgart, 1985.
23. Psiram. Äther-Theorie, 2012. https://www.psiram.com/de/index.php/Äther-Theorie.
24. Psiram. Alchemie, 2013. https://www.psiram.com/de/index.php/Alchemie.
25. Psiram. Chemtrail, 2013. https://www.psiram.com/de/index.php/Chemtrail.
26. Psiram. Heilpraktiker, 2013. https://www.psiram.com/de/index.php/Heilpraktiker.
27. Psiram. Kraftort, 2013. https://www.psiram.com/de/index.php/Kraftort.
28. Psiram. Reiki, 2013. https://www.psiram.com/de/index.php/Reiki.
29. Psiram. Rhetorik der Pseudomediziner und Vermarkter zweifelhafter Produkte, 2013. https://www.psiram.com/ge/index.php/Rhetorik_der_Pseudomediziner_und_Vermarkter_zweifelhafter_Produkte.
30. Psiram. Therapeutic Touch, 2013. https://www.psiram.com/de/index.php/Therapeutic_Touch.
31. Psiram. Traditionelle Chinesische Medizin, 2013. https://www.psiram.com/de/index.php/Traditionelle_Chinesische_Medizin.
32. Psiram. Erdstrahlen, 2014. https://www.psiram.com/de/index.php/Erdstrahlen.
33. Psiram. Vitalismus, 2014. https://www.psiram.com/de/index.php/Vitalismus.
34. Psiram. Hellsehen, 2015. https://www.psiram.com/de/index.php/Hellsehen.
35. Psiram. Telekinese, 2015. https://www.psiram.com/de/index.php/Telekinese.
36. Psiram. Elektrosmog, 2016. https://www.psiram.com/de/index.php/Elektrosmog.
37. Psiram. Masaru Emoto, 2016. https://www.psiram.com/de/index.php/Masaru_Emoto.
38. Psiram. Spiritismus, 2016. https://www.psiram.com/de/index.php/Spiritismus.

39. Psiram. Wahrsagerei, 2016. https://www.psiram.com/de/index.php/Wahrsagerei.
40. Psiram. Akupunktur, 2017. https://www.psiram.com/de/index.php/Akupunktur.
41. Psiram. Anthroposophie, 2017. https://www.psiram.com/de/index.php/Anthroposophie.
42. Psiram. Astrologie, 2017. https://www.psiram.com/de/index.php/Astrologie.
43. Psiram. Aura, 2017. https://www.psiram.com/de/index.php/Aura.
44. Psiram. Energetische Medizin, 2017. https://www.psiram.com/de/index.php/Energetische_Medizin.
45. Psiram. Karma, 2017. https://www.psiram.com/de/index.php/Karma.
46. Psiram. Waldorfpädagogik, 2017. https://www.psiram.com/de/index.php/Waldorfpädagogik.
47. Psiram. Kirlian-Fotografie, 2020. https://www.psiram.com/de/index.php/Kirlian-Fotografie.
48. Psiram. Homöopathie, 2024. https://www.psiram.com/de/index.php/Homöpathie.
49. L. Rosa, E. Rosa, L. Sarner, and S. Barrett. A Close Look at Therapeutic Touch. *Journal of the American Medical Association*, 279(13):1005–1010, April 1998.
50. Carl Sagan. *The Demon-Haunted World: Science as a Candle in the Dark*. Ballantine Books, New York, 1997.
51. André Sebastiani. *Anthroposophie: Eine kurze Kritik*. Alibri, Aschaffenburg, 2019.
52. Christian Weymayr and Nicole Heißmann. *Die Homöopathie-Lüge: So gefährlich ist die Lehre von den weißen Kügelchen*. Piper, München, 2012.
53. The free encyclopedia, 2018. https://en.wikipedia.org/wiki/Stargate_Project.

Stichwortverzeichnis

Symbols

6th Sense siehe Psi-Phänomen

A

Äther siehe Feinstoff
    Ätherwind, 68
Akupunktur, 3, 97, 198
Alchemie, 10
Aldini, Giovanni, 20
Ampère, André-Marie, 21, 186
Anderson, John H., 25, 59
Anthroposophie, 5, 56, 68
Antimaterie, 89
Aristoteles, 128
Asimov, Isaac, 81, 107, 201
Astrologie, 16, 177
Atlantis, 16
Aura, 98
Außersinnliche Wahrnehmung
    (ASW), 196, 206
Avogadro, Amedeo, 186
    Avogadro-Grenze, 192
    Avogadro-Konstante, 187

B

Barnum, Phineas T., 31, 45
    Barnum-Aussagen, 17, 35
    Barnum-Effekt, 34, 222
Barrett, Sir William F., 49
Benveniste, Jacques, 106, 189
Béraud, Marthe, 50
Bernoulli, Jakob I, 135
Black, Joseph, 40
Blackmore, Susan J., 211
Blavatsky, Helena P., 50, 52, 113
Bohr, Niels H., 87
    Bohr'sches Atommodell, 87, 88
Bovis, André, 157

C

Cardano, Gerolamo, 20
Carnot, Nicolas L., 39
Carson, Johnny, 101, 104
Cayce, Edgar, 177
Chakra, 43
Charpak, Georges, 191
Chemtrail, 1, 39
Ch'i siehe Lebensenergie

Clairvoyance siehe Hellsehen
Clarke, Sir Arthur C., 79
Clerk Maxwell, James, 14, 22, 67
Cochrane, Zefram, 16
Comité Para, 107
Conan Doyle, Sir Arthur, 46, 48, 50, 64, 196
Cooper, Sheldon L., 16, 84
Coulomb-Affäre, 53
Crandon, Mina, 64, 196
Creery Sisters, 49
Crookes, Sir William, 28, 48
Curie, Marie, 48
Curie, Pierre, 48
Curry, Manfred, 157

D

Däniken, Erich von, 113
Darwin, Charles R., 39, 53, 78
Data, Lt. Cmdr., 13
Davenport Brothers, 45, 48, 60
Davy, Sir Humphry, 18
Dee, John, 23
Descartes, René, 11, 122
Dessoir, Max, 50, 195, 196
Deutsche Physik, 89
Dickens, Charles J., 48
Dirac, Paul A., 89
Dunkle Materie, 72

E

Edamaruku, Sanal, 179
Eddington, Sir Arthur S., 73
Edison, Thomas A., 22
Einstein, Albert, 11, 66, 77, 83, 125
Ektoplasma, 25, 47, 50
Elektrosmog, 165, 166
Emoto, Masaru, 189
Energetik, 43
Erdstrahl, 152

Europäische Organisation für Kernforschung (CERN), 39, 123
Extrasensory perception (ESP), 195, 200

F

Faraday, Michael, 18, 37, 166
  Faraday'scher Käfig, 22, 170, 174, 199
Fay Pingree, Anna E., 29
Fehlerwahrscheinlichkeit, 130, 139, 143, 144, 146, 173, 215
Feinstoff, 14, 68
Fermat, Pierre de, 134
Fermi, Enrico, 89
Feynman, Richard P., 83
Flamsteed, John, 15
Forer, Bertram R., 35
Fox Sisters, 29
Franklin, Benjamin, 37
Freud, Sigmund, 74, 92

G

Galilei, Galileo, 11, 128, 220
Galvani, Luigi, 20
  Galvanismus, 155
Gauquelin, Michel, 35
Gauß, Carl F., 21
Geisterjäger*in, 51
Geller, Uri, 92, 107, 190, 198
Ghost Club, 48
Gilbert, William, 20
Glanvill, Joseph, 24, 155
Goethe, Johann W. von, 152, 155, 157, 163
Gravitationswelle, 127

H

Hahnemann, C. F. Samuel, 185
Halley, Edmond, 13, 17

Hanussen, Erik J., 92, 98
Hartmann, Ernst, 157
Hawking, Stephen W., 13
Heilpraktiker*in, 43
Heinlein, Robert A., 81
Heisenberg, Werner K., 42, 87
   Heisenberg'sche Unschärferelation, 88
Hellsehen, 60, 199
Helmholtz, Hermann von, 86
Hertz, Heinrich R., 22, 46, 49, 67
Higgs, Peter W., 122
   Higgs-Boson, 122, 130, 151
Hodgson, Richard, 54
   Hodgson- Report, 53
Hofstadter, Leonard L., 83
Homöopathie, 68, 97, 106, 117, 175, 185, 218, 221
Home, Daniel D., 25, 28, 45, 52
Honorton, Charles H., 209
Hooke, Robert, 14, 135
Houdini, Harry, 26, 36, 45, 57, 99, 218
Humboldt, Alexander von, 155
Huygens, Christiaan, 14
   Huygens'sches Prinzip, 14
Hyman, Ray, 197, 212

I

Ideomotorischer Effekt, 30
Ig-Nobelpreis, 141, 191

J

Josephson, Brian, 49
Joule, James P., 37, 155, 188

K

Karma, 53
Kellar, Harry, 45, 59
Kelley, Edward, 24
Kepler, Johannes, 11

Kernfusion, 71
Keynes, John M., 15
Kirk, James T., 111
Kirlianfotografie, 98
Klinckowstroem, Carl Graf von, 153
Kopernikus, Nikolaus, 11
Kornkreis, 110, 115
Kraftplatz, 152
Kuiper, Gerard P., 109
Kulagina, Nina, 196
Kurtz, Paul, 107

L

Laplace, Pierre-Simon de, 138
Lebensenergie, 3, 42, 43, 118, 176, 185
Lebenskraft siehe Lebensenergie
Leibniz, Gottfried W., 15, 136
Lenard, Philipp E., 89
Leonard, Gladys O., 46
Lodge, Sir Oliver J., 46, 48, 56
Lorentz, Hendrik A., 21, 69
Loschmidt, Johann J., 187

M

Maddox, Sir John, 190
Mann, Thomas, 51
Marić, Mileva, 73
Maskelyne, John N., 45, 60
McDonnell, James S., 102
Medium, 23, 24, 29, 46, 59, 74, 93, 107, 115, 129, 133, 138, 143, 162, 196, 200, 202, 217
Meridian, 3
Messing, Wolf, 74
Michelson, Albert A., 68
Miller, Stanley L., 109
   Miller-Urey-Experiment, 109
Mitchell, Edgar, 198
Montagnier, Luc, 191
Morley, Edward W., 68
Münsterberg, Hugo, 48

Mumler, William H., 35
Myers, Frederic W., 199

N

Newcomen, Thomas, 38
Newton, Sir Isaac, 10, 68, 73, 77, 125, 136
Nobelkrankheit, 5, 192
Noceboeffekt, 165
Nürnberger Kochsalzversuch, 186

O

Oberhummer, Heinz, 108, 116
Ørsted, Hans C., 21
Olcott, Henry S., 4, 53
Orakel von Delphi, 188, 200
Ouija-Brett, 23

P

Palladino, Eusapia, 47, 50, 55
Paracelsus, 154, 222
Parapsychologie, 195
Pascal, Blaise, 134
Philippinische*r Wunderheiler*in, 104
Photoelektrischer Effekt, 86
Piper, Leonora, 56
Placeboeffekt, 105, 166
Planck, Max K., 47, 86
　Planck'sches Wirkungsquantum, 86, 88
Poes Gesetz, 220
Pohl, Gustav von, 156
Poltergeist, 25, 49, 51, 57, 199
Popoff, Peter, 103
Popper, Sir Karl R., 76
Prä-Astronautik, 113
Präkognition siehe Hellsehen
Prana siehe Lebensenergie
Price, Harry, 51, 63
Priestley, Joseph, 20

Prokop, Otto G., 96
Psi-Phänomen, 195, 196, 198, 202, 215
Psi-Test, 144, 146, 159, 195, 208, 215
Psychokinese, 50, 93, 196, 198, 201
Puthoff, Harold E., 93, 197, 200

Q

Qì siehe Lebensenergie

R

Radiästhesie, 152
Rahner, Beatrice, 60
Randi, James, 36, 99, 119, 164, 189, 218
Rasputin, Grigori J., 176
Reichsbürger*in, 2
Reiki, 176, 178, 182
Relativitätstheorie, 66
Remote Viewing, 198, 200
Rhine, Joseph B., 196, 198, 205, 208
Richet, Charles R., 47, 50, 143
Ritter, Johann W., 155
Rivers, William H., 133
Robert-Houdin, Jean E., 45, 59
Rogers, Edmund, 49
Rosa, Emily, 181
Rosling, Hans, 146

S

Sagan, Carl E., 107, 108
Sanity in Research (SIR), 107
Sargent, Carl L., 211
Schneider, Rudi, 51
Schneider, Willy, 51
Schrenck-Notzing, Albert Freiherr von, 49
Scientology, 93, 126, 200
Scot, Sir Reginald, 26
Skeptiker*innenbewegung, 82, 94, 107, 108, 115, 116

Society for Psychical Research (SPR), 26, 48, 53, 196, 211
Spiritismus, 23, 27, 56
Stanford Research Institute (SRI), 93, 107
Stark, Johann N., 89
Steiner, Rudolf J., 5, 56
Stubblebine III, Albert N., 197
Swedenborg, Emanuel, 25, 47, 49

T

Targ, Russell, 93, 197, 200
Telekinese siehe Psychokinese
Telepathie, 46, 50, 92, 129, 143, 198, 199, 204, 215
Theosophie, 4, 25, 28, 52, 68, 113, 155, 177
Therapeutic Touch, 176, 179, 182
Thermit, 85, 117
Thomson, 1. Baron Kelvin, William, 39
Tischrücken, 23, 29, 30
Traditionelle chinesische Medizin (TCM), 3
Twain, Mark, 1, 126
Tyson, Neil deGrasse, 110

U

UFO, 81, 109, 115, 198, 200

Urey, Harold C., 108
Urknall, 73
Usui, Mikao, 178
UV-Index, 91

V

Valiantine, George, 63
Vereniging tegen de Kwakzalverij, 107
Vitalismus, 43
Volta, Alessandro, 20, 37, 155, 186

W

Wahrsagen, 199
Waldorfschule, 5, 56
Wassercluster, 184, 189
Wassergedächtnis, 190
Watt, James, 38, 41
Weber, Wilhelm E., 21
Wiseman, Richard, 213
Wolowitz, Howard J., 83
Wurzelrasse, 52

Z

Zahnfeewissenschaft, 142, 173
Zener, Karl E., 205
Zenerkarten, 205

GPSR Compliance
The European Union's (EU) General Product Safety Regulation (GPSR) is a set of rules that requires consumer products to be safe and our obligations to ensure this.

If you have any concerns about our products, you can contact us on

ProductSafety@springernature.com

In case Publisher is established outside the EU, the EU authorized representative is:

Springer Nature Customer Service Center GmbH
Europaplatz 3
69115 Heidelberg, Germany